阅

阅读成就思想……

Read to Achieve

轻疗愈系列

观影诊疗室

用电影疗愈心灵

［英］西蒙·梅奥（Simon Mayo）
马克·克蒙德（Mark Kermode） 著
舒 敏 柯健明 译

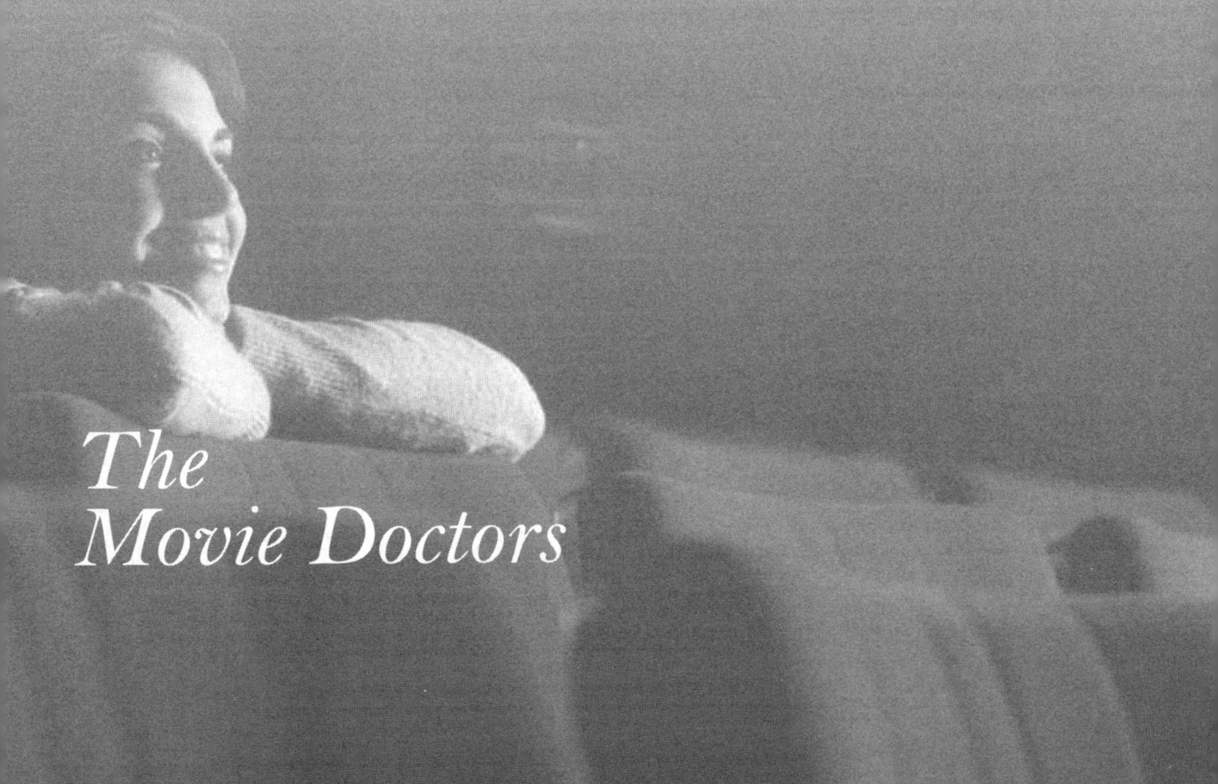

The Movie Doctors

中国人民大学出版社
· 北京 ·

图书在版编目（CIP）数据

观影诊疗室：用电影疗愈心灵 / (英) 西蒙·梅奥 (Simon Mayo)，(英) 马克·克蒙德 (Mark Kermode) 著；舒敏，柯健明译. -- 北京：中国人民大学出版社，2018.10

书名原文：The Movie Doctors

ISBN 978-7-300-26148-5

Ⅰ. ①观… Ⅱ. ①西… ②马… ③舒… ④柯… Ⅲ. ①电影—应用—精神疗法—普及读物 Ⅳ. ① R749.055-49

中国版本图书馆 CIP 数据核字 (2018) 第 197898 号

观影诊疗室：用电影疗愈心灵

[英] 西蒙·梅奥　马克·克蒙德　著

舒　敏　柯健明　译

Guanying Zhenliaoshi：Yong Dianying Liaoyu Xinling

出版发行	中国人民大学出版社		
社　　址	北京中关村大街 31 号	**邮政编码**	100080
电　　话	010–62511242（总编室）		010–62511770（质管部）
	010–82501766（邮购部）		010–62514148（门市部）
	010–62515195（发行公司）		010–62515275（盗版举报）
网　　址	http://www.crup.com.cn		
	http://www.ttrnet.com（人大教研网）		
经　　销	新华书店		
印　　刷	天津中印联印务有限公司		
规　　格	170mm × 230mm　16 开本	**版　　次**	2018 年 10 月第 1 版
印　　张	17.5　插页 1	**印　　次**	2018 年 10 月第 1 次印刷
字　　数	281 000	**定　　价**	85.00 元

THE MOVIE DOCTORS

前言

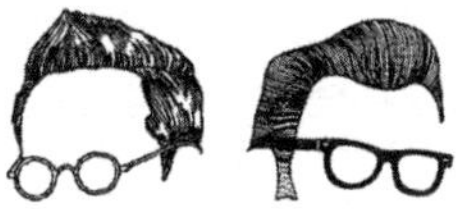

Simon & Mark

梅奥医生： 有人问，我们是不是专业的电影治疗师？

克蒙德医生： 严格来说，我们俩只有一个人能配得上这个称号。从学历上来说，你只是个荣誉博士；而我则老老实实写了一篇关于现代惊悚小说的论文才拿到博士学位，可以说是真材实料。

梅奥医生： 喂，那我也是凭实力拿到的博士学位。因为我穿博士服实在太帅了，所以他们就给了我一个博士学位。从学历上来说，我们都称得上是专业的电影治疗师。

克蒙德医生： 好吧，其实在现实世界里，我们都算不上真正的医生。但是作为“电影治疗师”，我们都非常清楚从医学的角度来看，哪些电影值得关注。

梅奥医生： 我们知道一部好电影如何让你心情更愉快、生活更美好、身体更……也更好？

克蒙德医生： 哦，你是想说更健康吧。

梅奥医生： 对，让身体更健康！慢着，我们会不会有点自夸过头了？

克蒙德医生：你才知道啊。回归正题吧，现在假设你是一部“得了病”的电影，需要我们电影治疗师的“治疗”。你可能得病时间太长了，也可能对自身过于乐观，或者需要一次“器官移植手术”。

梅奥医生：或者你是一个遭受生活打击、受耳鸣困扰或者得了其他什么病的人类病人。

克蒙德医生：好吧，不管你是一卷胶片还是一个真实存在的人，我们的电影治疗师都能帮到你。

梅奥医生：我们会把各类“病人”送到不同的科室，根据病情决定其是否需要进行“整容手术”或者其他更有效的治疗。

克蒙德医生：对，你会发现迈克尔·贝（Michael Bay）的电影刚做了一场大手术，在康复室里躺着呢。

梅奥医生：那人类病人呢？

克蒙德医生：我们这里和现实的医院不一样，不需要挂号或者排队。

梅奥医生：你来到这里，我们马上给你看病、马上就能给出治疗建议。我们会把所有的专业术语都一一标注解释清楚，所以你不用担心看不懂或者听不懂。

克蒙德医生：也不用担心你突然就成了“人体蜈蚣”的一部分。

梅奥医生：所以，各位观众，请在位置上坐好，拿好你们的爆米花，一起来欣赏这本构思独特、文笔精妙、价格实惠的电影概念书吧！护士，麻烦放下银幕。

THE MOVIE DOCTORS 目录

THE MOVIE DOCTORS

第1章 急诊室
那些劲爆的动作电影场面

你有没有见过周五夜晚的急诊室是什么样的？如果见过，你就会知道那是一个暴力和粗口脏话满天飞、能有多糟糕就有多糟糕的地方。

不过请放心，我们电影治疗师这边的急诊室不是这样的。这边的急诊室有紧凑的故事情节和劲爆的动作场面，空气中弥漫着电影的魅力和魔力——我们有汽车追逐戏、那些受了各种奇怪的伤也死不了的英雄或者在现实生活中也会发生的事故。尽管如此，我们的急诊室是非常安全的，在这里，你可以看尽最血腥、最暴力的场景，但这些加起来也绝对比去真正的急诊室待上一小时更让你感到舒服。

那就开始吧，现在请到售票处买电影票。电影治疗师马上为您服务。

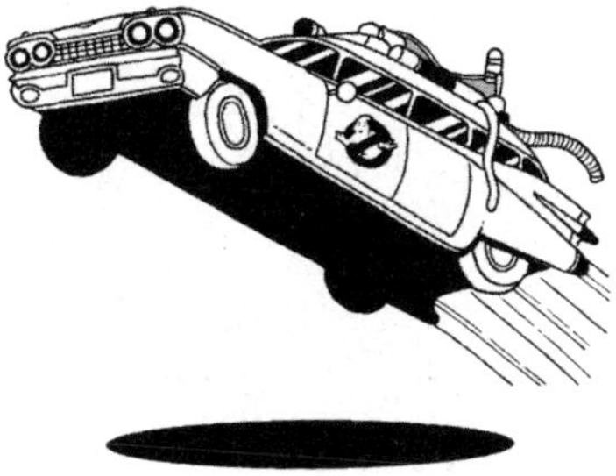

急救现场：发生在电影制作中的伤与痛

> 电影的拍摄现场其实是个很危险的地方。2014 年 8 月，据英国《独立报》（*Independent*）报道，拥有磁性嗓音的动作明星杰森·斯坦森（Jason Statham，两位电影治疗师都是他的超级粉丝）在拍摄《敢死队 3》（*The Expendables 3*）的时候就在鬼门关走了一趟。这篇报道说，当时因为“杰森正在驾驶的特技车出现严重的故障，他被迫从车中跳了出来。那辆卡车随后从 60 英尺[①] 高的地方直接掉进海里”。拍摄《敢死队》系列的动作巨星史泰龙也说杰森“和死神擦肩而过”，而且他在说这句话时面不改色（或者至少他在尽可能保持镇静）：“杰森当时在试驾一辆 3 吨重的卡车，谁知道刹车出了问题，卡车直接从 60 英尺高翻滚着掉到了黑海中彻底报废。”

换做别人，这可能会变成一场惨不忍睹的事故，但偏偏杰森·斯坦森就不会。因为在成为这个人见人爱的、拥有一身健美肌肉的荧屏巨星之前，他正巧还是个跳水冠军（1990 年，他曾经代表英国参加在新西兰奥克兰市举办的英联邦运动会）。所以在这场事故中，他才能那么快跳离卡车，以一个完美的屈体姿势落入水中，并且在耗尽体力之前游回岸边。史泰龙告诉《独立报》的记者：“如果换成别人在那辆卡车里，他不可能逃出死神的手掌心。但是正因为杰森曾经是一个奥运级别的跳水选手，所以他能死里逃生。”至于问到杰森本人，他表现得就跟他的银幕形象一样很酷，也不怎么谈及这场差点害他丧命的事故，反而一直在说在拍摄《敢死队 3》中遇到的最糟糕的事情就是“在拍第一场戏的时候就把鞋带扯断了”。所以现在，你知道杰森为什么那么受欢迎了吧。

许多新闻报道都对这起事故用了很大的篇幅来描述，这反而对电影起到了很好的宣传作用。如果这件事是真的话，那就证明杰森真的上演了一次非常幸运的

---

① 1 英尺＝ 0.3048 米。——译者注

死里逃生，中间如果出一点差错都会酿成严重的片场悲剧。事实上，电影拍摄已经有一百多年的历史，但为了追求完美的镜头，在拍摄中发生的导致演员或者工作人员受伤甚至残废、死亡的事，已经屡见不鲜。

1928 年，迈克尔·柯蒂斯执导的灾难史诗电影《诺亚方舟》（*Noah's Ark*，1928 年）中的场景被称作“世纪奇观”。据说为了把这场《圣经》中著名的大洪水场景在银幕上表现出来，现场一共用了足足 60 万加仑的水。在大家都为这部电影的场景震惊不已时，却很少有人知道，在呈现这场过于盛大的视觉盛宴的背后，付出了很大的生命代价。坊间传言，在拍摄有关洪水的镜头时，有三个群众演员被淹死，还有一个人因伤失去了一条腿。事实上，因为拍摄《诺亚方舟》时死了那么多人，好莱坞马上出台了针对特技人员的安全规定，力求把剧组的伤亡风险降到最低。这些规定一直保留至今，并成了电影制作过程中的日常注意事项。但即便有这样明确的保护措施，在拍摄中人员的伤亡事故仍然不可避免。

回顾过去 40 多年的电影历史，我们甚至可以用一连串悲惨的事故来证明从事电影业是个多么危险的工作。其中最具标志性的几个事件，莫过于 20 世纪 80 年代初期在拍摄电影《阴阳魔界》（*Twilight Zone*，1983 年）的一场动作戏中，因一架直升机坠落造成机上著名演员维克·莫罗（Vic Morrow）和两名只有几岁的小演员当场丧生，随后事件不断发酵，并且持续打了近 10 年的官司。20 世纪 90 年代，在电影《乌鸦》（*The Crow*，1994 年）的拍摄中，正在事业上升期的新星李国豪在片场不幸中枪死亡。舆论纷纷指责事故的发生是因为削减预算，根本没有按照标准的安全程序进行拍摄（枪支的管理居然交给了一名道具师而不是武器专家负责）。2007 年，在科幻惊悚电影《心灵传输者》（*Jumper*，2008 年）的拍摄中，一名布景师大卫·里奇（David Ritchie）在工作时不幸被外景墙上面掉下来的一块冻硬的混凝土石砸中身亡。2015 年，兰德尔·米勒（Randall Miller）成为在美国第一位因为片场死亡事故而入狱的电影制作人。在拍摄格雷格·奥尔曼（Gregg Allman）的传记片《午夜骑士》（*Midnight Rider*）的一个梦中场景时，火车撞翻了一张金属框架床，导致摄影师萨拉·琼斯（Sarah Jones）身亡。事故发生后，米勒被判过失杀人罪入狱，这部电影也因此放弃制作。

比起这些在片场发生的抢占新闻头条的可怕事故，那些日常在片场发生的受伤事件更是数不胜数，甚至可以说其一直是电影制作过程的一部分。早在 20 世纪 20 年代末，银幕偶像露易丝·布鲁克斯（Louise Brooks）和一些同事在接拍《生活的乞丐》（*Beggars of Life*）这部电影时，便被人提醒说该片导演威廉·韦尔曼（William Wellman）是个“疯子”，他会让演员做危险的特技动作，让她接拍前考虑清楚。但是尽管这样，布鲁克斯只是把这些当作一项挑战，她还在片场亲自上阵表演了一些具有死亡风险的动作。比如在一个场景中，她和片中的男星理查德·阿伦（Richard Arlen）一起跳上一辆货运火车。按照当时人们的经验，对于一列正在行驶的火车，如果你看着就能数出一个车轮的螺母个数，则证明这列火车的速度不快，你就可以跳上车。熟悉了这条规则之后，我们再回去看看《生活的乞丐》里布鲁克斯跳上火车的场景，试试看你能不能数清火车车轮上螺母的个数。即使拍摄可能经过精妙的设计，它并没有镜头中看起来那么惊险，但是你还是能够清楚地看到火车以极快的速度驶向演员，以营造出一种危机感。这位因无所畏惧而出了名的女演员居然逃过了被送往医院急救的命运，奇迹般地完成了这个镜头的拍摄。

在那个年代，演员们对这样的事都习以为常。在格里菲斯（D.W.Griffith）的作品《赖婚》（*Way Down East*，1920 年）中，主演丽莲·吉许（Lillian Gish）和理查德·巴塞尔梅斯（Richard Barthelmess）在一些特技场面中都亲自上阵。其中一场备受称赞的戏是这样的：女主独自一人站在河流中的一块浮冰上，在她快要跌下瀑布的时候，男主跳过去把她从鬼门关救了回来。这场戏拍摄于佛蒙特州的怀特河交汇处，需要演员在零下温度的极寒天气中奔走，只穿了一身薄薄的衣服外加一条披肩的女主丽莲·吉许一度被冻晕。虽然有一名随行的护士贴身照顾丽莲，但是除了在每次开拍前把她带进室内暖和一下，这个“医疗部门”也没有做更多的防护措施。接下来，丽莲要迎面跌倒在一块真冰（注意是真冰，不是道具）上，冰块裂开并沿河流漂下。由于她的头发和一只手都泡在冰水里，她的脸马上就被冻僵了（你都能看到她皮肤上的冰碴儿），同时她的好几个手指都失去了知觉。多年以后，丽莲的这只被冰水泡过的手还会隐隐发疼。与此同时，导演格里菲斯（他的脸其实也

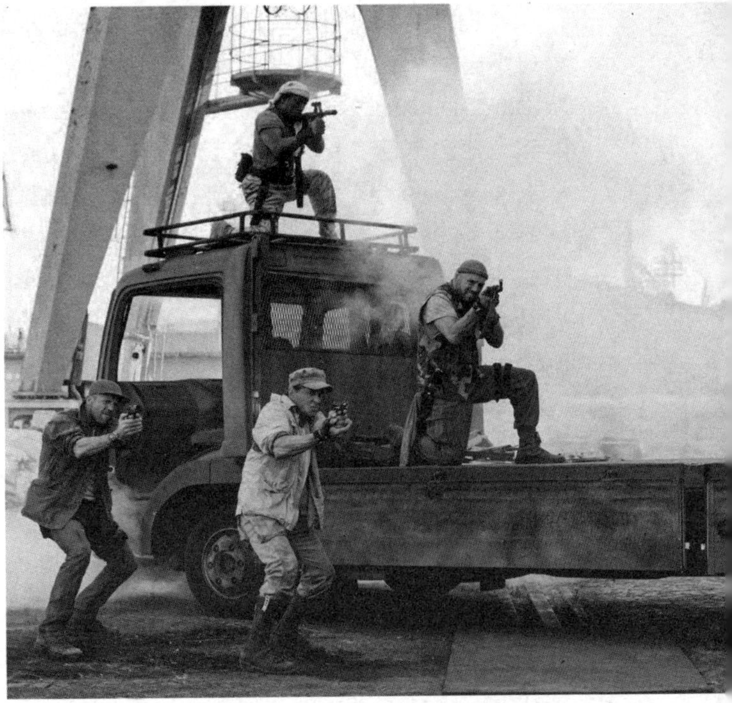

冻僵了）只是为了保证摄影机正常运作，而在旁边点了一个小火堆确保机器暖和。直到今天，丽莲·吉许和理查德·巴塞尔梅斯共同出演的这个十分真实的营救场面，使其充满了传奇色彩——这是虚构的险境和真实的险情交织在一起而散发出的一种独特魅力。

大约在丽莲在《赖婚》中把手指冻坏的同一时期，喜剧演员哈罗德·劳埃德（Harold Lloyd）在《闹鬼》（*Haunted Spooks*，1920 年）一片的拍摄中被一颗在身边爆炸的炸弹炸掉了右手两根手指。与此同时，巴斯特·基顿（Buster Keaton）在《福尔摩斯二世》（*Sherlock Jr.*，1924 年）的拍摄中扭伤了脖子，但他本人却不知道，仍然带伤拍完了整部片子，一直到 11 年后照 X 光时才被检测出来！再说，不光是特技演员，舞蹈演员也常常受伤。在拍《摇摆乐时代》（*Swing Time*，1936 年）中的一段著名的舞蹈时，女演员金吉·罗杰斯（Ginger Rogers）在跳完舞以后满脚是血，这才换来那句著名的赞赏："除了动作相反和穿着高跟鞋，罗杰斯的舞蹈步伐动作跟弗雷德·阿斯泰尔（Fred Astaire）的完全一致。"至于阿斯泰尔，他在跳《海上恋舞》（*Follow the Fleet*，1936 年）中《让我们随乐起舞》（*Let's Face the Music and Dance*）一曲时被罗杰斯的"甩手舞"打中了脸部，"尽管他的脸看起来肿了一块，但他还是继续跳完了"。这一幕在电影里都能看得出来。

片场还发生过很多被摄影机拍下来的意外，虽然它们没有那么严重，但也值得列举出来。在《斯巴达克斯》（*Spartacus*，1960 年）的拍摄中，柯克·道格拉斯（Kirk Douglas）把查尔斯·麦克洛（Charles McGraw）的头砸向盛汤的桶时，弄破了他的下巴。在《驱魔人》（*The Exorcist*，1973 年）的拍摄中，艾伦·伯斯汀（Ellen Burstyn）在表演中被吊起离地时扭伤了脖子。在彼得·杰克逊（Peter Jackson）的电影《魔戒 2：双塔奇兵》（*The Lord of the Rings: The Two Towers*，2002 年）的拍摄中，维果·莫特森（Viggo Mortensen）在表演踢头盔时踢伤了两只脚趾。在《鬼影人》（*Gothika*，2003 年）的拍摄中，小罗伯特·唐尼（Robert Downey Jr.）在一场和哈莉·贝瑞（Halle Berry）的动作戏中扭伤了她的胳膊。在出演《被解救的姜戈》（*Django Unchained*，2012 年）的一场戏时，莱昂纳多·迪卡普里奥（Leonardo DiCaprio）不小心打碎了手中的一只玻璃杯，根据制片人斯泰西的回忆，"血顺着他的手流下来，但是他仍然沉浸在角色中，没有停止表演"。还有，在《七宗罪》（*Seven*，1995 年）的拍摄中，布拉德·皮特（Brad Pitt）用胳膊撞碎了汽车挡风玻璃而受伤，导演组把他受伤的情节加进了电影，因此在部分场景中，他的整个手臂都是用绷带包起来的。而在《特洛伊》（*Troy*）的片场，扮演阿喀琉斯（Achilles）的皮特因意外受伤而造成跟腱撕裂，那可是传说中"阿喀琉斯的跟腱”！

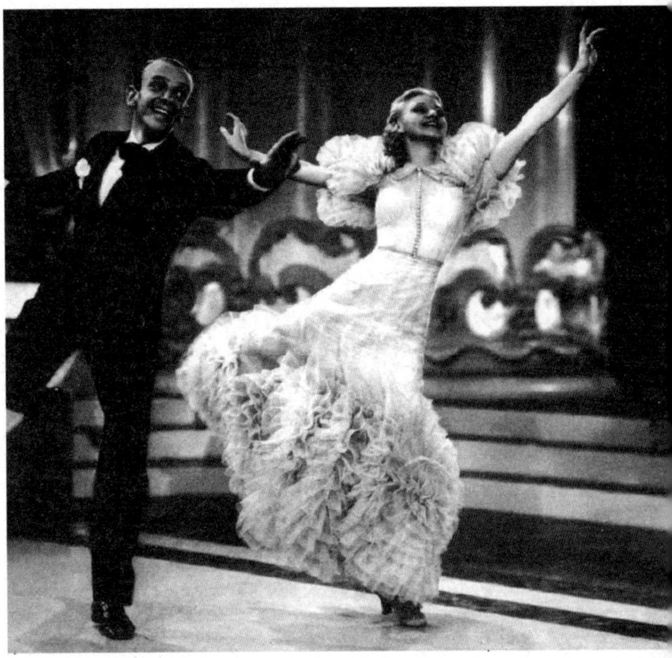

一切伤与痛都是电影制作中真实存在的一部分，几乎没有哪位演员在其职业生涯中从未因工伤而需要叫急救的。但奇怪的是，如果是相对轻微的伤势，观众似乎更愿意看见演员真的受伤，这或许更能满足他们。但是，时不时发生的片场事故一直在提醒我们，拍电影真的是个很危险的工作，这也是为什么各地的电影工会会一次次不厌其烦地宣扬“安全第一”这个理念。

电影也许是虚构的，但片场事故却是非常真实的，所以我们电影治疗师希望未来的电影不仅要超级好看，还要具备绝对重要的——安全。作为总制片人，史蒂文·斯皮尔伯格（Steven Spielberg）在《阴阳魔界》（*Twilight Zone*）的悲剧发生后，曾经说道：“电影始终是虚构的事物，它只是屏幕上呈现的光影图像而已，没有一部电影值得我们为之牺牲。我觉得人们现在应该比以往任何时候都懂得，在制片人和导演要求太多时，应该站出来抗议。如果有什么拍摄动作是不安全的，每个演员和剧组人员都有权利和责任大喊‘咔’！”

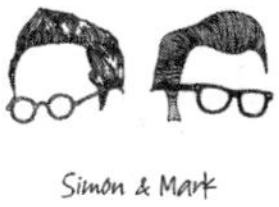

医生讨论中：专治各种便秘的飙车戏

克蒙德医生：我们讨论一下汽车追逐戏?

梅奥医生：其实我不喜欢这个。

克蒙德医生：真的假的?

梅奥医生：真的，除了某些片子……

克蒙德医生： 比如《布利特》(Bullit，又名《警网铁金刚》) 和《法国贩毒网》(The French Connection) ……

梅奥医生： 对对对，还有我想到的三部片子：《偷天换日》(The Italian Job) 里面的 MINI 车，《福禄双霸天》(The Blues Brothers) 里面堆在一起的警车，还有《谍影重重 2》(The Bourne Supremacy) 里那场在莫斯科的追逐戏。除了这些……

克蒙德医生： 你觉得其他片子都很无聊。

梅奥医生： 对，我是觉得飙车戏就应该让你倒吸一口凉气，或者让你激动得从座位上跳起来，但实际上没有多少片子能做到这样，是吧？

克蒙德医生： 我觉得问题是很多电影里面的车飚得太快了。

梅奥医生： 所以他们应该慢点开？

克蒙德医生： 稍微开慢点吧。主要是看电影里飙车的危险系数，危险系数越高，观众就越兴奋，比如在拥挤的街道上。你看电影《法国贩毒网》的制作人菲利普·德安东尼 (Philip D' Antoni)，他也是《布利特》的制作人。他和导演威廉·弗莱德金 (William Friedkin) 一起合作，想要超越《布利特》，把汽车追逐戏拍到巅峰。

梅奥医生： 你忘了《布利特》里面还有史蒂夫·麦奎因 (Steve McQueen) 呢。其实想要比较两部片子的飙车戏，有点难选。

克蒙德医生：《法国贩毒网》里面最令人难忘的就是拍出那种很纯粹的街道交通场景的感觉。实际上，他们拍摄某几场戏采取的方式是：与其慢吞吞地跟政府要拍摄许可，等街上清空一点再拍，倒不如真的开车出去，找些真正的街道进行拍摄。

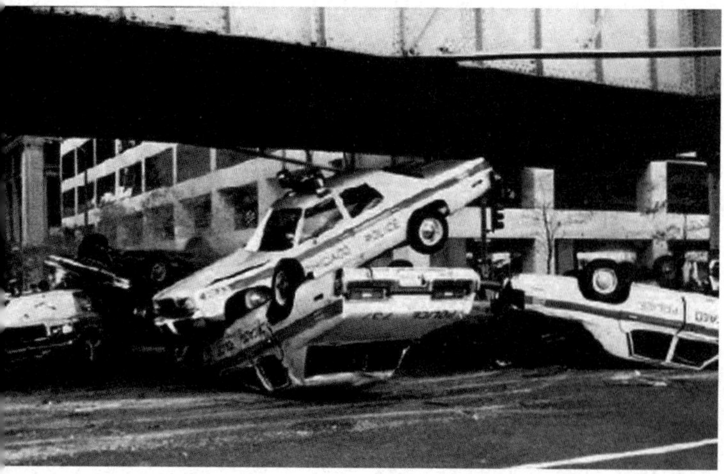

梅奥医生： 什么？真的路人、真的车流，所有的东西都是真的？

克蒙德医生： 是的。

梅奥医生：那些减速带也是真的？

克蒙德医生：也是真的。所以吉恩·哈克曼（Gene Hackman）的汽车并不是特技演员比尔·海克曼（Bill Hickman）在开，而是它真的撞上了公交车。

梅奥医生：哎哟！这得吃官司了吧。

克蒙德医生：意外吧，并没有吃官司。所以《法国贩毒网》的车戏好看，原因之一就在于其危险系数极高。

梅奥医生：哦，你这么一说，倒跟大家以往想的不太一样。并不是车开得越快、越有激情越好，而是街道越拥挤越好？

克蒙德医生：是的，我就是想说这个。

梅奥医生：不过一般来说，汽车追逐戏还是很无聊。

克蒙德医生：对，因为这些戏太不合常理了。在那些电影里面，你根本不用去管有多少人被赶下了公路，又或者其他的车被撞成什么惨样，刹车声会有多响，因为，嘿，它们都不是主角！

梅奥医生：好吧，其实你应该硬气一点，向这些追逐戏的胜利者们学习一下。想象一下，你以150英里[a]的速度风驰电掣掠过旧金山或者拉斯维加斯的街头，背后就是一些邪恶的杀手组织，他们都开着改装过的超强马力或者可以飞起来的超级跑车。而你把他们甩在身后，除了额头右边多了一道十分性感的伤痕，其他一切都安然无恙。这画面够经典吧？

克蒙德医生：爆裂！“爆裂”这个词好像已经被用作一部讲鼓手的电影标题了（而且严格来说，这部电影不是真的在讲鼓手）。

梅奥医生：所以我们达成共识了。只有当追逐戏中包含真的人和车，还有减速带之类，我们才能说这场飙车戏令人血脉偾张？

克蒙德医生：嗯，这才是专业的总结。

---

① 1英里=1.6093千米。——译者注

难以置信：那些公然挑衅现代医学规律的电影人物

詹姆斯·邦德（James Bond）

《007：大破天幕杀机》（*Skyfall*，2012 年）

007 被贫铀子弹射中，从疾驰的火车上直坠河中，在冰冻的河水中挣扎，河水的温度比火星的表面温度（低至 −63℃）还要低。在这样的情况下，我们的电影治疗师宣布，如果 007 本人真的这样做，他在电影中只会跟一个无名群演的下场一样，在电影开场后 7 分钟左右就死了。

死亡指数：☠☠☠☠☠☠☠☠☠

佛罗多·巴金斯（Frodo Baggins）

《指环王 3：王者归来》（*The Lord of the Rings: The Return of the King*，2003 年）

作为电影治疗师，尽管我们不清楚具体的医学知识，但是我们可以高兴地向你宣布：任何一个跟烫得冒泡的、温度接近 1200℃的熔岩湖（湖的名字好像是叫末日火山）站得那么近的人都会自燃，然后灰飞烟灭。除非你是地热学上的奇迹，血管里流着的都是岩浆之类的，否则你面对的可是熔岩啊！

死亡指数：☠☠☠☠☠☠☠☠

约翰·兰博（John Rambo）

《第一滴血 4》（*Rambo IV*，2008 年）

《第一滴血 4》里面的大部分子弹好像要不从目标的肚子（梅奥医生：医学上的正确叫法叫腹部）那里撕穿，要不就直中头部，让电影里的场景变成一幅脑浆和血浆搅在一起、血淋淋的抽象画。主角兰博的身体应该是用美国精钢锻造而成的。在被炮弹打穿肩膀后（对，就是那种真的架在炮船上的缅甸军用炮），兰博疼得大喊了一声，然后继续他的大屠杀。好吧，看来先进的政治体系的道德力量能够创造生物学奇迹。

死亡指数：☠☠☠☠☠☠☠☠☠

文森特

《借刀杀人》（*Collateral*，2004 年）

当杰米·福克斯（Jamie Foxx）终于发现自己受够了坐在车后座上的汤

姆·克鲁斯（Tom Cruise，我们都没想到这段剧情）时，他采取了一系列行动。他并没有在路旁停车，然后直接叫汤姆·克鲁斯走；相反，他费尽心思让车子绕了好几圈，一路伴随着电火花、刺耳的刹车声，并且玻璃碴儿碎了一地，最后“车”仰马翻。但是，汤姆·克鲁斯从车里出来了！只见他摇了摇头，拍了拍自己那套帅气西服上的灰，然后大步流星、头也不回地走了。想都不用想，他肯定系了安全带！具有安全驾驶意识真的很重要！

死亡指数：

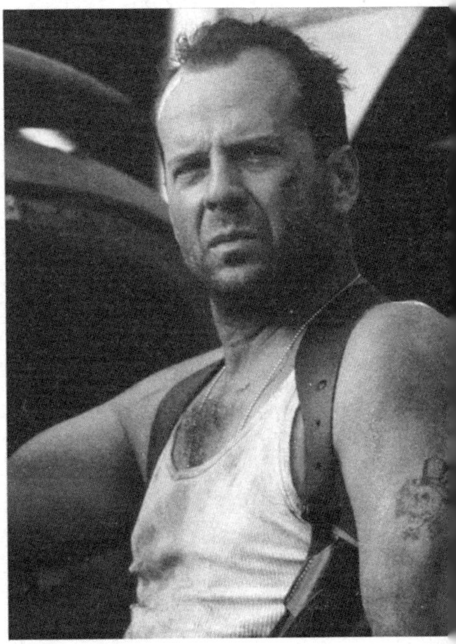

约翰·麦克莱恩（John McLean）

《虎胆龙威 3》（*Die Hard With a Vengeance*，1995 年）

感觉《猫和老鼠》（*Tom and Jerry*）里的汤姆猫都比不上《虎胆龙威》系列里的约翰·麦克莱恩。约翰在 50 英尺高空下坠的时候还能给自己衣服去尘，或者在机关枪的子弹雨中活下来，还有我们两个都喜欢的还算符合医学常识的一幕：他把一枚大型爆炸装置扔出地铁，逃过一劫，毫发未损。他经常讲些简短爆笑的小笑话，长着一副“正义是属于我的”的苦瓜脸，他还穿着那件我们特别喜欢的背心。

死亡指数：

内部医生：影院里的重要急救技巧

我们电影治疗师建议每个观众观影前至少学习一下基本的急救常识课，因为到电影院观影是一项身体和心灵的挑战。例如，你的观影伙伴正在啃热狗（就像约翰·麦伦坎普说的那样），啃一半噎着了，你该怎么一边帮助他、一边还能专心看电影？又比如，在看《戴安娜》（*Diana*）的时候，如果剧情令你的小伙伴想起自己糟糕的生活，从而上升为一场存在主义的有关身份认同的心理危机，你该怎么引导他或她重拾自尊，镇静下来呢？准备一个急救箱、一本行动指南，我们介绍的影院重要急救技巧可是无价之宝哦。

止吐药（Anti-Nausea Pills）

3D 电影专用。它可用于因佩戴设计不当的偏振眼镜眯着眼睛看银幕而引起的恶心呕吐的症状，可减轻头疼，同时舒缓眼部疲劳。

海姆立克急救法（The Heimlich Manoeuvre）

在小吃难以吞咽、卡在喉咙处或者看到难以接受的、离谱的剧情转折的情况下使用。从背后抱住患者腹部，双臂环绕其腰腹部，一手握拳，拳心向内，另一手成掌捂按在拳头之上，双手急速用力向里和向上挤压，直到吐出卡住的物体为止。记得把吐出来的东西捡起来还给对方，因为这些东西太珍贵了，扔了可惜。

止咳糖浆（Cough Syrup）

再好的电影也会被一直不断的咳嗽声给毁了，非常烦人。如果你一直咳嗽，那就别去电影院了，还是乖乖待在家里惹家人烦比较好。但是，如果你非要那么自私地跑去看电影，那么我们这些影院观众会保留强灌你一瓶止咳糖浆的权利。

润肤霜（Night-And-Bay Cream）

如果你过度暴露在电影中各种程度的强烈爆炸中，那么用一瓶润肤霜可以有效地保护你的肌肤免受失水的影响，而且，它也能帮助你减少由于看到恼人的对白而起的皱纹。

耳塞（Earplugs）

有时，你的脸色会跟查尔斯王子在密特·劳弗音乐会上一样难看，但你一旦像王子看《地狱蝙蝠》（*Bat Out of Hell*）时那样戴上一只耳塞，你就知道我们多么为你的观影体验着想了。当《灰姑娘》（*Cinderella*）般的慢节奏突然变成《速度与激情》（*Fast and Furious*）那样时，这就意味着你们该采取一些保护措施了。

“气管切开手术”（Tracheotomy）

因为看到诺亚·鲍姆巴赫（Noah Baumbach）那些令人窒息的早期作品而感到呼吸困难？用一把牛扒刀和一支圆珠笔就可以完美地解决问题，让气管再次舒畅。

THE MOVIE DOCTORS 第2章

电影药房

无副作用、调整观众情绪的片子

在生活中，每个人都需要放平心态。但是对于我们这边的很多好莱坞制片人来说，当他们看到本以为肯定火爆市场的暑期档大片在最近的提前试映中爆冷、即将遭遇票房滑铁卢而快要发狂的时候，你叫他们放平心态看看？不过幸好，我们电影治疗师这边有一堆能够调整情绪的片子打包出售，它们安全、让人放心、绝无副作用，并且随叫随到为你服务。害怕“打针”？没关系。告诉我们你哪里不舒服，我们马上为你对症下药。

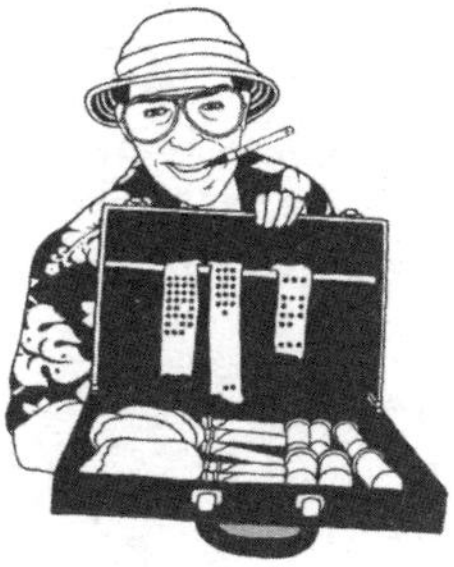

兴奋剂和镇静剂：那些让你心灵充满正能量或者负能量的片子

> 在媒体工作的一大特点就是，你能知道许多人堕落和毁灭的过程。许多很有才华的人本来人生充满希望，有着大好前景，但他们最后却偏离了正确轨道，陷入了恶性循环，就像《老大哥》(*Big Brother*)、《与卡戴珊姐妹同行》(*Keeping Up With the Kardashians*)和《威斯敏斯特的一周》(*The Week in Westminster*)里面的人物一样。

有时，我们会碰到一些乐观主义者，他们非常热情，渴望进步，对自己的职业道路充满了信心。他们脸上总是挂着微笑，恨不得大声告诉周围所有人自己的新方案被上头采纳了，尽管这个方案没有考虑预算，还没执行，甚至连标题都还没起。幸好，我们得出的结论是他们想借此隐藏提议中的破绽，而这件事背后肯定有天大的蹊跷。

不论你此时高兴还是悲伤，我们电影治疗师总有办法，那些让你及时调整心情的电影急救包可以让悲伤或者痛苦的情绪平复下来。现在，我就把这些电影分享给你，希望你在遇到人生的大起大落时也可以从容面对。嗯，先从“镇静剂电影”开始吧。

那些能让你迅速冷静下来的“镇静剂电影”

如果你觉得自己在工作中太乐观了，或者同事们在你加了点薪水时过于羡慕而把你吹捧得有点飘飘然了，以下就是一些能够让你冷静下来的电影。这些电影之所以让人心情忧郁，不是因为它们粗制滥造或者演员表演太差，而是因为它们叙述的故事充满了负能量，只看一遍，你的心里就会很难受，那种感觉就像赫尔佐格导演“凝视深渊”的感觉一样。这些“镇静片”不要经常服用，而且你要保证在空间开阔、明亮轻快、通风良好的地方观看。

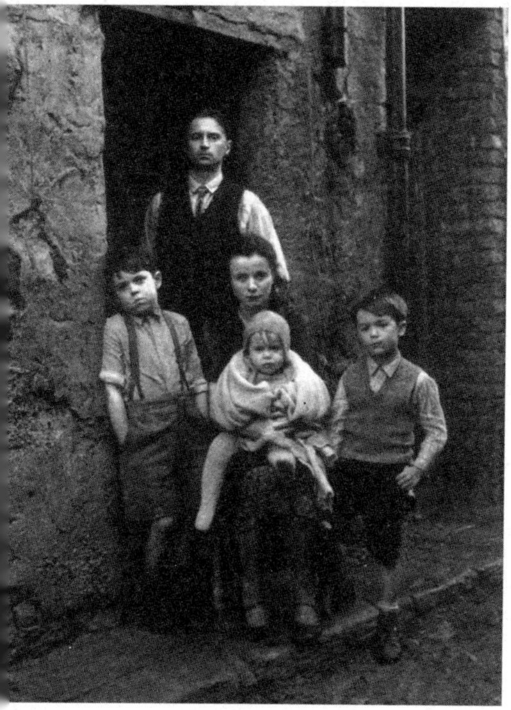

《安琪拉的灰烬》（*Angela's Ashes*，**1999 年**）

悲惨、贫穷、湿冷、病痛、暴力和残酷，这么多标签汇聚在一个出生在天主教家庭的孩子的童年上。主人公在纽约的那段经历很惨，但也比他在利默里克的经历好多了。

抑郁指数：

《水獭米吉》（*Ring of Bright Water*，**1969 年**）

这是一部将故事背景设定在苏格兰西海岸的宠物片，由《生来自由》（*Born Free*，1966 年）的银幕情侣——比尔·特拉弗斯（Bill Travers）和弗吉尼亚·麦肯娜（Virginia McKenna）主演。现在，估计大家都能猜到剧情了。比尔饰演一位住在伦敦的单身汉，他买了一个宠物水獭并取名为米吉，把它养得很好。没想到有一天，他小小的公寓被米吉“强拆”了。比尔只好和米吉一起搬到了一个偏远的田园小屋，与小屋邻居弗吉尼亚扮演的角色相识。渐渐地，纯洁的弗吉尼亚对比尔还有水獭产生了好感，于是这个有关真爱的故事就圆满了：一男一女和一宠物水獭和谐相处。

但是，这美好的一切都在情节演到米吉被挖掘机无意间铲死后破碎了。这个情节转折非常突然，也非常残忍，让人震惊，没有任何铺垫。米吉没病没痛，从不咳嗽也没有心情抑郁。但让我们很悲伤的是，米吉上一秒还蹦蹦跳跳地跑着超过一只宠物狗，下一秒就上了天堂。

对于一部 U 级片（适合各年龄阶段观看的电影）来说，这种惨状触目惊心。再配以瓦尔·都尼肯（Val Doonican）唱的主题曲，这部片子绝对是一流的“镇静剂”。

抑郁指数：

《迷雾》（*The Mist*，**2007 年**）

没有人比斯蒂芬·金（Stephen King）更懂“悲惨”二字了，他起的书名（书名为《悲惨》，又名《一号书迷》）就已经很“悲惨”了。但真正让这部电影悲惨起来的是编剧兼导演弗兰克·德拉邦特（Frank Darabont）。如果你要的是集恐惧、杀戮和绝望于一体的电影，《迷雾》绝对是你的不二之选。冲着两人合作过的《肖申克的救赎》去看这部电影的人都大呼上当受骗，因为他们都以为整部电影的前半部分会很吓人，主角的遭遇很悲惨，但最后一定会是个好结局，至少跟《肖申克的救赎》那样，结尾来个碧水蓝天的沙滩场景吧。那么，是时候警告你了。故事讲述了一场风暴过后，躲在小镇超市里的人们发现一场“迷雾”淹没了整个城市［气象学家备注：能见度低于一千米就不是迷雾而是厚云雾了。不过鉴于《厚云雾》（*The Fog*，又名《夜雾杀机》这个名字已经被导演约翰·卡朋特（John Carpenter）用过了，大家只好叫它“迷雾”，而且电影里没有一句提到可怕的麻风病人，姑且认为他们都没看过这部 1980 年的恐怖片吧］。然后大家发现，在这些凝结的小水滴里面游荡的都是些蜘蛛、大虫子或者有很多触手的怪物，接着大家就开始责备军队没有尽到义务。

斯蒂芬·金原著中的结局本来是开放式的，但是德拉邦特的电影结局却不是。当你觉得苦难的情节已经快结束的时候，导演却猝不及防地给你一个让人彻底绝望的结局，这让你宁愿马上切过去看另一部惊悚片《末日危途》（*The Road*），以寻求一些心理安慰。

忧郁指数：

《冬日之光》（*Winter Light*，1963 年）

如果你觉得自己已经参透了人生的意义、过上了像上帝一样的生活，那就跟托马斯·埃里克森（Tomas Ericsson）牧师约谈一次吧。他有一个教堂，里面的牧师们都穿着正规的牧师服装，但是给你的忠告却可能错得很离谱。如果你要电影里的这位牧师说点“值得思考人生”的话，他可能会叫你直接了结自己。他阻止不了颓废的渔夫自杀，也感受不到马尔塔小姐的爱慕，最后他连上帝都不信了。电影的摄影和表演都很好，这些带给我们一点短暂的安慰，然后你就会深深沉浸在“人生是没有意义的”的悲伤中。

忧郁指数：

《当风吹起的时候》（*When the Wind Blows*，1986 年）

不要以为看动画片就不会难受。在我们仍然（或刚开始）为苏联和美国的关系感到担忧的时候，编剧雷蒙德·布里格斯（Raymond Briggs）想出了这个故事。核战爆发之前，吉姆（Jim）和希尔达（Hilda）夫妇正拿着政府发的“备战小册子”为避难做准备。演员约翰·米尔斯（John Mills）和佩吉·阿什克罗福特

（Peggy Ashcroft）会用温暖的声线安抚我们的情绪，直到接下来电影中的这对夫妇在核辐射污染中丧生。

忧郁指数：

那些能让你迅速兴奋起来的“兴奋剂电影”

来点“兴奋剂电影”吧。将上面各种各样的“镇静片”组合起来，这已经让我们的治疗师脸色发白了。是时候来些让你重拾生活信心的电影了。接下来，为你推荐那些看完后对自己、身边的人乃至整个世界都充满希望的电影（见后面“病人转移”一章的内容）。和“镇静剂电影”不一样，这些电影你们想看多少遍就看多少遍。

《石油城机密》（*Oil City Confidential*，2009 年）

是时候看点让人“感觉很好”的电影了。所以我们首选的就是一部真实生活的电影，看完保证让你“感觉很好”。很多人认为“感觉很好医生”这支乐队只适合那些还幻想穿着 20 世纪 70 年代流行的亮闪闪的衣服、怀旧的 50 岁老人们，朱利安·邓波（Julian Temple）导演的这部纪录片告诉你，他们肯定是错的。我们将这部电影推荐给所有人。如果要用一句话概括这部电影的话，那就是它有一种天然散发出来的、令人难以抗拒的快乐情绪。

故事讲的是来自英国艾塞克斯郡坎维岛的四个人聚在一起创作令人身心放松的音乐。以前，人们常常会说起一个关于坎维岛的笑话，说的是一场风暴能吹走岛内价值几百万英镑的东西，但在电影里，导演把这个地方改成了泰晤士三角洲。“泰晤士三角洲”的名字也源于一个冷笑话，它是由泰晤士河口和密西西比河三角洲的名字结合而成，于是英国就有了自己的沼泽地。这部电影之所以被称作“兴奋剂电影”，是因为它真的能带给你欢乐。即使你以前没有听过“感觉很好医生”乐队的歌曲、没有去过坎维岛，甚至不知道镶着亮片的衣服是什么，你都能从这部电影中找到让你开心的元素。至少，你在去最近的石油港口时，可以同时欣赏这部让你备感愉悦的电影。

开心指数：让你“感觉很好”

《肖申克的救赎》（*The Shawshank Redemption*，1994 年）

导演德拉邦特和斯蒂芬·金合作的这部电影才是我们一直想要的，它一直是各大最佳电影榜单的榜首（尽管克蒙德医生专门为它写了一本书，还制作了一部抱怨它的“附加结局”不好的纪录片），也肯定是我们的正能量电影推荐之一。你肯定好奇我们为什么推荐它，因为我们调查过，发现看这部电影的人在得到救赎之前，都要忍受很久肖申克的"苦难"。但安迪·杜佛兰［Andy Dufresne，由蒂姆·罗宾斯（Tim Robbins）饰演］和瑞德［Red，由摩根·弗里曼（Morgan Freeman）饰演）］这两个角色之间的牵绊非常珍贵，无论他们中间隔了多少一边挥着警棍打人、一边读圣经的粗暴警卫，隔了多少吃喝嫖赌和残忍暴力的情节，我们都会被这个以"希望"为主题的故事所感动，并且坚守这种感觉。当正义的审判最后降临到鲍勃·冈顿（Bob Gunton）饰演的诺顿典狱长身上时，我们无不自发地鼓掌叫好。

瑞德有一句台词说的是"汲汲于生，抑或汲汲于死"。不管你是否喜欢这部电影的结局，你在看完这部电影后，心里肯定充满希望，而且特别想去擦船（并没有在说笑）。

开心指数：

理查德·柯蒂斯的所有作品［不只《海盗电台》（*The Boat That Rocked*）］

如果你在镇上闲逛，恰好看到一些美好的事物，那就是理查德·柯蒂斯（Richard Curtis）的电影所呈现的；如果你的男朋友说"哦，没关系，我原谅你"，那也是理查德·柯蒂斯的电影所呈现的；如果你在 A303 公路开车，突然发现一个卷发青年双膝跪地，向站在巨石阵中间有着麻黄色头发的女朋友求婚，旁边还有个乐队唱着埃尔维斯·科斯特洛（Elvis Costello）的歌，那毫无疑问还是理查德·柯蒂斯的电影所呈现的。没有任何一位作曲家、制片人或者导演能比理查德·柯蒂斯更愿意花时间做这么多温暖人心的作品了。

但我们不会感觉厌烦。他的作品不是裹着糖衣的油腻小吃，其中没有那些让你感到不舒服的糟糕角色，没有令人厌烦的深情款款，也没有一本正经的说教。他只想拍点关于真爱的电影（毕竟真爱至上），如《四个婚礼和一个葬礼》（*Four Weddings and a Funeral*）、《诺丁山》（*Notting Hill*）、《时空恋旅人》（*About Time*）、《BJ 单身日记》（*Bridget Jones*）系列，甚至还有《垃圾男孩》（*Trash*），这里说的所有电影都会让你的世界多一分光明、少一分黑暗。《四个婚礼和一个葬礼》中查尔斯和凯莉在一起了，《诺丁山》中安娜和威廉在一起了，但是《真爱至上》（*Love Actually*）中的哈利和凯伦却不太幸福（记得小心处理那条精致的项链）。

开心指数：

《妈妈咪啊》（*Mamma Mia!*，2008 年）

“天啊！我怎么能拒绝你？”啊，这部电影是不是世上最棒的？嗯，应该不是。这部电影是不是世界上最棒的音乐电影？嗯，好像也不是。这部电影里的许多演员［梅丽尔·斯特里普（Meryl Streep）、皮尔斯·布鲁斯南（Pierce Brosnan）、阿曼达·西耶弗里德（Amanda Seyfried）、科林·费尔斯（Colin Firth）等人］都贡献了自己生涯中最棒的表演吗？嗯，感觉也不是。但是，这部 2008 年的电影是在希腊财务状况还算好的时候（后来我们知道希腊的钱全都到了英国这里）拍摄的，尽管它拍得不算太好，但对我们来说却有着奇妙的吸引力。

剧情梗概：在希腊的一座小岛上，梅丽尔·斯特里普把 ABBA 乐队的歌词唱得和在易卜生演出的戏剧一样，科林·费尔斯不会跳舞，皮尔斯·布鲁斯南不会唱歌，斯特兰·斯卡斯加德（Stellan Skarsgård）感觉就像从另一部完全不同类型的电影场地偶然闲逛到这里来的。但对我们来说，里面的歌曲是最值得称赞的，这些歌在某种程度上把电影的精彩程度提升了 N 个层次。在察觉到这点之前，估计你已经在路上翩翩起舞，遇到流浪的乞丐都会多给两元钱了。本片的其他优点就不具体叙述了，挖掘你内心的“跳舞皇后”吧，你已经陷入本片无法自拔了。

开心指数：☀☀☀☀☀☀☀☀

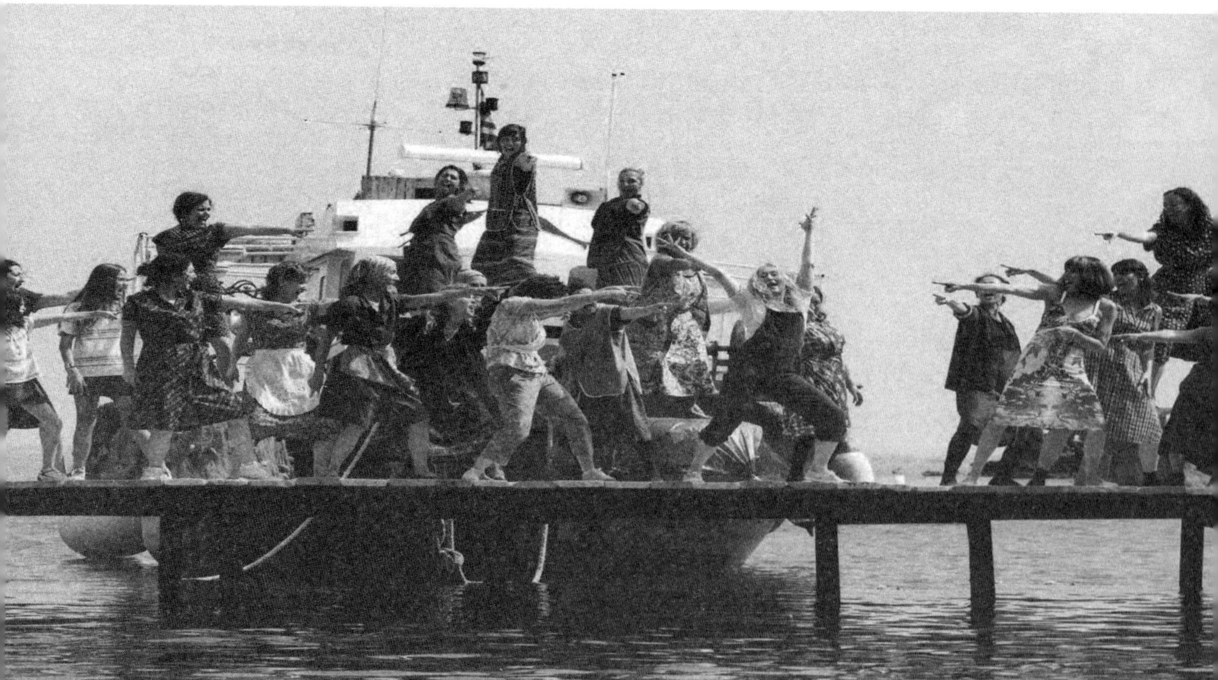

《苏利文的旅行》（*Sullivan' s Travels*，1941 年）

如果你想用一部正能量电影吸引路过的学电影的学生的话，那选这部电影最好不过了。这部电影由普莱斯顿·斯特奇斯（Preston Sturges）编剧和导演，讲述了一名以喜剧走红的导演约翰·苏利文［John Sullivan，由乔尔·麦克雷（Joel McCrae）饰演］却想将自己的下一部作品拍成严肃题材。因为他觉得在自己一生完结时，这些轻浮又愚蠢的喜剧［比如《嘿嘿嘿草棚》（*Hey Hey in the Hayloft*）］不会被世人所铭记。还有，他那个可怕的制片人都不觉得他这个被聚光灯宠坏的导演能够拍出真正有意义的电影。于是，苏利文决定打扮成身无分文的流浪汉深入民间“体验真实生活”（1941 年，他们才不敢这样说）。他遇到了女主角［由维罗妮卡·莱克（Veronica Lake）饰演］，然后和她结伴一起流浪，见识真实的穷人生活。

这次，他真的成了流浪汉，被抢劫、被暴揍、被逮捕然后被判到劳改营。这一切，你可能已经预料到了，这些都是电影的负能量部分。但他在劳改营的放映活动中看到了华特·迪士尼（Walt Disney）的《贪玩的布鲁托》（*Playful Pluto*），这是一部 1934 年出品的动画（其中布鲁托被困在捕蝇纸上的一段成了经典）。苏利文身边的人都对该动画拍手叫好，这时他才意识到喜剧也是有其存在价值的。他果断推掉了正在筹备的史诗大片《兄弟你在哪里》（*O Brother, Where Art Thou?* 这部电影一开始说的那部电影），专心致志做喜剧。当然，他和女主角最终有情人终成眷属。作为好莱坞的讽刺佳片之一，你在看这部片时的笑声充满了正义感和智慧。所以多看两遍吧，它会治好你的抑郁症。

开心指数：☀☀☀☀☀☀

《土拨鼠之日》（*Groundhog Day*，1993 年）

电影治疗师相信，那些对待电影总是很“严肃”的人不过是有自己的标准而已。你已经不是小孩了，少年时的烦恼已经忘得差不多了。在你成人以后，你还会发现，自己在慢慢妥协以前对生活定下的各种标准。你时不时会容忍不符合标准的事物，因为你知道没有更好的选择了。但是现在，请你不要发挥这种容忍的力量。

丹麦人发明了“严肃”这个词（其实“严肃”一词原本带有“暴戾”的意思），但是美国人把这个词当成了“脾气暴躁”的意思。几乎没人可以和比尔·默瑞（Bill Murray）在诠释“严肃”的比赛中争夺冠军。他只是站在那里不说话，你都能感觉到他很“严肃”。但后来你发现，他只不过是对自己的生活感到非常失望而已。生活一直在折磨这个无聊的气象播报员，他发现自己好像被困在了同一天，

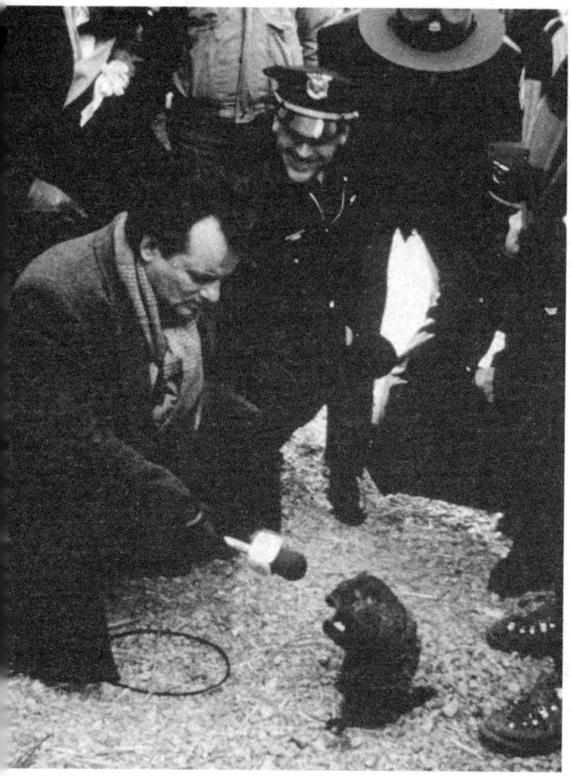

相同的事情发生了一遍又一遍，每天都从收音机播放的那首桑尼（Sonny）和雪儿（Cher）唱的《我拥有了你》(*I Got You Babe*）开始（梅奥医生在他的早间电台节目中常常用这个搞笑的梗)。默瑞还喜欢上觉得他是个混蛋的安迪·麦克道威尔（Andie MacDowell)。但正是因为土拨鼠菲尔施展了自己的魔法，默瑞用循环的时间做了许多好事，还摸清了麦克道威尔最喜欢的东西：诗歌、冰淇淋还有音乐等。她因此疯狂地爱上了默瑞。默瑞白天默默地维持着世界和平，晚上又默默地接受一切终将消失的结果。

看完这部电影，你明天会带着幸福醒来，接受自己的命运，自觉做好事，还会自动回避一切有啮齿动物参与的天气预测活动。

开心指数：☀☀☀☀☀☀

《虎胆龙威》(*Die Hard*，1988 年）

这个穿着背心的人要面对的敌人不是留着长发的雇佣兵（电影公司说这是一种新的人设），而是一个整天咆哮的德国无政府主义者（还有其他人设吗？）。毫无疑问，这部动作电影非常精彩，它是一部让人开心的电影，其中充满了各种笑话和令人难忘的俏皮话。诚然，电影里死了不少人，还有扔尸体、爆炸和其他危险场面，但我们从来没有怀疑过布鲁斯·威利斯（Bruce Willis）心中的道德指针是否会一直指向正义这边。

还有，你可以回到那个有着老式恐怖分子的年代，那时的恐怖威胁都来自像“新普洛佛先锋”（New Provo Front）、“自由魁北克”（Liberté de Quebec）和“亚洲黎明”（Asian Dawn）这样名字的组织。当然，这些都是艾伦·里克曼（Alan Rickman）饰演的汉斯·格鲁伯（Hans Gruber）刚刚在《时代》(*Time*）杂志中读到的（在故事里，他只是假装成一名恐怖分子，目的是让联邦调查局切断电源，他是个“好人”)。看完《虎胆龙威》以后，你会从床上跳起，埋好“雷管”，大叫一声“可恶的瓜农！”然后你在第二天早上还能顺利地上班。

开心指数：☀☀☀☀☀☀☀☀

临床检查：快乐药丸不能停

> 娱乐圈有一句名言："成功的秘诀就是让观众期待更多。"这句话在电影圈被改成"成功的秘诀就是让观众不想期待更多"，意思是一个电影在结束时应该充分满足观众的所有期待，让他们在离开电影院时处于极其享受的状态，想要马上告诉身边的朋友自己刚才看了一场非常棒的电影。我们可以换一种更具体的说法，将其称为"让观众们笑着走出电影院"，无论刚刚看的剧情有多残酷、多悲惨，只要在最后一幕出现一个让人重新相信人生的拥抱，或者出现一个令人血脉偾张的定格画面，在这之后，一切都会好起来的。

观众真正想从电影中得到的是快乐的、积极向上的感觉，这个理念很早之前就有了，拍电影的人一直以来也在给观众拍他们想看的电影。正如那部少儿不宜的《逝去的春光》（*The Good Old Naughty Days*，2002 年）中所概括的，电影的诞生比色情电影的诞生早不了多少，这是证明电影具有"市场驱动"属性的非常有力的例子。但让观众看得"爽"是电影获得成功的唯一保证，这个判断一直是电影人争议的焦点，许多制片和导演都在是否用大团圆结局来保证电影盈利的抉择中抓破脑袋。

举个例子，我们来谈谈 1982 年雷德利·斯科特（Ridley Scott）执导的电影《银翼杀手》（*Blade Runner*），这部 20 世纪末最重要和最具革新精神的科幻片，改编自菲利普·迪克（Philip K. Dick）的短篇小说《仿生人会梦见电子羊吗》（*Do Androids Dream of Electric Sheep*？）。《银翼杀手》描述了一个反乌托邦式的未来世界，讲述了一群仿生人反抗它们的创造者——人类，想要延长自身被设定好的机器寿命。最初，电影剧本由汉普顿·范彻（Hampton Fancher）和大卫·韦伯·皮普尔斯（David Webb Peoples）分别撰写，讲述了充满黑色电影主角属性的银翼杀手里克·狄卡（Rick Deckard）奉命追捕猎杀反叛的仿生人，但他在追捕过程中却爱上了其中一个仿生人瑞秋（Rachael）。在这种经典罗密欧和朱丽叶式的命运纠缠中，尽管狄卡知道瑞秋的生命是有限的，而自己的任务就是猎杀仿生人，但他也开始搞不清楚自己对瑞秋是什么感情了。正如片中一个配角告诉他的："瑞秋必须死，这太可惜了，但谁又不会死呢？"

1979 年，导演斯科特曾经拍过一部充满个人风格的、叫座又叫好的科幻片

《异形》(*Alien*)。在最初接触这个故事的时候，他想把这部片子拍成有关“危险日”(关于所谓人工智能本质的讨论和对人类未来是否会衰退，继而被机器取代的担忧)的暗黑寓言。这样一来，整个故事几乎没有讨好观众的地方。《银翼杀手》的故事背景设定在一个荒芜的、充斥着酸雨和外星殖民地广告(从另一方面反映地球的惨况)的近未来世界，其最初的设定就让观众坐立不安：一方面让你思考神秘的人性，一方面又致力营造一个貌似十分可信的、让人眼花缭乱的未来世界。

斯科特选择了刚刚因出演《星球大战》(*Star Wars*，1977年)而大红大紫的哈里森·福特[Harrison Ford，《星球大战》给《巴克·罗杰斯》(*Buck Rogers*)这种欢乐的科幻系列片带来一批新的观众]作为男主狄卡的人选。斯科特和福特从一开始就互相不对付，因为演员觉得导演更注重布景、光线，而不是和演员的沟通。2000年，斯科特导演向我们的克蒙德医生解释道：“当时我并没有太多的时间去解释和尝试，我的工作比之前多了很多，因为我要顾及表演了。”当然，一直到1991年的《末路狂花》(*Thelma and Louise*)，斯科特导演才开始被称为“注重表演的导演”。在他之前的电影里，视觉效果明显比演员的表演和互动出色得多。

在斯科特和福特的争论中，最关键的一点是关于狄卡这个角色的本质，尽管这一点并没有在原剧本中明显透露，但斯科特执着地认为狄卡本身应该也是一个仿生人，他在不知道自己身份的情况下猎杀自己的同类。

这个极其反转的想法放在今天已经不算新鲜。一个厌恶机器人的人发现自己也是一个机器人，这个情节在1962年的电影《类人型机器人的创造》(*The Creation of the Humanoids*)中就已经有了，在其他小说、电影或者电视剧中也都有类似的情节：1963年，电视剧《迷离档案》(*The Outer Limits*)中的一集“有玻璃手的恶魔”(Demon With a Glass Hand)和《银翼杀手》一样，都是在布拉德伯里大楼拍摄的。实际上，狄卡是机器人的这个想法最早是编剧们偶然想出来的(在迪克的原著小说里没有)。两位编剧误解了对方的改编，都以为是对方想到了这个点子，这一点在克蒙德博士2000年的纪录片《〈银翼杀手〉探秘》中提到过。

对于斯科特来说，这是一次伟大的顿悟。他终于有办法化解迪克小说中留下的疑云，直接切入这个故事的核心：人类和机器人身份认同的分裂。事实上，在最初的导演剪辑版中，这个核心是不明确的。在那版剪辑中，狄卡和瑞秋的退场是走进一片黑暗中，他们没有明确的未来。这么来说，瑞秋的死似乎是必然的。

从艺术的角度来说，这样的结局是完美的。但是对花了数千万美元资金拍摄斯科特这部科幻史诗的出品方来说，它们想要的是得到观众认可的电影，就像看

《星球大战》的观众们会为英雄韩·索罗（Han Solo）欢呼一样。而在最早的试映会中，观众们的反应却都是悲伤和困惑。他们为这个令人抑郁的故事感到沮丧，也不太理解个中的情感纠葛和情节转折，他们压根就看不懂这部电影在讲什么。

出品方担心这部电影会遭遇票房滑铁卢，于是开始着手对其进行重新剪辑。他们匆匆忙忙地给电影添上了一段解释性的画外音（在早期的剧本中就有这样的市场妥协），剪掉了狄卡的非人类出身暗示，最荒谬的是还捏造了一个十分愚蠢的大团圆结局。在这个结局中，仿生人瑞秋获得了新生，这对情侣逃到了一个没有别人打扰的世外桃源，从此幸福地生活在一起。

迫于压力，斯科特找来了斯坦利·库布里克（Stanley Kubrick），用 1980 年《闪灵》（*The Shining*）开场的一些废弃的镜头，编造了一个全新的结局：狄卡和瑞秋在延绵起伏的山岭中前进，他们似乎战胜了一切不可能的困难。在这个新版结局中，《银翼杀手》以一种莫名其妙的积极气氛结束，两人走到了一起。尽管从前面的剧情来看，怎么也不可能出现这种结局。

这个结局简直就是在胡说八道，但从试映的效果来看，这就是观众想要的结局，所以大家说就这样吧。

等到电影上映的时候，不管有没有这个大团圆结局，大多数观众都不太愿意看《银翼杀手》。在第一轮上映期间，这部电影是一部彻底的失败作，根本没法收回庞大的投资，这气坏了出品方，也成了导演在其生涯中的一个耻辱和一场昂贵的败仗。

几年以后，当一名粉丝观看《银翼杀手》的最初剪辑版时（绝对是碰巧看到的），才证明导演对故事的直觉是对的。《银翼杀手》终于在其不同剪辑版（包括导演剪辑版和所谓的最终版）发行之后，迎来了迟到的荣耀。无数粉丝赞叹《银翼杀手》那荒凉的、令人看不到希望的电影基调，影评人也声称本片是 10 年来最好的类型片之一。今天，你在观看大制作的科幻片时，不由自主地就会联想起斯科特这部标志性电影的风格特色。正如电影《2001 太空漫游》（*2001：A Space Odyssey*）奠定了之后科幻片的风格基调一样，《银翼杀手》则给出了一个今后所有描绘未来世界的电影的重要参考。

《银翼杀手》的大团圆结局版本遭到冷遇，这貌似是对迷恋美好结局的好莱坞电影制作部门的最后一次警告。往好了说，这种乐观用错了地方；往坏了说，这种结局完全不合常理。但是在现在的电影制作中，仍然会有一些制片商试图把电影的结局往好了改（他们甚至在电影拍摄期间就开始改结局了），他们无论如何也要在电影的最后加上一些笑声、展露几张笑脸。

例如，特瑞·吉列姆（Terry Gilliam）于1985年导演的电影《妙想天开》（*Brazil*）。这部描写奥威尔现象（Orwellian）式的未来世界的悲喜片一度被命名为《1984.5》（*Nineteen Eighty-Four and a Half*）。人们提起吉列姆的这部杰作，都会赞叹其超越现实的想象力。反英雄设定的主角山姆·劳伊［Sam Lowry，由乔纳森·普雷斯（Jonathan Pryce）饰演］是未来世界的一个办公室普通职员，他和反政府的吉尔·莱顿［Jill Layton，由金·格雷斯特（Kim Greist）饰演］坠入爱河，但两人却被电影中一直没有露面的极权力量用完全不近人情的几纸官文生生拆散。主人公在电影原剧本中庆祝自由精神和想象力的伟大胜利时，电影改编的情节转折却无情地泼了我们一盆冷水——虽然主人公的精神得到了解放，但他却陷入了肉身的囚禁和折磨。

作为一手缔造反响极好的“巨蟒剧团”的人，吉列姆的导演能力已毋庸置疑，他相继拍出了《巨蟒与圣杯》（*Monty Python and the Holy Grail*，1975年）、《莫名其妙》（*Jabberwocky*，1977年）和《时光大盗》（*Time Bandits*，1981年）等佳片，《时光大盗》与其仅500万美元的成本相比更是在英国狂揽4000多万美元票房。环球影业的高层相信吉列姆是个拥有无限可能性的怪才，尽管剧本的基调十分黑暗，但公司在他制作《妙想天开》的过程中可谓是一路开绿灯。但当电影完成时，制片方西德·沙因贝格（Sid Sheinberg）却告诉导演，这部电影中有很多地方都需要重新剪辑，（最重要的是）还要加上一个大团圆结局。

在吉列姆的版本（福克斯在国际发行的版本）中，《妙想天开》的结尾是受尽折磨的主人公山姆·劳伊幻想自己逃出了监狱，逃离了这个可怕的真实世界。想象一下，在对政府不满的电器修理工达脱［由罗伯特·德尼罗（Robert De Niro）饰演］的帮助下，主角成功策划了一次激动人心的越狱行动，山姆和吉尔两人挣脱了这座残酷城市的桎梏，逃到了属于自由的乡村绿野中。电影镜头突然切回仍戴着枷锁的山姆，他的脸上露出神经质的笑容，哼着电影重复出现的主题曲《巴西之旅》（*Aquarela do Brasil*）。在一旁观察的副部长赫尔普曼（Helpmann）先生［由彼得·沃恩（Peter Vaughan）饰演］说：“他已经离我们远去了。”镜头拉远，我们发现山姆处于一个庞大的、阴森森的“情报检索室”中（克罗伊登发电站看上去的确是个充满暗黑意味的地方）。他的身体、他的心灵……希望彻底破灭了。

这是个特别震撼的结局，既表现了对追求自由和对想象力的赞美，又无情地揭露了黑暗力量仍在统治着这个“真实的”世界。在这个版本中，女主吉尔其实已经因拒捕被杀（台词“奇怪的是，这事好像已经发生过一次”做出过暗示），而山姆再次回到孤立无援的状态，无力地反抗着这个阴冷黑暗的世界，被官僚主义、贪污腐败和不作为彻底打败。只有在梦中，他才能战胜所有的邪恶，逃离这个混乱的世界。

沙恩伯格（Sheinberg）并不看好整部电影，而且非常讨厌这个结局。在他看来，没有观众会喜欢看一部告诉他们这个由独裁和暴政主宰的世界是个噩梦，并且有情人难成眷属的电影。对于他来说，他坚持认为山姆和吉尔的美好结局应该是真实的，而不是由男主想象出来的。

后来发生的事情成了现在电影界的一个流行语“巴西之战”，它源自杰克·马修（Jack Matthews）的一部同名纪录片。这部纪录片以法庭般的严谨态度记录下了导演吉列姆争取美国发行版的全过程。吉列姆打破了行业内的“缄默法则”——电影工作者和投资人之间发生的所有争执都要关起门来解决（防止双方的争执损害电影盈利）。他在未经许可的情况下把剪辑版放映给评论家们看。随着该版的影响力扩大，洛杉矶影评人协会把最佳电影颁给了这个版本，甚至动摇了环球内部对美国放映版的信心。当沙恩伯格不为所动，依然推行自己喜欢的电影版本［现在被大家称为“爱战胜一切”（Love Conquers All）版］时，吉列姆在各大有影响力的报刊杂志上刊登了全页广告，内容为：

> 亲爱的西德·沙恩伯格：
>
> 你什么时候才发行我的《妙想天开》？
>
> 特瑞·吉列姆

最后，沙恩伯格迫于舆论压力退让了。《妙想天开》成了20世纪末观看人数最多的邪教电影（尽管它的最初版在美国的票房并不理想）。至于沙恩伯格的“爱战胜一切”版本也在一些电视节目中被播放，找到了属于自己的位置，随后成为吉列姆的电影粉丝们的一种奇怪的收藏，它被收录在发行的CD、DVD和蓝光碟中作为一项“特别收录”，让更多对这个“众人憎”的版本感兴趣的人观看。

当然，很多时候，我们可以理解制片商想给电影一个大团圆结局这种做法。早在1942年拍摄《卡萨布兰卡》（*Casablanca*）的时候，主创们就把所有人都聚在一起，想尽办法让里克（Rick）和伊尔莎（Ilsa）有个美好的结局，而不是让亨弗莱·鲍嘉（Humphrey Bogart）把英格丽·褒曼（Ingrid Bergman）亲自送上飞机，并安慰她“我们永远都拥有在巴黎的回忆”。在电影的制作过程中，主创们绞尽脑汁，想了很多解决方案，包括让伊尔莎的丈夫维克多在第三幕就死掉，或者干脆让伊尔莎在登机前说上一句“去你的，我要留下来”，然后跑回来，一头扎进里克的怀抱。这个问题源于电影上映时正处于保守的20世纪40年代，一个决心抛弃自己的丈夫、和一个地位低下的酒吧老板在一起的女人会被观众视为不忠，这种行为在当时的社会是无法容忍的。所以，并不是大家不想让有情人终成眷属，只不过社会的道德准则约束着他们。在今天，这种道德问题已能够被人们所理解。21世纪，如果有人重拍《卡萨布兰卡》的话，结局估计是这样的：里克和伊尔莎正在床上共享一支烟，飞机上只留下含情脉脉等待着妻子的维克多。

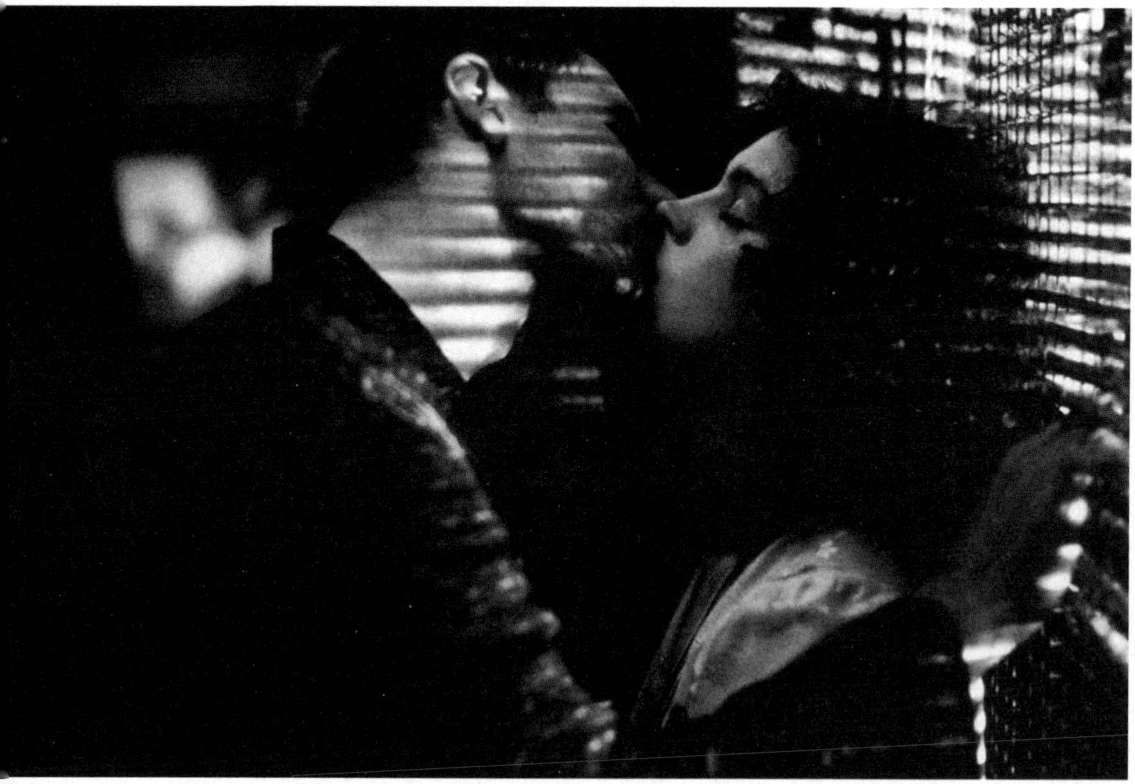

到了20世纪90年代，因为让观众看得开心而得到丰厚回报的经典案例是《漂亮女人》(*Pretty Woman*，又名《风月俏佳人》）这部电影。在这部预算只有1400万美元，但却在全球范围内收获近5亿美元票房的爆款电影的原始概念中，这是一个有关毒品和妓女的稍微带点暗黑色彩的寓言。电影编剧J.F.劳顿（J.F. Lawton）的原始剧本叫《3000块》(*3000*)，讲的是百万富翁爱德华・刘易斯（Edward Lewis）让妓女薇薇安（Vivian）假扮自己的女友，并付给她全部的钱，结局是这对情人分道扬镳，各自回到自己完全不同的世界里。

众所周知，当时处于事业上升期的茱莉亚·罗伯茨（Julia Roberts）并不满意劳顿的原剧本。用她的原话说，这个故事太黑暗、太压抑、太糟糕，这是两个可怕的人之间发生的可怕的故事。自己的角色是个有毒瘾、脾气暴躁、粗俗无礼、毫无幽默感的妓女，还要和一个虽然很有钱、很帅，但同样无礼、脾气差、毫无幽默感的糟糕男人度过一周。这是一个发生在这两种人之间糟糕的故事。

这听起来很有趣，对吧？

当时电影界的名人杰弗瑞·卡森伯格（Jeffey Katzenberg）坚持要劳顿重写这个剧本，将它改成一个浪漫喜剧、一个现代的皮格马利翁的故事。皮格马利翁就是那个启发萧伯纳撰写同名戏剧的神话的主人公，他的故事随后改编成了 1964 年大受欢迎的音乐剧和音乐电影《窈窕淑女》（*My Fair Lady*）。从片场得到的片段来看，薇薇安的性格特点在剪辑时的确进行了不一般的“美化”（她在其中一幕跟爱德华说的一句话令人印象深刻：“我可以先把你伺候舒服了，然后大家各走各的路。”）。制片人劳拉·泽斯金（Laura Ziskin）也致力于让两位主人公变得更容易让人接受、更容易让观众喜爱，总之，让他们变得更有趣！至于结局，劳顿的原剧本写的是薇薇安在总算得到偿还债务的钱后，和她的妓女朋友坐上公交车准备去迪士尼乐园。显然，这个结局并不符合我们需要好结局的目标。于是，电影的结局改成了让演员理查·基尔（Richard Gere）爬上逃生梯（他终于克服了自己的恐高症，见后面有关“恐惧症”的内容），将薇薇安拥入怀中，答应让她从此过上拥有财富、地位和真爱的新生活。

这种童话式的结局其实一点都不符合常理，但观众对这个“爱战胜一切”的情节非常买账，从而让这部电影在全球票房大卖。制片人似乎从《漂亮女人》的票房成功中悟到了什么，于是纷纷开始投钱拍摄浪漫喜剧，希望能复制《漂亮女人》的成功公式。但至于是不是这部电影以及那幸福而愚蠢的结局才让浪漫喜剧重新崛起、从而成为现在盈利最稳定的一类电影，还有待考察。

制片人想让观众笑着离场的其他例子就有点微妙了，其中包括 1997 年英国导演伊恩·索夫特雷（Iain Softley）根据亨利·詹姆斯（Henry James）的同名小说改编的电影《鸽之翼》（*The Wings of the Dove*）。这部电影上映后得到了观众的一致认可，他们为电影中强有力的表演、见解独到的剧情和一流的制作水准叫好。电影的内容可概括为 20 世纪初的一个爱情故事，讲述了诡计多端的凯特［Kate，由海伦娜·伯翰·卡特（Helena Bonham Carter）饰演］、患重病的米莉［Milly，由艾丽森·艾略特（Alison Elliott）饰演］和优柔寡断的莫顿［Merton，由莱纳斯·罗彻（Linus Roache）饰演］陷入了越来越痛苦的爱情漩涡。在威尼斯令人神魂颠倒的绝美景色中度假时，凯特心血来潮，说服追求自己已久的莫顿去引诱米莉，以继承她的遗产。但莫顿在和善良的米莉交往的过程中发现，自己竟慢慢对她产生了真感情。于是，在凯特和莫顿的计谋快要成功时，他们的美梦幻灭了。

多亏了霍辛·阿米尼（Hossein Amini）优秀的剧本，使索夫特雷的这部作品在结尾大胆定下了虚无主义的基调。它的结局是一场充满绝望和黑暗感觉的床戏，这是一个大胆而挑衅的收尾，也是全片中的一个高明和深入的改编。米拉麦克斯公司的主管哈维·韦恩斯坦（Harvey Weinstein）非常喜欢这部电影，认为其有冲击奥斯卡的潜力，但他也担心这场充满绝望和黑暗的戏会对获奖有影响，毕竟这是整部电影的结局。假设离开影院时，观众只记得自己看到的最后一场戏（在好莱坞，这个假设经常被证实是真的），韦恩斯坦觉得，让观众们记住三人在威尼斯度过的一段如此美好的时光是个不错的主意，这比让他们记住一切美好在三人回到英国后都变成了麻木和荒废要好得多。他想让观众们讨论的是电影中设计精巧的服装和唯美的威尼斯风景，这些才是这部电影的主要卖点之一。

于是哈维亲自上阵，建议导演索夫特雷与其在结尾以缓缓黑场结束，不如再切回威尼斯的片段，让观众们记住坐在金光闪闪的威尼斯小船上的美丽的米莉，然后配上画外音让米莉来一段跨越生死的爱情表白。索夫特雷拒绝了这个建议，他觉得这样修改并不符合自己精心构建的前面场景的目的。但韦恩斯坦坚持认为，除非观众们走出影院时感觉到的都是正能量（而不是道德败坏的负能量），不然电影最重要的口碑将会受损。最终索夫特雷妥协了，他巧妙地设计了一种既包括威尼斯场景的闪回镜头又对电影没有影响的结尾。韦恩斯坦这下对这部《鸽之翼》彻底放心了，在他的大力推广下，这部片最后收获了 4 个奥斯卡提名和 5 个英国电影学院奖提名。

当然，故意增加电影的正能量比例，就像服用抗抑郁药物一样，只能在短暂的时间内发挥效用。如果导演阿瑟·希勒（Arthur Hiller）在结尾让女主角的病奇迹般地痊愈，那么 1970 年《爱情故事》（*Love Story*）这部催泪大片是否还能经受得住时间的考验？如果凯特·温斯莱特（Kate Winslet）饰演的露丝恰巧爬上的是一块能坐两个人的木板，莱昂纳多饰演的男主角也没有沉入大海深处，你觉得女士们是否还会成群结队去看 1997 年的《泰坦尼克号》（*Titanic*）？如果《虎豹小霸王》（*Butch Cassidy and the Sundance Kid*）的主角们在结尾时成功战胜了那些玻利维亚人，这部电影还能收获现在的口碑和地位吗？［事实上，在导演乔治·罗伊·希尔（George Roy Hill）心中，主角们的这些表现作为完美西部世界的定格镜头结局已经足够正能量了，其原来的结尾是一些残酷血腥的死亡镜头]。

也许，最著名的乱改结局的电影要数1987年阿德里安·莱恩（Adrian Lyne）的《致命诱惑》（*Fatal Attraction*）了。在试映后，因为观众们不能接受煮兔子的格伦·克洛斯（Glenn Close）在自杀后还能陷害迈克尔·道格拉斯（Michael Douglas）饰演的不忠的丈夫的谋杀情节[这是詹姆斯·狄登（James Dearden）原剧本中的内容]，于是电影改了一版结局。与电影拍摄时（丈夫被捕，但妻子找到证据证明了他的清白）不同，《致命诱惑》的结局改成了让安妮·阿彻（Anne Archer）饰演的妻子"杀了那个疯女人"，然后再将镜头切到一个让人备感安慰的幸福的家庭照片特写（大家鼓掌拥抱）上。虽然结局乱改了一通[除了在日本上映时，因为顾及"文化兼容性"放的是原版结局（更好的那一版）]，但效果却出奇地好，让《致命诱惑》在全球收获了很高的票房。

这是真的。

最后，我们又回到这个问题上，电影是否应该给观众一个开心一点的结局，还是有如实放出悲剧结尾的自信？我们电影治疗师在抑郁时是否应该给电影开点"抗抑郁"药，这种药可能让你的票房大卖，但对这部电影"大动手术"也有可能损害其精华内容。我们的观众是否真的愿意接受结尾来点正能量、让你挤出点笑容的电影？导演们什么时候也能自信地对观众说，随你们便，想哭就哭吧？

诚然，在影院里，欢乐有时并不是最重要的。

以毒攻毒：专治各种晕针的电影场景

> 进来吧，很高兴见到你。坐下，挽起你的袖子。这只是医院里的一个很小的手术，你知道接下来会发生什么，会有一点……疼，但这里正是你会疼得踢凳子和大声尖叫的地方。或者，你会拦下那根皮下注射针，愤怒地把针管折成两半；又或者你会夺了护士的注射器，把针扎在她的脖子上……

这就是我们为什么要聊聊打针的原因了。你肯定不是那群疯狂的反疫苗者，如果是，那就太荒诞了。世界上有很多人晕针，并且找不到求助的对象和方向，请放心，你们还有电影治疗师。我们这里有相对极端的治疗方法，这些方法可能顾及不了所有人的口味，但相信它们会起到作用。我们精选了三个最极端的、与打针有关的电影场景。如果你能撑过三回合，下次就完全不用担心打针了。注意灯光，不要说话，抓好你买票的钱！

《低俗小说》（*Pulp Fiction*，1994 年）

你刚刚用鼻子吸了点东西，而且那不是鼻喷雾剂［对，你先演一下乌玛·瑟曼（Uma Thurman）的角色］，而是海洛因！你这个不要命的笨蛋！当你的朋友终于发现你刚刚做了什么［对，很明显，他就是约翰·特拉沃尔塔（John Travolta）］时，他掏出一个针管（这件事有点延迟，因为其中混入了一些典型的昆汀式对话），将一些药剂注射在你的心脏附近。他给你注射了肾上腺素，你立马就活了过来。这里其实有点不符合医学常理，实际上，这样做是会害死人的，不过这并不是我们最关心的（你根本没有想到，现代医学中没有任何一项治疗需要一个医生往心脏附近注射药剂）。你真正需要关心的是那个摇晃的、有点可爱的上面写着“肾上腺素”（其实它在医学上还有更专业的叫法，不过拍摄的时候里面装的搞不好是七喜）的 6 英寸超大号针管的特写镜头。

经验教训：好吧，你下次去注射室的时候不会是这样的。你不会不省人事地躺在地上，你的心脏附近也不会被注射药剂，你更不可能在突然醒来时发现自己胸口还扎着一管肾上腺素。别管这些乱七八糟的啦。

《盖棺了结》（*Dead And Buried*，1981 年）

恭喜你顺利克服了看《低俗小说》这部电影的“心痛”。你可能感觉有点恍惚，不过现在准备好下一步吧。把灯开着（实际上你要换盏更亮的灯，或者多加几盏灯），让我们试着看这部 1981 年的恐怖电影《盖棺了结》。在一个叫“吓唬人的波特”的小镇上发生了许多可怕的谋杀案。总的来说，你会碰到很多吓人的东西和一系列可怕的场景（被刺穿、戳穿，被大块大块的石头砸到之类），但我们要看的是医院里的那场戏。在那场戏里，我们可怜的病人吃尽了苦头，他全身缠着绷带，只露出一只左眼。这时候，一个长得非常甜美的护士姐姐来了，有那么一刻，我们还觉得一切都会好起来。但当美女护士说出“躺好了，现在给你一点更好的东西”，然后掏出一个超大的注射器的时候，我们就知道，不好的事情要发生了。

经验教训：今天，你不太可能经历被一个疯护士用 9 厘米长的注射器扎到眼睛里这件事了。美国的医疗改革方案已经最大限度确保我们不会碰到当上医生的杀人狂魔。请放心，并且平静一下。

《外星追缉令》（*Fire in the Sky*，**1993 年**）

这是最后一个疗程了，之前你表现得很好。最后一个测试来自这部拍摄于1993 年、据说改编自真实故事的恐怖科幻片的最后 15 分钟。故事发生在美国亚利桑那州，当地有很多伐木工，还有一个 UFO。一个伐木工被绑架了，但他和外星人聊了一次天后又被释放了。那些外星人恐怖得让之前“吓唬人的波特”小镇看起来就像《诺丁山》那么平和。那些长着乌龟头、喜爱屠杀的外星人用一层膜把主角盖起来，从他们的工具箱拿出了钳子、钻子和凿子。当那个伐木工还以为自己只是被打点外星肉毒素而不会死时，他看到了天花板慢慢降下全银河系最大的钻头，而且上面还有（你都能猜到）超大的针头直扎向他的右眼。随后传来一记震耳欲聋的“叮当”声，那个伐木工体会到了《李尔王》（*The King Lear*）里葛罗斯特伯爵的痛苦（变瞎）。

经验教训：其实，这个坐 UFO 的体验，跟坐廉价飞机的体验没有什么区别。

开怀大笑：挠你胳肢窝的电影

看悲剧给你带来的可能只是“艺术层面上的触动”，但有些时候，我们就是想获得快乐，只图笑个痛快。在这种情况下，只有经常笑呵呵的吉格斯医生才知道怎么做了（这里指的并不是那部糟糕的血浆恐怖片《吉格斯医生》）。克蒙德医生和梅奥医生联手给您推荐下面这些电影。

劳莱（**Laurel**）**和哈代**（**Hardy**）——**《音乐盒》**（*The Music Box*，**1932 年**）

“把那架钢琴从盒子里面弄出来！”

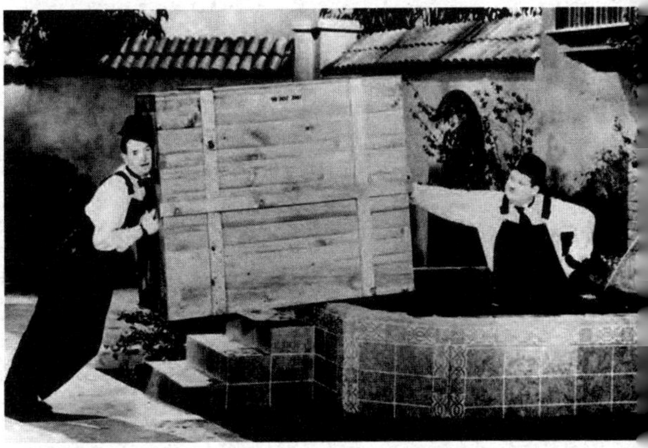

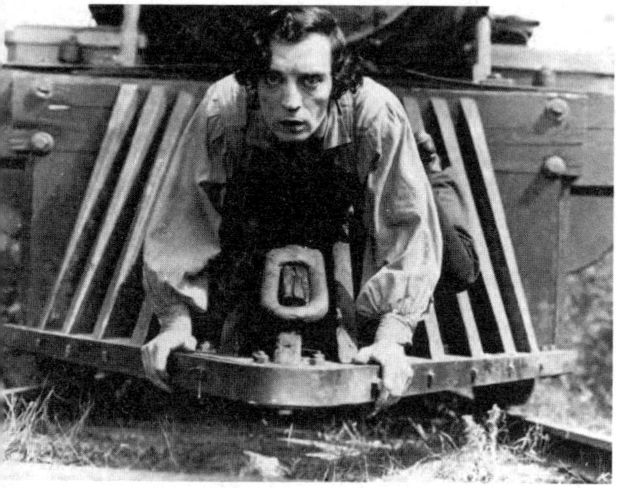

巴斯特·基顿（Buster Keaton）——《将军号》（*The General*，1926 年）

基顿正在装载一个随后将迅速瞄准他的大炮。这是无声电影史上最著名的一部火车喜剧片。

吉恩·怀尔德（Gene Wilder）的“科学怪人”和马蒂·费德曼（Marty Feldman）饰演的伊戈尔——《新科学怪人》（*Young Frankenstein*，1974 年）

“今晚之后，我们将宛若天堂一般，不怕地动山摇，能够呼风唤雨，和大自然母亲融为一体！”

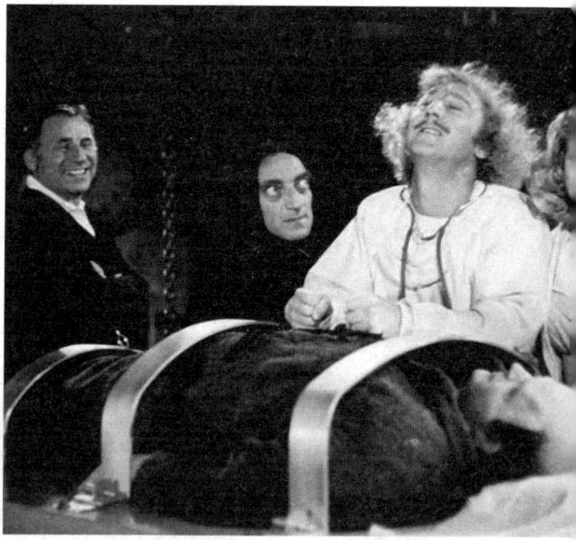

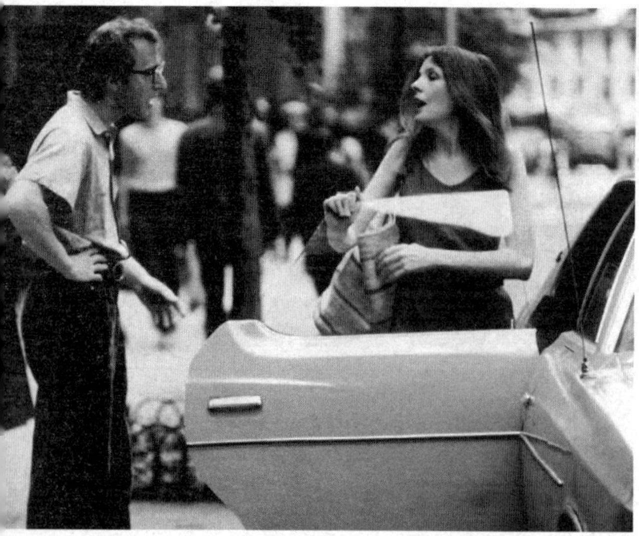

伍迪·艾伦（Woody Allen）和黛安·基顿（Diane Keaton）——《安妮·霍尔》（*Annie Hall*，1977 年）

“我觉得我们现在的关系就跟一条死鲨鱼一样。”

第3章

耳鼻喉科
五官在电影场景中给观众带来的震撼

这几年经常去电影院的人们都知道，有两样东西变高了：票价和音量。

现在，你去大影院看大片的感觉就像去看摩托党乐队的演唱会一样吵。看完《疯狂的麦克斯 4：狂暴之路》（*Mad Max*：*Fury Road*）后，你感觉多年的耳屎都被震出来了。在我们这里的耳鼻喉科，我们将建议你如何治疗困扰你的耳鸣和鼻炎，或者怎么选一个好牙医。不用谢，这些都是我们的工作。

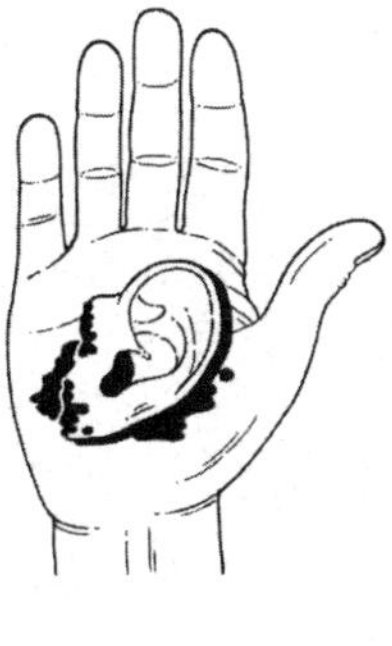

耳朵疼：治疗耳鸣的各种电影声效

严格来说，耳鸣并不是一种疾病，而是一种对生活条件的反映。除了耳朵一直在响之外，你没有什么其他需要治疗的症状，它是一种持续性搏动、能吵得撕裂脑袋的神经干扰。如果你去影院看过迈克尔·贝的电影，你就能明白这种耳鸣的感觉。这种感觉也有不同的层次，有的非常轻微［《莱昂纳尔·里奇全集》（*The Lionel Ritchie Collection*），2003 年］，也有的让你痛彻心扉［《变形金刚》（*Transformers*），2007 年］。

年轻时，你可能曾经跑到一场音乐会的观众席的最前排，或者完全没有考虑清楚就站到了大会的演讲台附近，并因此付出了代价。后来，你可能曾经试过把耳机音量调到超过正常使用标准，你又因自己的愚蠢而自食其果。你可能曾经在派对上目睹过一大群 5 岁左右的熊孩子（就在糖果被端过来后），或者任何的娱乐表演者［注意，这里说的“娱乐表演者”并不是指 1960 年劳伦斯·奥利弗（Laurence Olivier）主演的那部电影，也不是指 1973 年电影《骗中骗》（*The Sting*）的原声带］。你至今仍对此历历在目。

为耳鸣患者推荐电影是件相对艰巨的任务。默片对他们来说就是场灾难（尽管克蒙德医生一直提醒我们，默片并不是完全没有声音的，相反，默片其实也很吵）。那些演员说话很轻、很温文尔雅的电影也不适合他们，因为剧情在进行时，背景声感觉就像几千只蟋蟀在不停地叫。

我们需要一个大制作、声音激昂、色彩艳丽的电影去分散注意力，进而净化你的耳朵。你可能会感到奇怪：我都耳鸣了还让我去看一部很吵的电影？这不是敷衍人吗？

问题的答案就是：及时行乐，因为你只活一次。反正耳鸣是治不好了，所以你干脆忘记这件事，去看一些音效十分出色的电影吧。因为电影声音的质量也分好坏，我们的电影治疗师精心挑出的这些电影都有极棒的音效，使用的都是能降噪的最棒的耳机。下面介绍的都是能驱散你脑中噪音的电影。

《星际穿越》(*Interstellar*，2014 年)

一部让你不用耳朵去听的电影。那些“嗡嗡”的声音不会进入脑中而是直达胸腔，你能用胸腔隔膜去感受这部电影（但如果你用手机观看电影，或者没有去那些 IMAX/THX/ 杜比音响影院经理给你推荐的声音质量很高的影厅，就感受不到这种效果了）。

当电影刚上映时，有些人不满电影的声音设计，说各种音效和汉斯·季默（Hans Zimmer）的配乐声音太大，他们都听不清对白了。这些人不是耳鸣，而是理解力不够。导演克里斯托弗·诺兰（Christopher Nolan）说过，他和声音设计师理查德·金（Richard King）一起花了长达 6 个月的时间做电影的声音混录，这部电影的对白才是音效。你不用刻意去听马修·麦康纳（Matthew McConaughey）说了什么，这就是汤姆·威茨（Tom Waits）的音乐风格。不管怎样，比起你在无垠宇宙太空旅行时对时间扭曲混乱的感受，在你耳边的一点小小的“嗡嗡”作响根本不值一提。

《阿拉丁》(*Aladdin*，1992 年)

这部电影 90 分钟缤彩纷呈的画面和欢乐有趣的声音绝对能抚慰你那“嗡嗡”作响、疼痛欲裂的脑袋。飞天魔毯、真丝裤子、华丽的宫殿、珠宝、上翘的鞋子、全世界脾气最差的鹦鹉、狮身人面像、歌声、集市，还有象征着狡猾的胡子，这些元素还不够让你脑中的疲惫和喧闹安静下来吗？

电影中最引人夺目的明星肯定是罗宾·威廉姆斯（Robin Williams）配音的神灯精灵了。即使其他角色的存在感不高，故事有点老套乏味、沉闷，但这一切都不重要。神灯精灵已经沉默了 10 年，他有太多事情可以做了。

“我越来越喜欢你了，孩子，”神灯精灵跟阿拉丁说，“下次不要只让我做些鸡毛蒜皮的小事。”

尽管这部动画没有完全展现出威廉姆斯的喜剧天赋［梅奥医生还是最喜欢他的《妙手情真》(*Patch Adams*)］，但至少幽默的节奏还是能跟上角色的变换速度的。将威廉姆斯换作尼科尔森（Nicholson）、德尼罗、格劳乔·马克斯（Groucho Marx）、阿尼（Arnie）或者其他人，他们的表演都会让你看不下去吧。反正，只要你看完这部电影，保你耳根清净。

《摇滚校园》(*School of Rock*，2003 年)

当然,《摇滚校园》中杰克·布莱克（Jack Black）饰演的音乐代课老师杜威·芬恩（Dewey Finn）绝对是治疗你耳鸣的最佳选择。如果摇滚乐让你的耳朵“嗡嗡”作响，那么看一部摇滚乐电影就能治好。

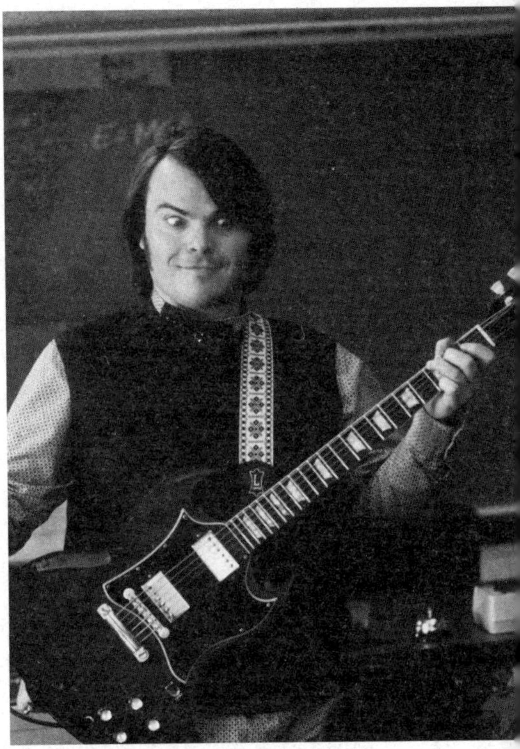

《移民之歌》(*Immigrant Song*)、《你那阳光般的爱意》(*Sunshine of Your Love*）和《替代》(*Substitute*）这些多年来几乎让无数人耳熟的歌，现在也该走走正途了。其实，关于笑声能治病这点的研究在多年前就被社会所认可，事实上，现在能继续研究这个课题了。科学研究表明，锻炼能使更多的血液在耳朵的不同部分（这是真实的医学结论）循环，并且对耳朵有好处。所以你笑得越多，血液循环也会更快，身体里的新陈代谢也会有助你的健康和伤口的痊愈（这个结论可能没那么科学）。比如，电影中杜威改良的学校作息表：8 点 15 分到 10 点，“摇滚乐历史课”；10 点到 11 点，“摇滚乐理论与鉴赏”；然后，全天剩下的时间就是乐队训练。他跟他的学生说：“这将是一门艰难的课程，你需要付出的是你的头脑，还有你的心。”他还跟其他老师说：“那些能自己完成课程的学生，让他们自己完成；那些不能自己完成课程的学生，我们来教；那些不会教课程的老师，就去教体育。”（这是多么伟大的一句台词啊，虽然它从伍迪·艾伦那里借鉴了一部分。）

关键是，我们都知道这个杰克·布莱克饰演的有着摇滚版加雷斯·马隆（Gareth Malone）形象的角色肯定患有耳鸣，而且他的症状比你的严重多了，但他仍在坚持。在现实生活中，杰克还真有自己的摇滚乐队——顽强的 D，他非常了解你的感受，理解耳鸣的痛苦，但这一切都阻止不了他继续热爱摇滚乐。

《突袭》(*The Raid*，2012 年)

这是一部真的让你全程兴奋至极的电影。不论你有什么难受的地方，只要看一次《突袭》，疼痛就会自动消失。在整个 101 分钟的观影过程中，你身体的每个部分都会感觉到疼，因为你每时每刻都能在银幕上看到拳拳到肉的镜头，演员打完又踢，踢完又戳（有时候是三合一）。看到这些，你都不敢说自己有多疼了。

一支特种部队来到15层楼高的毒枭巢穴，准备抓捕贩毒组织的头目。但他们肯定没想到的是，等待他们的是有备而来的暴徒。一场谁也逃不过的大屠杀开始了。尽管地上有那么多高科技的强力武器，但有时候真的不如拳脚来得更干脆、更有美感。我们向你推荐这部治疗耳鸣的电影，因为导演加雷斯·埃文斯（Gareth Evans）把每个头骨破裂和脊椎折断的打斗细节都处理得像小型爆炸现场，它们一直在你的脑海里轰炸，绝对盖过你耳朵里微小的“嗡嗡”声，带给你极其愉悦的感受。不要担心对白听不懂，因为对白都很短，估计还不到5分钟（印尼语字幕）。看电影时，谁有空说话或者看字幕呢，因为下一秒可能就是一场精彩的打斗，不要错过！

《第九区》（*District 9*，2009年）

没有什么比外星虫子结结巴巴的说话声更动听的了。有时候，看一些恶心的东西反而能让你的头脑清醒和冷静下来，因为你庆幸自己没有变成那些外星来的“大虾”。

这些话对于尼尔·布洛姆坎普（Neill Blomkamp）在南非拍摄的电影里的外星“大虾”来说有点残忍，因为它们比电影里那些拿着冲锋枪的人类友善多了。拿着枪的人大多为一个叫“列国同盟组织”的机构工作，这样的机构一听名字就知道肯定不是友善有爱的一方（它们肯定也不喜欢咖喱肉末派）。它们组织的首领、专门猎杀外星人的库布斯，更是死亡和屠杀的代名词。

科技感很强的飞船、恶心人的饮食习惯（吃的主要都是猫食），还有好看的老式枪战场面，让这部电影成了一部声音盛宴。看完这部电影，就像给你疲惫的大脑来了一场浴缸按摩。

这部电影让我们领会到The Tremeloes乐队1967年的金曲《沉默是金》（*Silence Is Golden*）中都说错了——沉默不是金。对于“大虾”来说，沉默更像是一种噩梦。不多说了，去看片吧。

戴夫·诺里斯医生的听力测试

梅奥医生：戴夫·诺里斯（Dave Norris）医生对电影里的声音和画面都十分了解（见后面他对屏幕宽高比的指导说明），这里就由他来给我们出一道有关影院里音响系统工作原理的小测试。

克蒙德医生：如果你在家里装了家庭影院立体声音响之类的话，估计也可以做这个测试。

梅奥医生：你自己装了一套音响？好吧，交给你了，诺里斯医生。

诺里斯医生：声音设计在电影制作里扮演着越来越重要的角色。如果影院里的音响系统和音量级别设置不当，足以毁掉一部电影。看看你能不能把扬声器的位置和相应级别的电影声道对应起来。

标注出一部电影在影院中播放的不同声音效果应该经由哪些音响处理

声音种类

- 对白；
- 爆炸等“轰隆隆”的声音；
- 环境声——狗吠、鸟叫等；
- 画面里出现的音效和音乐。

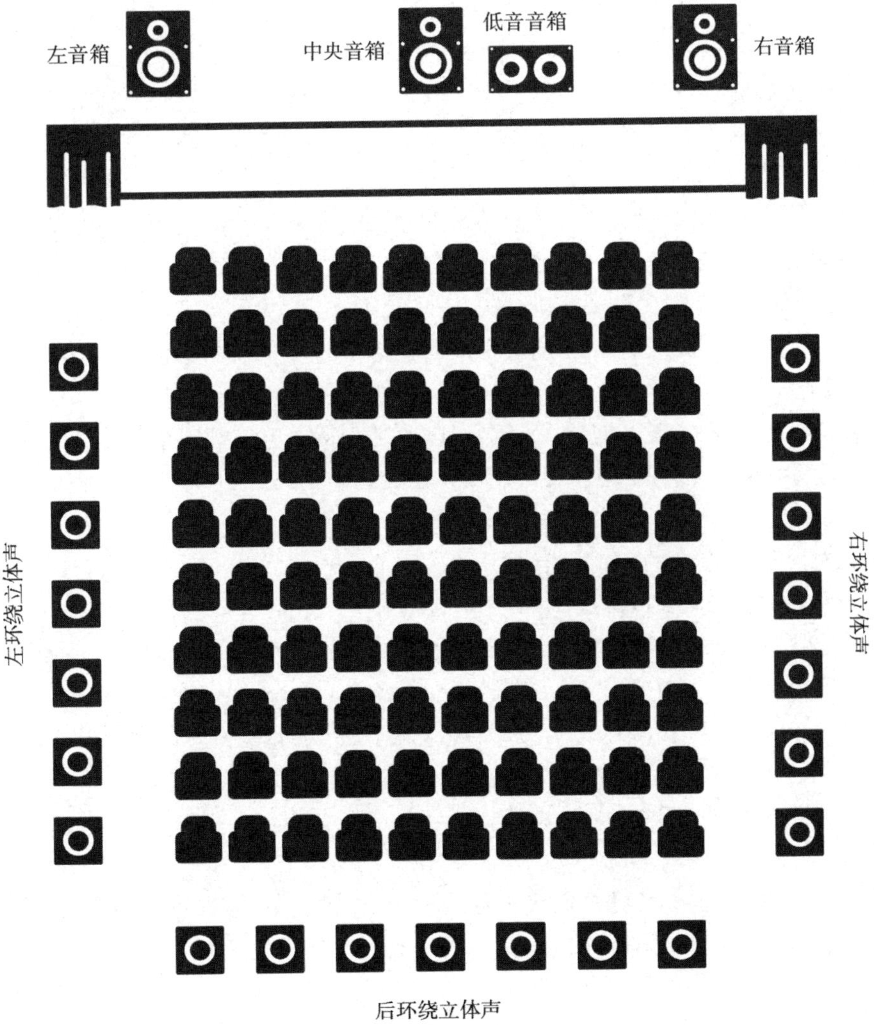

答案：

对白：中央音箱；

爆炸等“轰隆隆”的声音：低音音箱；

环境声——狗吠、鸟叫等：左环绕立体声、右环绕立体声、后环绕立体声；

画面里出现的音效和音乐：左音箱、右音箱。

鼻子整形手术：让观众过目难忘的电影

孩童捕手（Child Catcher）

《飞天万能车》（*Chitty Chitty Bang Bang*，1968 年）

这部电影看一眼终生难忘。和所有的儿童佳片一样，《飞天万能车》里也有表现突出的大反派，而罗伯特·赫普曼（Robert Helpmann）饰演的“孩童捕手”对此贡献不少。他那长长的、能够闻到孩子气味的鼻子实在可怕。“这附近有孩子，我能嗅到他们的气味！”

热拉尔·德帕迪约（Gerard Depardieu）

《大鼻子情圣》（*Cyrano de Bergerac*，1990 年）

该片的主演又是一位获奥斯卡（或者英国学院奖）提名的演员。热拉尔·德帕迪约饰演了一位生性狂野不羁却又害羞腼腆的诗人。他天生长着一只丑陋的大鼻子，被富家子弟嘲笑。他帮助那位来自讷维莱特、英俊却说话结结巴巴的基督徒向漂亮的罗克珊表明心迹，最后使其如愿娶到了罗克珊。

妮可·基德曼（Nicole Kidman）

《时时刻刻》（*The Hours*，2002 年）

女主演声名狼藉的假鼻子在电影宣传期间得到了不小的关注度，甚至比电影中所有演员加在一起还要出名。丹泽尔·华盛顿（Denzel Washington）在 2003 年奥斯卡最佳女主角颁奖时还说：“获奖者，是妮可·基德曼和她的鼻子。”

斯蒂夫·马丁（Steve Martin）

《爱上罗姗》（*Roxanne*，1987 年）

“你笑，世界就跟着你一起笑；你打喷嚏，就代表你跟西雅图道别了。”斯蒂夫·马丁出演了雷德·谢皮西（Fred Schepisi）的现代版《大鼻子情圣》，其中最著名的、让人印象最深刻的就是有着长长的大鼻子的斯蒂夫用充满鼻音的语调念的这句诗。

匹诺曹（Pinocchio）

《木偶奇遇记》（*Pinocchio*，1940 年）

电影史上真正的大鼻子。匹诺曹那只会伸长的鼻子让一代又一代的孩子们在撒谎时，都会偷偷瞥一眼自己的鼻子有没有变长。

丹・艾克罗伊德（Dan Aykroyd）

《鬼屋 24 小时》（*Nothing But Trouble*，1991 年）

导演兼编剧丹・艾克罗伊德在电影里扮演了一位 106 岁的法官，他有一个类似……真不知道怎么形容了……类似男性生殖器的鼻子。不过，估计这就是这部"集冒险、喜剧、恐怖一体"的大乱炖电影最有趣的谈资了，真的没骗你。

艾玛・汤普森（Emma Thompson）

《魔法保姆麦克菲》（*Nanny McPhee*，2005 年）

与匹诺曹的故事相反的情节。麦克菲是七个古灵精怪的捣蛋鬼的保姆。一开始，保姆麦克菲有着一只又圆又粗的大鼻子，但随着布朗先生的七个孩子一天天变乖，他们不只改变了整个家庭的命运，还发现丑陋的保姆变成了漂亮的艾玛・汤普森。天大的好事啊！

拉尔夫・费因斯（Ralph Fiennes）

《哈利・波特与死亡圣器》（*Harry Potter and the Deathly Hallows*，上下部，2010 年—2011 年）

哈利・波特：我的敌人没有鼻子。

邓布利多：那他怎么闻气味？

哈利・波特：想想就……太恶心了。

洁净美白：如何找个好牙医

这也比较棘手。我们假设你来到我们的耳鼻喉科，你的牙科检查日期可能会不太固定。跟梅奥医生一样，你可能有一个学校牙医。你不会认为只有最贴心、最亲切的牙医实习生才会找小朋友看牙吧？那你就错了。

梅奥医生亲身经历证明，事实恰好相反。所有的牙医看病都是越快越好，因为那时候的麻醉药太贵了（每剂3先令4便士[①]）。那是毒品盛行的20世纪60年代，也不会有什么药可以缓解在克罗伊登地区的小男孩的牙疼了。

无论是在现实生活还是在电影中，牙医协会都是个充满痛苦的地方。看看1976年的电影《霹雳钻》（*Marathon Man*）就知道了。长大后的梅奥医生觉得牙医都是纳粹，所以劳伦斯·奥利弗饰演的那个牙医的行为是完全合情合理的，不值得惊讶。那句经典的台词"我要用钻头把你整张嘴都切掉"就出自电影史上最恐怖的一场戏。

所以在传统的电影拍摄中，我们常用牙齿来表现痛苦［除了2007年的《阴齿》（*Teeth*），还有它参考的那部2004年的日本片《寄性虫》（*Sexual Parasite: Killer Pussy*），它们都表达了主人公的阉割焦虑］。因此，电影治疗师试着改变这种概念。我们完成了这个不可能的任务，找到了五部电影，在这些电影里，牙医都是好人。这就对了，牙医并不都是虐待狂、智障者或者有道德问题的人，他们也可以是和我们平常一起闲逛的人（如果你实在找不到其他人的话）。

《永远的微笑的新泽西》（*Eversmile, New Jerse*，1989年）

如果丹尼尔·戴－刘易斯（Daniel Day-Lewis）是你的牙医，你会不会信任他？你会不会介意他这几年在其他电影中偶尔出现的暴力行为？比如暴揍、割头皮之类的？这些奇怪的问题（这也许是丹尼尔·戴－刘易斯的一部最不为人知的电影）帮我们引出电影的主角费格斯·奥康纳（Fergus O' Connell）医生，他是一名爱尔兰牙医，也是一名传教士。电影中，他正在巴塔哥尼亚的小路上捶地，因为镇上的人都不相信他。他或许想要改善这个地方人们的口腔健康，但最后却被暴揍一顿，大家见了他都躲得远远的，而且这些人中的大多数可能都是他的治疗对象。所以，奥康纳医生应该是个好人，但他的确有点神经兮兮的。

但丹尼尔·戴－刘易斯依然用迷倒众人的微笑露出他的一口皓齿，这就行了。下次你看见一个牙齿腐烂的南美牛仔，你就知道应该去找谁了。

《吮拇指的人》（*Thumbsucker*，2005年）

如果你没碰到丹尼尔·戴－刘易斯医生，那么要不要尝试一下去找基努·里

---

① 先令、便士都是英国货币辅币单位，其中先令于1971年英国货币改革时被废除。换算关系为：1先令＝12便士。——译者注

维斯（Keanu Reeves）医生看病呢？他看上去像是你喜欢的类型：有着年轻的面容、蓬松的头发，喜欢说“诀窍……就是不用刻意去追求答案”这样充满哲理的话。如果他不是一个大师，就是一个爱做梦的人，或者只是一个很烦的人。不过，如果他是一个特别棒的牙医的话，谁又在乎他在工作时念上一本范·莫里森（Van Morrison）的短诗集呢？

在电影中，他扮演了一个在办公室抽烟、看起来酷酷的正畸牙医佩里·莱曼（Perry Lyman）。我们 17 岁的主角、急需改变自己的高中生贾斯汀（Justin），对他印象十分深刻。贾斯汀就是电影标题所说的吮拇指的人，他爱上了美丽的丽贝卡（Rebecca），但却因为这个习惯让他很难堪。后来他发现，最大的问题不在他身上，而是出自由卢·泰勒·普奇（Lou Taylor Pucci）和蒂尔达·斯文顿（Tilda Swinton）饰演的父母——麦克（Mike）和奥德丽（Audrey）身上。这次不是蒂尔达扮演的母亲让人们对人生产生怀疑了［《凯文怎么了》（*We Need to Talk About Kevin*，2011 年）对每个人而言都不是个好结局］，而是贾斯汀称呼父母的方式。科学研究表明，直呼父母名字的孩子在长大后都倾向于成为“问题少年”。

但至少，我们的主人公找到了基努·里维斯这位银幕上少见的、没有被送到国际人权法庭审判的牙医作为他的导师。

《鬼镇》（*Ghost Town*，2008 年）

如果丹尼尔·戴 - 刘易斯是个行动派牙医，而基努·里维斯更像个精神牙医导师的话，瑞奇·热维斯（Ricky Gervais）则两者兼备。他在片中扮演伯特伦·平库斯（Bertram Pincus），一个脾气暴躁、愤世嫉俗又吝啬的英国牙医（多么新奇的设定）。他恨自己的父母，让他最开心的事就是往父母的嘴里塞上工具，只是为了让他们闭嘴。

心急的读者有可能会问：你们为什么选择了这么一部如此现实、现实得让人不安的电影。这部电影中主人公的救赎可能来自第一次结肠手术。在这个简单的手术过程中，平库斯假死了七分钟，醒来后他发现，自己获得了与鬼魂交流的能力，并发现这个鬼魂非常悲惨，简直“死不如生”，这种剧情……

等等，电影接下来的剧情出现了一个女人，她不是保健员也不是蒂尔达·斯文顿。所以，主角的救赎之路正在慢慢明朗起来。他变成了一个人见人爱、有幽默感、技术高明的牙医，我们终于不用看到这位牙医去地狱了。

《海底总动员》（*Finding Nemo*，2003 年）

对，我们经常在动画片里寻求安慰。在皮克斯出品的这部关于一条有点害羞的小丑鱼的口碑电影中，我们要对牙医菲利普·谢尔曼（Philip Sherman）表示赞扬。尽管他一度因为各种行为被我们唾骂：把尼莫从海里带回来放到办公室里的鱼缸里，把尼莫留给他邪恶的侄女达拉。我们知道达拉有多恐怖，她肯定是刚从巴尼恐龙学校毕业回来吓小孩的。

但我们仍然要推荐《海底总动员》，因为希尔曼（他名字的发音听起来就是“渔夫”，你懂的）是个好牙医，他只是有个坏侄女而已。他把尼莫从海里带走，因为他担心尼莫会被其他大鱼吃掉。他把尼莫留给达拉只是因为没能看出侄女的虐待狂倾向。他是一个富有同情心、大方慷慨和尊重“鱼权”的人，而不是一个喜欢虐待别人、自私贪婪或者恃强凌弱的牙医。

谢谢你，皮克斯。

《异形奇花》（*Little Shop of Horrors*，1986 年）

我知道你们看到这部电影的名字时在想什么。我们已经偏离初衷，开始给你推荐这种让你对牙医产生恐惧的片子了。我们理解这种心情，如果推荐错了，请大家指正。史蒂夫·马丁（Steve Martin）的确在片中扮演了一个虐待狂牙医［此片翻拍自 1960 年罗杰·科曼（Roger Corman）的电影《恐怖小店》，该片中约翰·沙纳（John Shaner）饰演的法尔布牙医也是这样］，他喜欢经常虐待小狗、小猫、小鱼、他的助理还有病人等。他整天用牙钻打孔、用针管注射，还喜欢滥用笑气。他生气了喜欢摔门，觉得自己像猫王一样帅，特别迷恋自己的头发（这些想想就觉得……）。

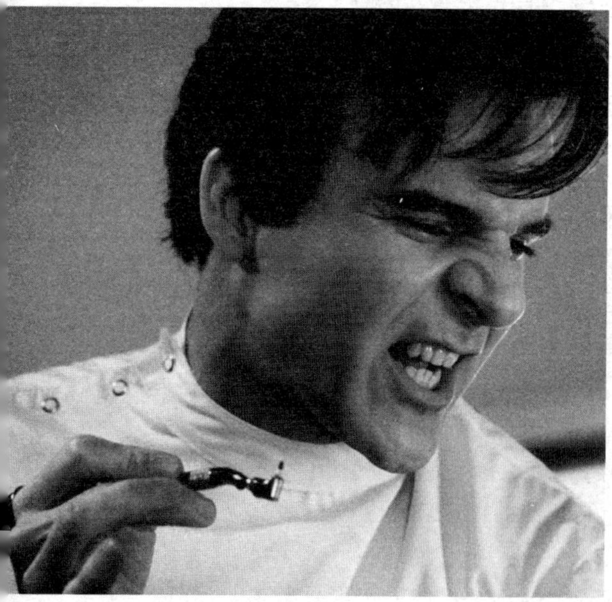

不过，当我们看这个牙医干尽坏事时，他却被窒息而死，尸体被砍碎喂了植物。我们欢呼雀跃，这就是坏牙医们的下场，这就是属于他们的判决，天网恢恢，疏而不漏。《异形奇花》是一则道德寓言，告诉我们无穷无尽的索取到头来什么都没有，只凭这点就能让你看完该片后多一分笑容吧。

第4章

睡眠科
如何让电影治疗你的失眠症

世界上有很多事物每个人都需要，但有些人拥有很多，而有些人只拥有很少一部分，睡眠就是其中之一。幸好，电影治疗师马上就给您奉上治疗失眠症的方法。同时，我们会找出哪位导演的作品最让人昏昏欲睡。

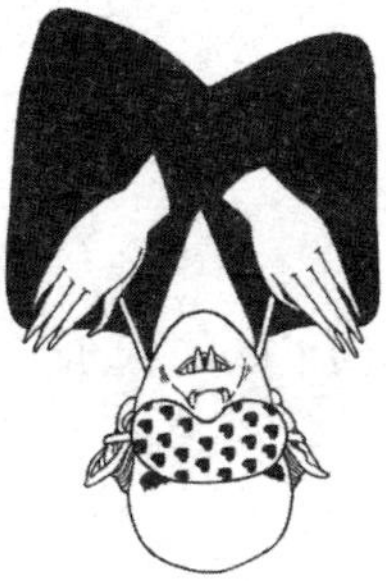

困的时候不要看的电影

已经凌晨四点了，但你还一直醒着。你的伴侣可能正在幸福地打鼾，任凭你怎么推、踢和清嗓子都没有用。你试过用收音机听新闻催眠，但它一直播报的各种新闻让你觉得全世界都很悲惨，而这全都是你的错。于是，你切到一个电台主持节目，发现主持人和他的听众们就是一群智障者。你也试过听自己最喜欢的节目，但却听得太兴奋反而睡不着。你真正需要的是看一部电影。

并不是看所有的电影都能催眠。你不能看很刺激的电影（如果你想要刺激的话，你走错科室了，建议你去看后面的“心脏科”），不要冒险选那种一直拨动自己神经的电影，而要选那种没有大叫大喊、笑点百出或者美好肉体的电影。你要的是那种可以代替数绵羊让你入睡的电影。我们给你推荐几部不是烂片的电影，你完全可以看到一半就关掉也不会有什么影响。这些电影允许你神游发呆，即使你醒过来再看也不会发现完全跟不上剧情。

医学备注：这并不等同于麻醉。

《钢琴课》（*The Piano*，1993 年）

欢迎来到雨季的新西兰。从 1850 年后，这里就没有太大变化，不过现在是雨季，大家都比较懒散忧郁。这会让你想起人生中最沉闷、最无聊的假期，你在全部时间里都只是冷得发颤，在小房子里面喝汤，担心毛巾被淋湿后会不会跟灌了铅一样沉。《钢琴课》能给你带来这种感觉，而且让你更忧郁。

你的眼皮会变得越来越沉，你可能只记得安娜・帕奎因（Anna Paquin）、霍利・亨特（Holly Hunter）和哈威・凯特尔（Harvey Keitel）因为在这部电影中的出色表演而获奖，但这些在此刻并不重要，听着雨水滴在你的帐篷或者车顶上就

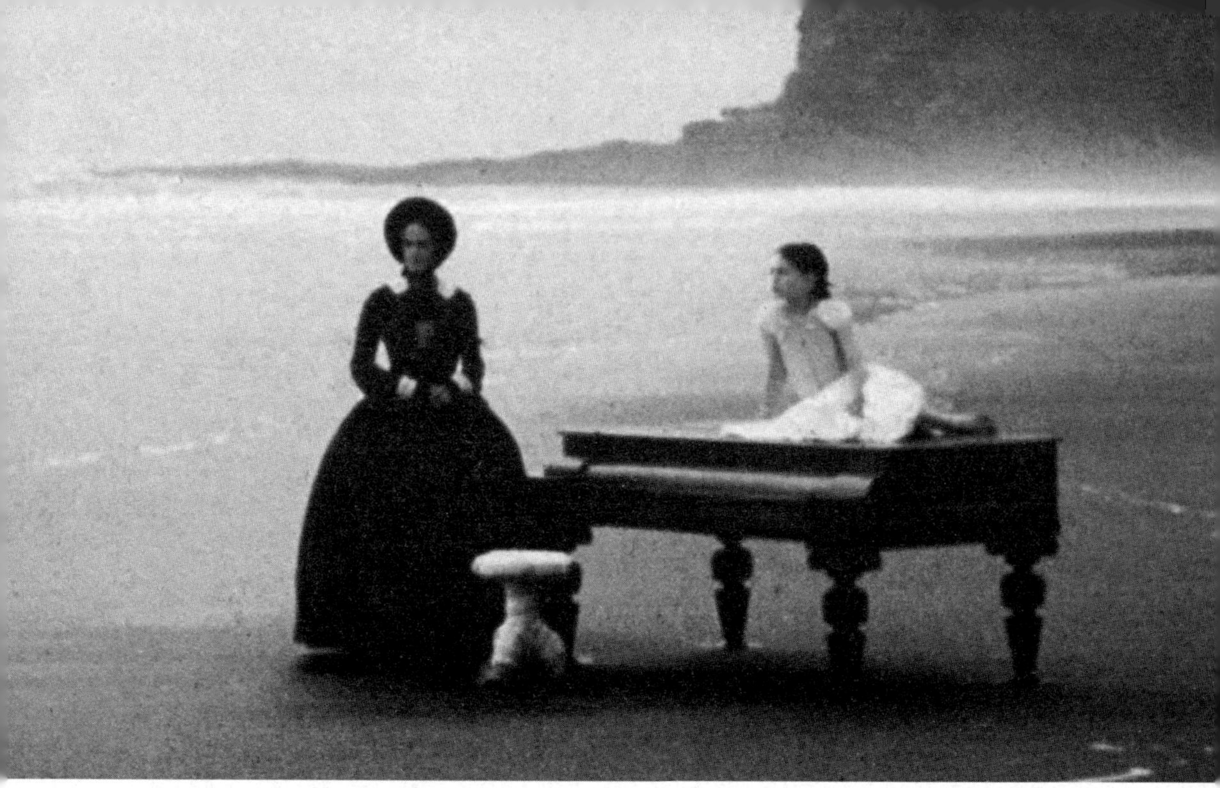

足够让你安眠。简·坎皮恩（Jane Campion）的这部电影以一场暴雨开头，然后持续了两个小时，发生的一切事情都被雨水泡软了，这发挥出了一种奇迹般的催眠功效。来吧，睡吧，你不会错过什么。

《玩乐时间》(*Playtime*，1967 年)

看一部电影，唯一不会让你睡过去的可能是它精彩的故事情节。接下来会发生什么？女主角会逃跑吗？睡着的农民会发现他的收割机已经失控了吗？你会提出诸如此类的问题。但如果我们要找一部完全没有故事的电影，这部就是其中之一。

来看雅克·塔蒂（Jacques Tati）的电影吧。在那个年代，他拍摄的《玩乐时间》是全法国制作成本最高的电影之一。这是一部拥有华丽的演员阵容、庞大的布景、让导演破产的电影，获得 1969 年最佳欧洲电影奖，还是斯皮尔伯格和汉克斯那部《幸福终点站》(*The Terminal*）的启蒙。特里·琼斯（Terry Jones）爱这部电影，大卫·林奇（David Lynch）爱它，克蒙德医生也爱它。当你看完这部电影感觉很棒时，你需要再好好看一遍。

但现在你需要知道的是，这部电影没有讲任何故事。塔蒂饰演的于勒先生在巴黎一座现代风格、迷宫一般的建筑里闲逛、迷路，并和美国游客一起游览。它超现实的、梦幻般的观感非常适合我们，甚至连那些车水马龙的马路和环岛都开始为你催眠。

但问题来了，这部电影有中场休息！在完整版的《玩乐时间》中有 20 分钟的中场休息时间。所以，即使你完全沉浸在导演雅蒂营造的世界中，受电影结构的限制，你能睡的时间也极少。不过，你在看这片睡着时做的梦可能是你一生中最前卫、最时髦和最荒诞的，尝试一次“左岸派”风格的失眠或许是一次非同凡响的体验。一旦你的朋友们厌倦了英国版的失眠，他们会羡慕你的。

《帝国大厦》（*Empire*，1964 年）

你需要睡多长时间？六个小时够吗？七个小时呢？这里有一部能够让你睡着再醒过来都没放完的电影。这是一部长达八小时，由安迪·沃霍尔（Andy Warhol）对着帝国大厦从傍晚拍到第二天凌晨三点的一个镜头组成的电影，其长度远远超过了《玩乐时间》。这部电影中不仅没有故事，也没有动作和演员，而只有一栋帝国大厦。

你可以亲自飞到纽约去看帝国大厦，因为它在电影里就是这样纹丝不动。实际上，沃霍尔故意把整部片子的时间慢下来：他拍摄时是每秒 24 帧，播放时是每秒 16 帧。这是为了不让精彩的画面在艺术专家面前流逝得太快。为了防止你在错误的时间醒过来，（剧透警告）你在电影中能看到帝国大厦的窗户上有三处都反射出沃霍尔和摄影师乔纳斯·梅卡斯（Jonas Mekas）的身影。这部电影其实不太值得看，不过当你盯着一个大楼看了一天之后，无论发生什么事都会让你兴奋起来。

《纽约时报》坚持认为，这部电影没有剧本，而只是把平凡的东西搬上银幕。《帝国大厦》其实是电视真人秀的先驱。但如果让你选择看五分钟金·卡戴珊（Kim Kardashian）的节目或者 480 分钟的建筑物画面，我们都会毫不犹豫地选择后者。

中场休息睡觉时间：观看不同导演的电影估计睡着的时间

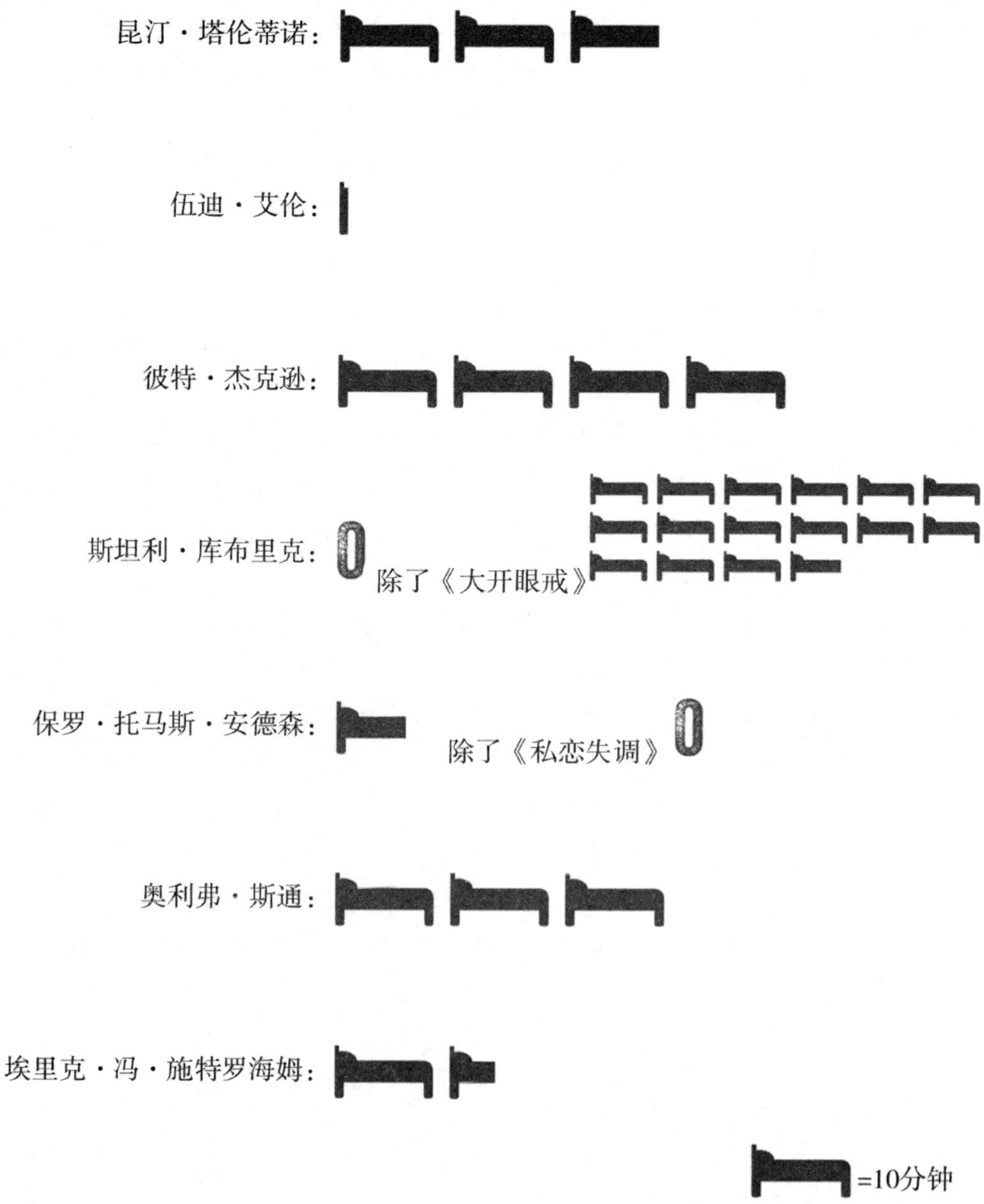

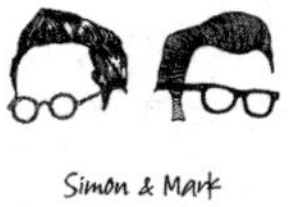

医生讨论中：关于梦境

克蒙德医生：我想起《猛鬼街》(A Nightmare on Elm Street)里有句台词："无论发生什么，都别睡着。"

梅奥医生：不一定吧，不过别在《猛鬼街》里面睡着就行。

克蒙德医生：我挺喜欢这部电影的主题：在你的梦中，你最恐惧的东西——在《猛鬼街》指的是变态佛瑞迪——就会出现。想想还挺恐怖的。

梅奥医生：这是在暗指看电影也是梦境？

克蒙德医生：大卫·林奇说过，我们就活在一场梦里。生活看你就像是看了一场电影，或者说生活梦见了你所处的现实。

梅奥医生：好吧，但梦境总归不是真的，梦没有任何实际意义，它就是大脑在你休息时向你抛来的一些乱七八糟的信息。

克蒙德医生：如果你这么认为的话，好吧。

梅奥医生：我是说，如果我梦到和帕默斯顿勋爵(Lord Palmerston)聊天时，圣雄甘地(Mahatma Gandhi)给我递过来一份比萨饼，那么这个梦境除了可能表示我昨晚吃了太多奶酪之外，其实没有任何意义。

克蒙德医生：你梦到的都是这种东西吗？大多数人都会梦见自己变成一只鹰之类的。

梅奥医生：那听起来不错，我非常想变成老鹰乐队的唐·亨利(Don Henley)。但是话说回来，这些还是表明梦境没有任何意义啊。

克蒙德医生：可能吧。但看一场电影可能就像做了一场梦一样，最棒的电影都能让你沉浸在它创造的世界中。

梅奥医生：在电影里，也会出现甘地骑着电动车送比萨饼的场景吗？

克蒙德医生：谁说得准呢！关于电影和梦境还有一点就是，当有人做梦做到一

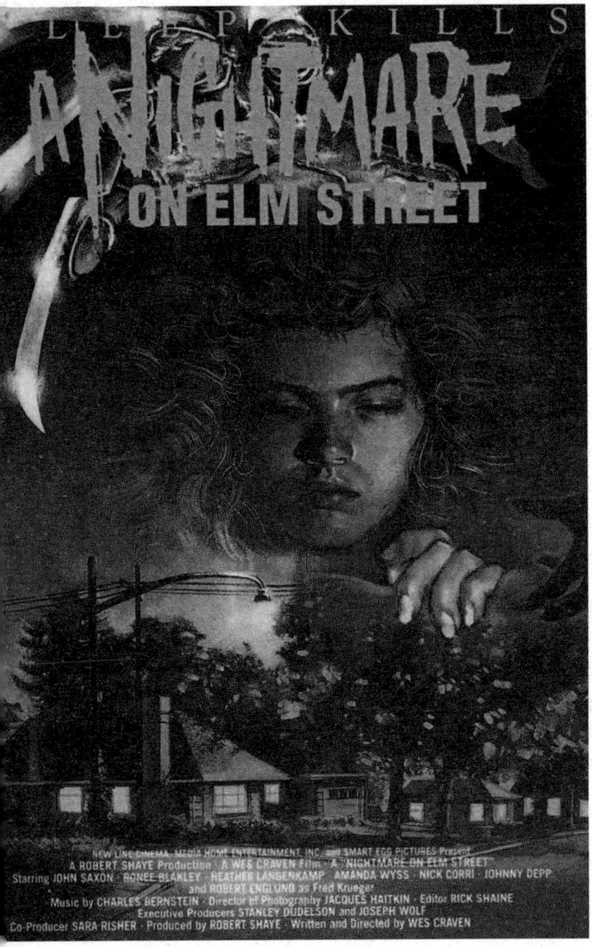

半或者梦游时，人们会让你别去叫醒他们。显然，当你沉浸在某个世界却突然被叫醒时，你肯定会很不爽。同样，如果你去影院看了一场很棒的电影，刚一散场就有人问你“感觉怎么样？你对这部电影怎么看？”这就像你的梦还没做完就被叫醒，一样，感觉很不爽。

梅奥医生：尤其当你还是个电影治疗师的时候。

克蒙德医生：是啊。我猜大多数人都喜欢从刚才的电影世界里慢慢脱离出来，慢慢回到现实。

梅奥医生：所以我们说，好电影应该让人们有沉浸感，就像做梦一样，不论是非暴力、不抵抗的比萨饼外卖员，还是变成老鹰之类的梦境，你都不该去打扰正在做梦或者刚看完一部电影还沉浸其中的人，因为突然醒过来的感觉实在太难受了。

克蒙德医生：是的，除非你的梦中有个神经病在你耳边咆哮，如果是这样的话，那么无论发生什么还是别睡着吧。

THE MOVIE DOCTORS

第5章

精神病科
被电影扭曲了的医生形象

在电影中，医生们也常常遭遇不公正的待遇。

待遇好的时候，医生们在病人眼中的形象是刚成功做完一台手术的救命恩人；待遇不好的时候，你能想象得到医生们在病人眼中的形象有多差。患有恐惧症的病人也经常遭受不公正的待遇。在电影人的眼里，恐惧症病人很少得到同情，也很少会有得到治疗或者歇息的机会。幸好，无论你患有哪种恐惧症（真的恐惧症或者假设的恐惧症），电影治疗师都会竭尽全力治疗你。拉齐德护士，请进我们的下一位病人。

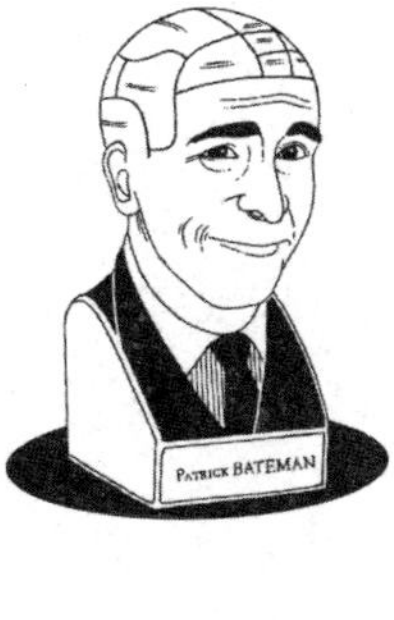

临床检查：变态

从 1981 年摇滚音乐电影《毒蕊花》(*Shock Treatment*) 的海报就可以看出，电影界普遍都对医生持有怎样的怀疑态度。在海报上，理查德·奥布里恩 (Richard O' Brien) 的样貌十分疯癫，他透过和啤酒瓶底一样厚的眼镜盯着我们，还有那句标志性的台词："相信我就好了，我是个医生。" 奥布里恩扮演一个道德完全败坏的 (我们都怀疑他是否具有专业资格) 科兹摩·麦金利 (Cosmo McKinley) 医生，他和他同样可怕的妹妹纳森·麦金利 (Nation McKinley) 医生共同策划了一个骗局，把可怜兮兮的布拉德·梅杰斯 (Brad Majors) 先生送到了他们的私人 "诊所"。被耍得团团转的布拉德在被诊断并麻醉后，被套上了精神病人穿的那种紧身衣，五花大绑，送到一个隔离病房。在那里，快餐业界大亨法利·弗雷沃斯 (Farley Flavors) 正等着他，试图偷走他的生命、他的身份还有 (最重要的) 他的妻子。

这部电影是一部非常现代化的喜剧（可以说成功预言了电视真人秀的崛起）。和它的前辈 1975 年的《洛基恐怖秀》(*The Rocky Horror Picture Show*) 一样，它算是高明地致敬了电影发展到现在的一个不成文的规定：在以往的电影里，医生们（注意，不是我们电影治疗师）一直是以持有医生执照的疯子形象出现的。

《毒蕊花》的灵感来源之一是 1920 年罗伯特·维内（Robert Wiene）主演的惊悚片《卡里加里博士的小屋》(*The Cabinet of Dr. Caligari*)，这部电影用德国表现主义的设定和模糊的灯光描绘了一个阴险的、会催眠术的博士，他表面从事杂耍表演，实际暗地操控他的一位梦游症病人到世界各地做各种见不得人的勾当。后来，观众们惊奇地发现，卡里加里博士只不过是一个普通的收容所所长，而收容所里关押的一名精神病患者却把他想象成了一个邪恶的博士。在电影结尾，卡里加里博士骄傲地宣布自己可以治愈这个精神病人。好吧，不过电影里的医生很少能好好治病。在 1940 年的电影《疯狂的医生》(*The Mad Doctor*) 中，巴兹尔·雷斯伯恩（Basil Rathbone）饰演一位谋杀妻子的医生。在 1970 年的电影《恐怖博士费比斯》（*The Abominable Doctor Phibes*）中，文森特·普莱斯（Vincent Price）饰演一位谋杀医生的音乐理论专家，因为他认为医生在手术中害死了自己的妻子。打住，我们是不是看到什么规律了？

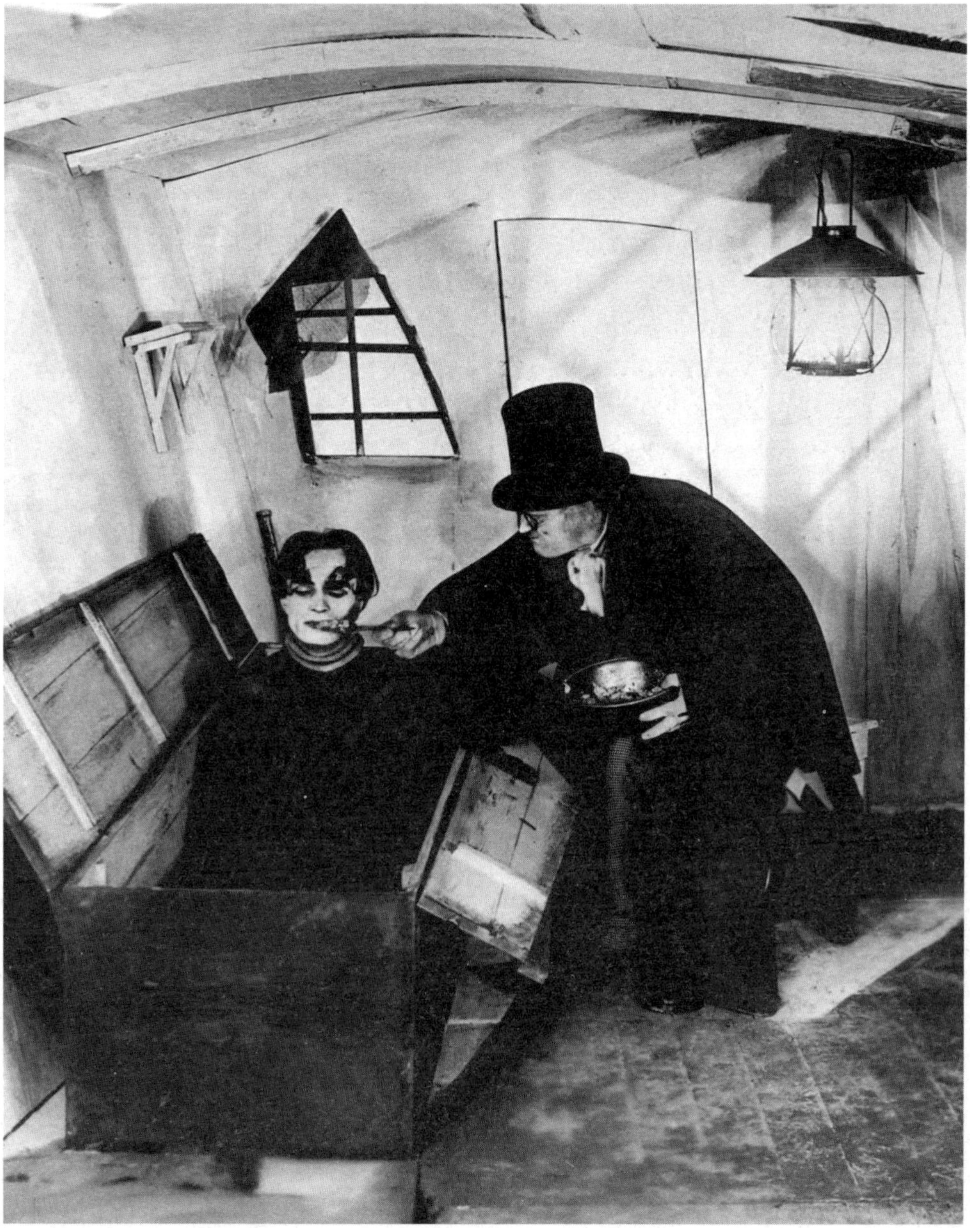

大牌也疯狂：电影中那些著名的变态医生

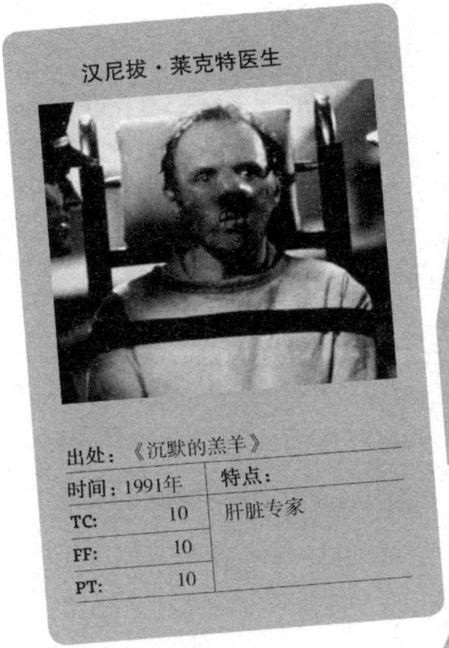

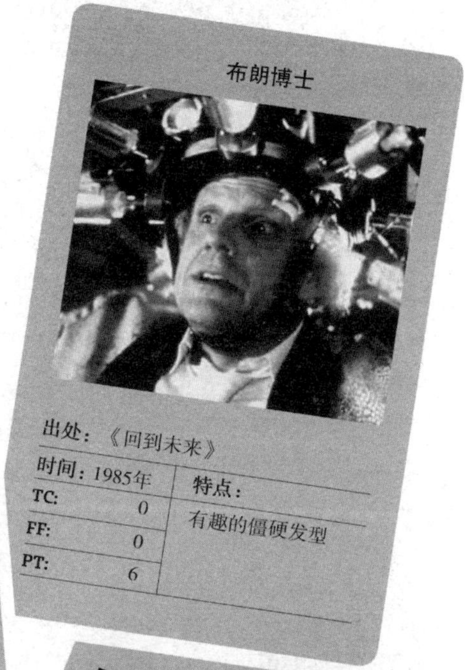

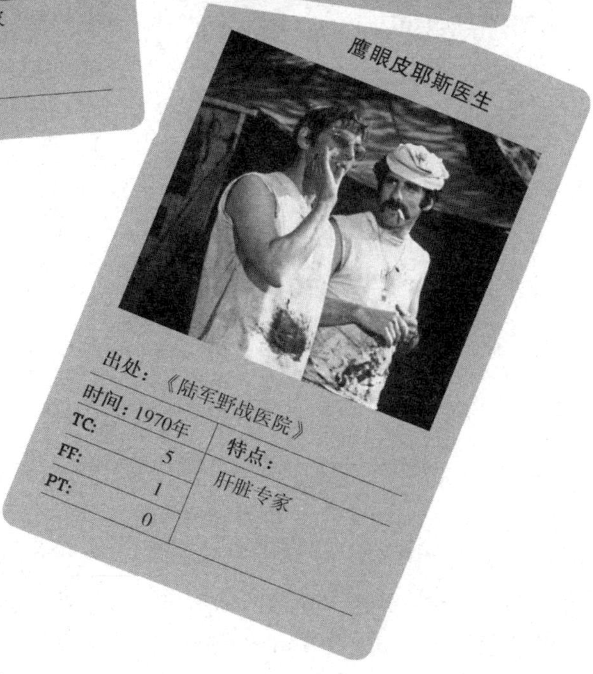

TC——科学成就

FF——可怕指数

PT——精神不正常倾向

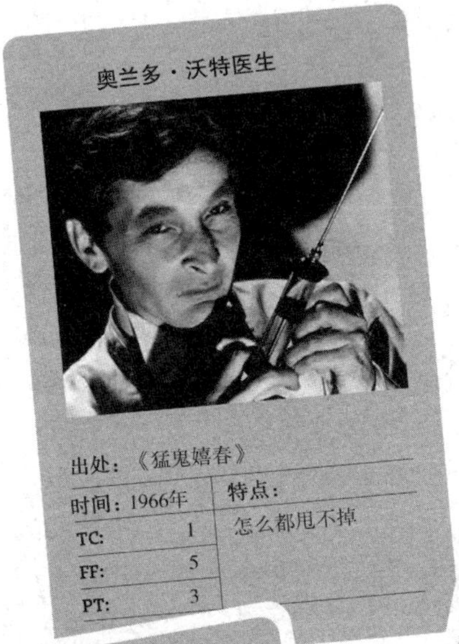

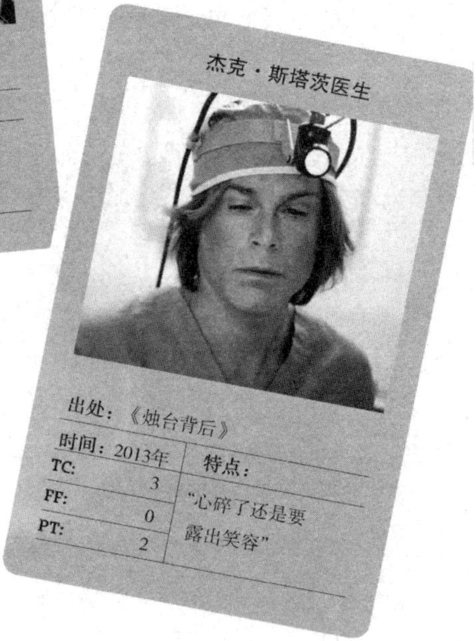

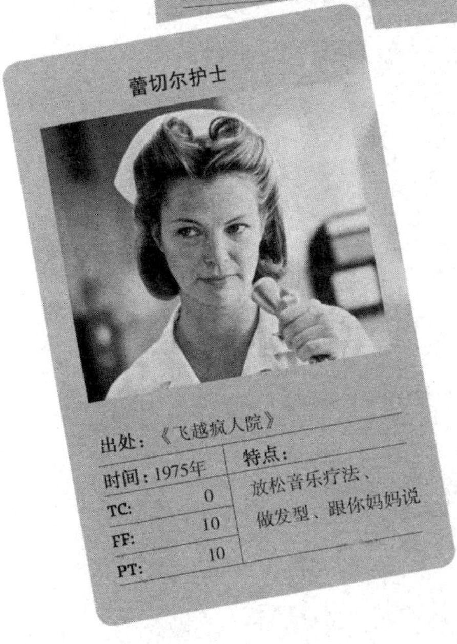

想想看，如果有人让你举出一部电影中有名的医生的例子，你更容易想到的是《医生 X》（*Doctor X*）里的犯罪嫌疑人，而不是《房里的医生》（*Doctor in the House*，1954 年）中那位快活淘气的实习医师。的确，医学是一门涵盖范围挺广的学科。那么，医学电影中最著名的护士是《加油，医生！》（*Carry on Doctor*，1967 年）里芭芭拉·温德索（Barbara Windsor）饰演的可爱护士桑德拉·梅（Sandra

May），还是《飞越疯人院》（*One Flew Over the Cuckoo's Nest*，1975 年）里路易丝·弗莱彻（Louise Fletcher）饰演的有点虐待倾向的蕾切尔护士？还是问这个问题吧，你最喜欢的医学电影中的牙医是谁呢？毫无疑问，是《霹雳钻》里劳伦斯·奥利弗饰演的逃亡纳粹军医克里斯汀·赛尔（Christian Szell）。他一边用"嗖嗖"响的类似电钻的东西折磨达斯汀·霍夫曼（Dustin Hoffan），一边还问"它安全吗？它安全吗？"至于电影史上最厉害的心理医生，除了安东尼·霍普金斯（Anthony Hopkins）在《沉默的羔羊》（*The Silence of the Lambs*，1991 年，以及这部电影的各个续集 / 前传）饰演的汉尼拔·莱克特（Hannibal Lecter）医生，你再也想不到其他人了。这位心理医生决定不再治疗病人，而是吃掉他们［我们忽略了一个事实，布莱恩·考克斯（Brian Cox）最早在 1986 年迈克尔·曼（Michael Mann）的《孽欲杀人夜》（*Manhunter*）中就演过汉尼拔吃人的情节，这部电影一直被认为是由托马斯·哈里斯（Thomas Harris）的小说改编的电影中最好的一部］！

这部电影中随处可见那些可怕的医生角色，他们齐刷刷地做着一些医生不该做的事情。无论是文森特·普莱斯饰演的病理学家沃伦·查宾（Warren Chapin）博士在 1959 年"恐怖升级"的惊悚片《心惊肉跳》（*The Tingler*）里制造并散播一堆蜈蚣样的可怕寄生虫（"如果你想活命的话，当屏幕里有人在尖叫的时候，你也要尖叫！"），还是斯图尔特·戈登（Stuart Gordon）导演的肮脏骇人的《活跳尸》（*Re-Animator*，1985 年）中杰弗瑞·考姆斯（Jeffey Combs）饰演的摆弄被砍下来却还没死的人头的医学院学生赫伯特·韦斯特（Herbert West），甚至尽管这位医生富有同情心却也有点疯疯癫癫。现代电影中最著名的医生主角或许就是《陆军野战医院》（*MASH*）里唐纳德·萨瑟兰（Donald Sutherland）饰演的"鹰眼"皮耶斯（Pierce）医生和埃利奥特·古尔德（Elliott Gould）饰演的"捕兽夹"约翰·麦金泰尔（John McIntyre），两人在电影里的大部分时间都在摧残心灵的压抑的战争气氛中做出各种各样的疯狂举动，并且在"自杀最轻松"的歌唱会中挣扎着保持自己的清醒。而在 1978 年，约翰·卡朋特的杀戮恐怖片《月光光心慌慌》（*Halloween*）中，唐纳德·普利森斯（Donald Pleasence）饰演的山姆·卢米斯（Sam Loomis）医生也只是个表面上的"好人"，但他最后却变成了银幕上最令人害怕的角色之一，难怪一直让他演续集呢。

当然，在电影中也会有一些充满魅力的、迷人的、基本像样的医生。刘·艾尔斯（Lew Ayres）就曾在 20 世纪三四十年代在一系列电影中出演一个英俊潇洒的医生［《呼叫基尔戴尔医生》（*Calling Dr Kildare*）、《基尔戴尔医生的秘密》（*The*

Secret of Dr Kildare）、《基尔戴尔医生那奇怪的盒子》（*Dr Kildare' s Strange Case*）、《基尔戴尔医生回家了》（*Dr Kildare Goes Home*）等]；奥马尔·沙里夫（Omar Sharif）在大卫·里恩（David Lean）的那部永垂青史的历史浪漫爱情片《日瓦戈医生》（*Doctor Zhivago*）中饰演日瓦戈医生；罗宾·威廉姆斯也在《妙手情真》中饰演过可爱的亚当斯医生，他在医院里欢乐地挥舞自己的内裤，向我们证明笑声几乎可以治愈世间一切苦难（我们在前面"开怀大笑"一节中提到过）。有时候，选角也很重要，不然你看甜蜜爱情片《天使之城》（*City of Angels*，1998年）中，真的有人觉得梅格·瑞恩（Meg Ryan）是在饰演一个和天使谈恋爱的心外科医生吗？或者在《爱是妥协》（*Something' s Gotta Give*，2003年）中，基努·里维斯（Keanu Reeves）是在饰演一个被黛安·基顿（Diane Keaton）迷恋的英俊医生吗？又或者在《天使的微笑》（*A Little Bit of Heaven*，2011年）中，盖尔·加西亚·贝纳尔（Gael García Bernal）是在饰演一个披着白大褂、含情脉脉地注视着凯特·哈德森（Kate Hudson）的大夫吗？这部电影还是一部奇幻浪漫爱情片，令观众最难忘的是里面的情人节卡片上写着"鲜红的玫瑰，娇艳的紫罗兰，得了该死癌症的我"这样的话。这些情节看着就是骗人的，电影里的医生倒是不可怕，但可惜他们一点都不专业。但幸运的是，从电影诞生以来直到今天，我们已经做好看到不同医生形象的心理准备了。这些医生不再是疯狂的科学家，也不再是拿着试剂看着病人（通常病人不愿意接受治疗）的精神病人了。

其实追溯起来，电影中长期出现的有关邪恶科学、毒药剂的概念，主要来自两位作家及其作品：罗伯特·路易斯·史蒂文森（Robert Louis Stevenson）的《化身博士》（*Dr Jekyll and Mr Hyde*）和玛丽·雪莱（Mary Shelley）的《科学怪人：弗兰肯斯坦》（*Frankenstein: or, The Modern Prometheus*）。两部作品都是流行的恐怖小说，也一直被改编和拍摄成多部电影，让更多观众产生这样的概念。早在1908年，奥蒂斯·特纳（Otis Turner）导演版的《化身博士》中，他就塑造了一个治不好自己病的医生形象（在书中，这个人是个化学家），这就成了后面一系列改编版的一个基本参考。后来，无数的改编版中都遵循了这个医生的形象，其中以1920年约翰·S. 罗伯逊（John S. Robertson）导演的版本最为著名；1931年，弗雷德里克·马奇（Fredric March）在鲁本·马莫利安（Rouben Mamoulian）导演的版本中成功塑造了疯博士的形象，并因此获得了奥斯卡奖；1941年，在斯宾塞·屈塞（Spencer Tracy）和英格丽·褒曼以及拉娜·特纳（Lana Turner）合作的翻拍自马莫利安那版的电影中，托马斯·拉塞尔·沙利文（Thomas Russell Sullivan）的舞台表演再次吸引了大家的眼球。随着电影改编了一版又一版，海德博士的罪孽看似越来越深重，他的性格变得越来越古怪（这个特点在舞台剧版本中已经成型很久了），加上开膛手杰克的都市传说，为其熔炼出一个电影里妖魔化的医生原型。

至于科学怪人弗兰肯斯坦，他早期成型于爱迪生公司制作的电影中。导演J. 赛尔・道利（J.Searle Dawley）创作了一个角色模板：一口冒着气泡的大蒸锅还有不可思议的戏法。这下就把这位疯医生或者科学狂人的形象定义了几十年。其他有关雪莱夫人小说的著名改编电影包括1931年詹姆士・威尔（James Whale）的经典版本，在这一版里，科林・克利夫（Colin Clive）喊出了值得纪念的一声："他活了！"1957年，在汉默电影公司的首部惊悚片《弗兰肯斯坦的诅咒》（*The Curse of Frankenstein*）中，彼得・库欣（Peter Cushing）饰演维克托，克里斯托弗・李（Christopher Lee）扮演荒唐的人造生物；而1994年，肯尼思・布拉纳（Kenneth Branagh）饱受争议的重拍版则证明了，即使主演饰演了一个执着于复活死人的疯医生，也不代表他就一定会被观众接受。评论家攻击布拉纳的这一版，批评他怎么把维克托塑造成了一个大部分时间不穿衣服、跑来跑去的大块头。实际上，年轻一点的弗兰肯斯坦更接近雪莱夫人小说原版中的设定，而不是现在电影中常常出现的这个长相成熟、游手好闲的怪人形象。

早期电影中出现的医生形象往往更像科学家而不是真正的医生，但在电影里，两种职业的界限开始模糊，慢慢融合在一起，并成了电影中不可或缺的部分。在观众看来，"给人治病"和"试图扮演上帝"之间的界限很小，而20世纪末科学和药物的快速发展也加深了人们的这种焦虑。其实，电影的发明跟电能的普及不无联系，在那个年代，电作为一种神秘能量被众人所知，但很少有人能理解其中的原理。早期的放映机播放华丽奇幻的故事幻灯片靠的就是这种变幻无常的电力，并且早期的电影恰好利用了观众对电力的这种迷恋（或者恐惧）来吸引观众。在故事中，弗兰肯斯坦和洛特汪［电影《大都会》（*Cosmopolis*）中的人物］就是用电力帮助他们创造有生命力的事物。

医学的发展也会激发一些其他奇怪的电影灵感，包括器官移植。这类研究在血腥的第一次世界大战后便开始蓬勃发展。1924年，罗伯特・维内在奥地利拍摄的《奥拉克之手》（*The Hands of Orlac*）中就把一名谋杀犯的手指移植到了康拉德・韦特（Conrad Veidt）饰演的钢琴家的手上，结果让原本平和的钢琴家变得残暴。这部电影开启了器官移植恐惧的先河，这种恐惧影响了整个20世纪。几部根据莫里斯・里纳德（Maurice Renard）1920年原版《奥拉克之手》改编和重写的电影接连上映，最有名的一部电影莫过于1935年卡尔・弗洛恩德（Karl Freund）导演的《疯狂的爱》（*Mad Love*），饰演过弗兰肯斯坦的科林・克利夫（Colin Clive）饰演了斯蒂芬・奥拉克（Stephen Orlac），而彼得・洛（Peter Lorre）则饰演了一个处于热恋中的、色眯眯的医生格格尔（《疯狂的爱》的海报上写着“只适宜成年人观看”，而彼得·洛的眼神就暗示着这是个精神稍微有点不正常的医生）。1960 年，英法合拍的《奥拉克之手》用英语和法语作为对白，梅尔·弗尔（Mel Ferrer）和克里斯托弗·李发挥了他们的语言天赋，同时用两种语言表演。1962 年，美国恐怖片《陌生人的手》（*Hands of a Stranger*）再次改编了这个大家都熟悉的故事，其中有一句可怕的经典台词曾经风靡一时：“是那个医生的手术刀导致了所有恐怖的事情！”

20 世纪 70 年代初，奥拉克的故事再次激发了众多电影创作者的灵感，他们继续把类似的故事搬上大银幕，吓唬那些恐惧器官移植的人。比如《不可思议的双头人》（*The Incredible 2-Headed Transplant*）中就讲了一个长得跟小孩一样的人被嫁接了一个疯子杀手的头的故事；《双头怪人》（*The Thing With Two Heads*）中讲了一个垂死的白人种族主义者醒来发现，自己的头被接到了一个黑人死囚犯的身体上。1971 年，英国电影《珀西》（*Percy*）中也有类似的情节，还大肆宣传电影中用的都是“奇想乐队”的配乐。

1978 年，在迈克尔·克莱顿（Michael Crichton）主演的恐怖片《昏迷》（*Coma*）中，病人们看似住在一家服务周到的医院里，而实际上，他们都被下药迷昏，然后器官被割下拍卖给出价最高的人。这个有点妄想的电影一度引起了公众恐慌，因为一直以来都流传着关于器官倒卖的都市传说［直到 2002 年，斯蒂芬·弗雷斯（Stephen Frears）拍摄的有关黑市器官交易的恐怖片《美丽坏东西》（*Dirty Pretty Things*）时，这个都市传说都还很有影响力］。

鉴于人们天生就对器官移植持有一种怀疑的态度，很多的电影制作者就开始向基因工程下手，利用这种新技术来吓唬观众们。最早的一部电影是厄尔·肯顿（Erle C. Kenton）的《亡魂岛》（*Island of Lost Souls*，1932 年），它改编自 19 世纪赫伯特·乔治·威尔斯（H.G. Wells）的小说《莫罗博士岛》（*The Island of Doctor Moreau*）。这部电影一直被英国电影分级委员会以电影主题属于“反自然伦理”而严禁发行（不过后来，这部电影没有经过任何剪辑，又被重新分类为“家长指引”级，时间可以改变的东西真多）。查尔斯·劳顿（Charles Laughton）饰演的坏医生在一座岛上进行人兽杂交的实验，而那张吸引人眼球的电影海报上，有浑身散发着野性魅力的凯斯琳·伯克（Kathleen Burke），还有“豹女在勾引男人——目的是摧毁他们的身体和灵魂”的宣传语。抛下电影审查者们的焦虑不说，莫罗博士的形象再一次验证了有关电影刻板印象的说法，又一次代表了那种道德心理扭曲的邪恶医学。这个形象一直延续到 1977 年唐·泰勒（Don Taylor）执导的《冲出人魔岛》一片，由巨星伯特·兰卡斯特（Burt Lancaster）饰演主角；此外，1996年，由约翰·弗兰克海默（John Frankenheimer）执导、马龙·白兰度（Marlon Brando）主演的《拦截人魔岛》一片中也延续了这个形象。如果你认真看，你可以从汤姆·希克斯（Tom Six）执导的恶心至极的《人体蜈蚣》（*The Human Centipede*，2009年）一片中，在迪特尔·莱瑟（Dieter Laser）扮演的海特医生身上找到莫罗博士的影子。对了，这部21世纪的电影仍在提醒我们，医生在观众眼里仍然可以变成心理扭曲的疯子。

那么，这些电影是不是一直都在损害医生的形象和相关利益呢？也不是。2005年，克里斯托弗·弗雷林（Christopher Frayling）教授在其所著的一本写得很好的书《疯子、坏人抑或危险人物？科学家与电影不得不说的故事》（*Mad, Bad or Dangerous? The Scientist and the Cinema*）中指出："恐怖片有时会带来一些意想不到的社会影响，比如会影响到正在进行的研究，甚至连整个科学界内部都会受到影响。"他指出，特别是1931年的电影《科学怪人》启发了新墨西哥州的琼·B.罗森鲍姆（Jean B. Rosenbaum）博士，并帮助自己完成了一项医学突破。还有，卡洛夫发明第一台心脏起搏器的想法实际上来源于自己回想起小时候看的詹姆士·威尔版的《科学怪人》，以及电影里的主角在实验室吓得神志不清的一场戏。那种感觉就像电流一样刺激着他的全身，让他马上醒了过来。根据这个想法，他发明了心脏起搏器。

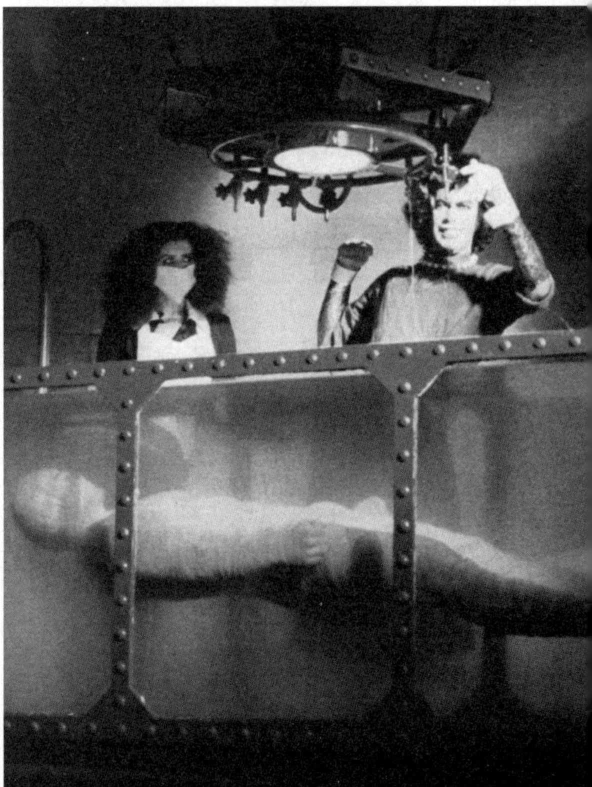

所有这一切都意味着，一群常看电影的人的心脏里都有一个小小的、十分有效的调节器，他们的生活质量也因此大大提高了。如果你是这群人之一，你应该感激电影，尤其是恐怖电影带给你强大的心理承受能力和健康的身体。

正如电影治疗师最喜欢说的一句话："他活过来啦！"

放轻松：电影如何舒缓压力和焦虑情绪

> 污迹乐队告诉我们："现代生活就是垃圾。"如果这句话说得有点过了，那么说现在的生活压力很大肯定是正确的。你的工作前途、银行账户、父母、室友、各种还款或者工作期限，还有你的孩子和健康问题，这些都只是打头阵的生活压力，之后还有政府、其他党派、恐怖袭击、全球金融危机、全球变暖或者选错宽高比的电影等其他生活压力。啊，生活是如此地复杂。

因此，很多人转而酗酒、吸毒或者一蹶不振。我们可以理解这些行为，毕竟我们电影治疗师有时候都会想着从酒里寻求安慰。在这一节中，我们会选那些少数人走的路。当我们越来越控制不住焦虑的情绪，感觉肩上的负担越来越重的时候，看一部电影吧，但一定要看合适的电影。以下是我们推荐给你的一些在压力大时观看的片子，保证有效。所以，躺着吧，深呼吸，开始播放。

《查令十字街 84 号》（*84 Charing Cross Road*，1987 年）

（包含剧透，不过你在这时候应该不需要什么惊喜了吧）

这部电影保证有效。如果没效的话，那你应该是觉得两个老人互相给对方大声读了 100 分钟的信的行为太有活力了，这样的话，你应该会不好受。对其他接受设定的人来说，欢迎来到经典名著的世界。按照以往的经验，在打开一本尘封的旧书时，你可能会期待一个来自 13 世纪的被谋杀的修道士跑出来，并扬言要杀死第一个读这本书的现代人（通常是一个没什么用处的邋遢女人）来复仇。但这部电影不是这样的，它是由安妮·班克罗夫特（Anne Bancroft）主演（我们都知道，如果她想的话可以演得很邋遢）、大卫·琼斯（David Jones）根据海伦·汉芙（Helene Hanf）的畅销书［还有詹姆斯·罗斯－埃文斯（James Roose-Evans）的话剧］改编的。这位女士想要的只是书（还不是一本普通的书），而只想要那种罕见的、在安东尼·霍普金斯（Anthony Hopkins）的书店里卖的书。所以她写信给他，他回信了。她感谢他能回信，她想要更多的书。他还没来得及和她见面，就去世了。

班克罗夫特和霍普金斯的演技自然没得说。她是一个正努力想写点什么的作家，所以会有点活跃，还有点小脾气。他是个书店老板，所以很热情，也很文静。很少有人能像安东尼那样演出文静这种气质来，他演的弗兰克绝对是独角戏的典范。

在一个跨越大西洋的爱情故事里，两位主角从未同框，这是一种何等柔情似水、充满暖意、高贵克制的体验啊。如果你从未真正跟谁见面的话，也许你的人际关系会有所改善。在这部电影中，通过画外音的形式，不见面就可以经历整个交往过程。这是多么干净和纯洁啊。

医学批注：如果你想延续这个主题，找安东尼·霍普金斯重拍一遍这样的电影［比如《告别有情天》（*The Remains of the Day*）的话］，我就要警告你了。21 世纪，如果你还以为处于生活压力下的观众喜欢这种二人组合的电影，那你就错了，观众是不会买账的。电影中对纳粹主义以及那个反犹太人的勋爵平和的描绘已经够差了，观众看到“直接吻艾玛·汤普森然后与她在一起”这样的戏码更会摸不着头脑。唯一值得激动的可能是霍普金斯饰演的男管家对汤普森饰演的女管家基顿说：“你知道我现在在做什么吗？在你喋喋不休的时候，我只会把我脑袋放空，因为我一句都不想听。”但接着休·格兰特（Hugh Grant）出现了，一切都结束了。

《谋杀绿脚趾》［*The Big Lebowski*，又名《大人物勒布斯基》，1998 年］

我们先从医学批注开始吧。在这部电影里，杰夫·布里吉斯（Jeff Bridges）总是一根又一根地抽了很多支烟。别向你的烟瘾屈服，坚持住。

简单来说，布里吉斯就是“大人物勒布斯基”。哦，好像搞错了，他是混混勒布斯基，而不是那个百万富翁勒布斯基。所以当流氓在他的地毯上（当然也是混混勒布斯基的地毯）小解，强迫他偿还不属于他欠的债的时候，他决定要反击了。科恩兄弟留给了我们精彩的故事，还有许多令人印象深刻的人物。但并不是说约翰·古德曼（John Goodman）、朱丽安·摩尔（Julianne Moore）还有菲利普·塞默·霍夫曼（Philip Seymour Hoffman）或者那些精彩的、让人看完马上想要一双保龄球鞋的保龄球戏就能让你心情愉悦（顺便说一句，喷在鞋内的东西并不能阻止别人闻到你尿裤子的味道），也并不是这部电影精彩的配乐组合（由约翰·福格蒂 / 莫扎特 / 老鹰乐队配乐）让你兴奋激动。我们把这部电影推荐给压力太大的你们的原因是，似乎没有什么能够困扰这个混混勒布斯基。他只是“洛杉矶最懒的人”，结合了嬉皮士、混混和流浪汉特点。他会穿着自己的睡衣去逛街，然后买 69 美分的商品，给你开一张支票（不懂什么叫支票的话，问下大人）。他的车被偷走烧毁了，他觉得会得到一大笔现金补偿，然而并没有。他把自己的头扎到马桶坑里了。他有一个花瓶一样的妻子，却同妻子的关系毫无进展。但他还是那位“督爷”（这个名字在电影中反复出现了 133 次）。

现在，你可能跟我们一样，不太喜欢那些喜欢给你起绰号的人了［克蒙德医

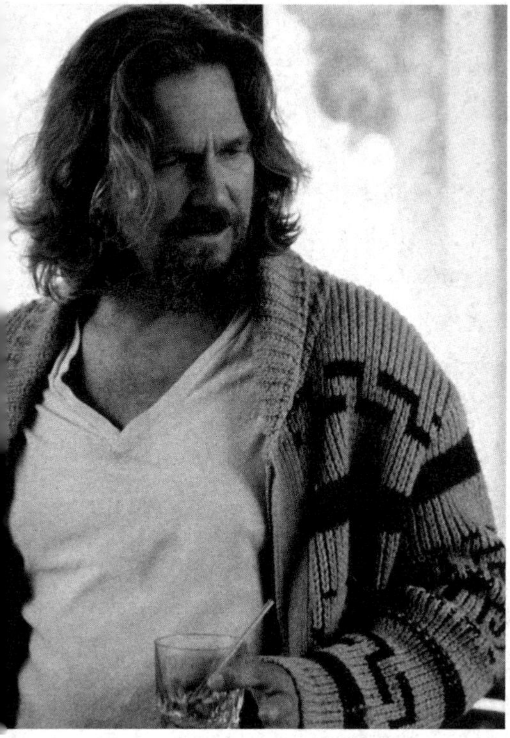

生常常抱怨说外界对《谋杀绿脚趾》这部电影的评价过高了，对此“督爷”很可能会说：“噢，你知道的，这就像你的意见很……大兄弟……”]，但那些起绰号的人没有一个能比得上杰夫或者勒布斯基先生。他就是那个“督爷”，也因为这样，他欣然接受面前的一切，无论发生什么都保持镇静，还能继续生活下去。现在，“督爷主义”已经成为一种官方的宗教活动了，信徒们都会来“大兄弟教堂”祷告。“督爷”能说什么呢，还是洗个澡放松一下吧。

《小狗多戈尔和蓝猫》（*Dougal and the Blue Cat*，1972 年）

客观来说，两位电影治疗师对这部从电视剧衍生出来的长篇作品的优点的意见也不太统一。这部电影按克蒙德医生的说法就是一部很好的作品，它是有史以来最伟大的电影之一；而它按梅奥医生的说法就是一部制作者吸了致幻剂做出来的电影。如果你有这部电影的原版 CD，并且喜欢费奈拉・菲尔丁（Fenella Fielding 一个神秘的声优）的话，你会觉得它是一部好作品；至于其他人，可能就会觉得它很无聊。

但是我们都一致认为，这部电影太疯狂了。20 世纪六七十年代，儿童动画的主流是类似《神奇的旋转木马》（*The Magic Roundabout*）那样的动画片。它原来是一部法国动画片，被有才的艾瑞克・汤普森（Eric Thompson）引进英国，然后被本土化。汤普森把自己写的对白和配音加上去，完全改掉了原版的法国故事。这个系列的动画片每集只有 5 分钟，主要人物包括说话不太客气的小狗多戈尔、嬉皮士迪兰、抽烟抽蒙了的兔子，还有玩具盒小人西博德。每一集的片尾常常会是一句“该睡觉啦”。如果你觉得最近生活压力太大的话，那么就来这个时长 82 分钟、有点怪异却色彩斑斓的世界走一趟吧，它让你想通很多事。没有采用电视里面的剧情走向，电影讲述多戈尔和它的朋友们遇到了一只自大的蓝猫巴克斯顿。这只蓝猫打败了所有的人并把他们关押起来，你能听到菲尔丁性感的声音说：“蓝色最美，蓝猫最棒。”这部电影可能的确有点迷幻色彩和催眠作用，但你要是紧跟我们主人公的行动（包括发射火箭去太空的时候），你会发现完全不用理会之前的顾虑。有人刚开始对这部电影不感兴趣，还准备看那部 1975 年贾斯珀·卡罗特（Jasper Carrott）执导的搞笑片。但在看下一部电影之前，你焦急的情绪已经被这部电影中描述的那趟神秘魔幻的旅行带走了。

《为黛茜小姐开车》（*Driving Miss Daisy*，1989 年）

如果你看以上这些减压电影都没有效果，那么就没什么可以救你的了。除非你在 1949 年开了“哈德森海军准将”的这辆如此好看的车，进行了一段绝妙的旅程。车内装饰豪华，司机驾驶得很平稳。但令人难堪的是：确实有司机帮你开车。不过，如果是一个充满智慧、有耐心又高雅的司机，那就大不一样了。但如果你本人是一个年迈的南方白人富家小姐，并且自称是自由主义者但又带点种族偏见的话，这就是场好戏了。

想要继续这段旅途的话，你需要熟悉 1948 年到 1973 年那段时间亚特兰大的路，忍受有时候可能会被带有种族歧视、反犹太人思想的警察阻拦；还要排除万难教你的司机读书认字，和他成为好朋友；也不要冷落了你的车，好好摸摸那些座位上皮革的感觉。放松，感受 16 秒从 0 加速到 60 英里 / 小时的汽油引擎带来的动力，调至 95.5kW/128hp/130PS、扭矩：269Nm/198kb-ft（这些数据都是准确的，如果说得快的话没有人会怀疑你的。克蒙德医生对此表示非常受用）。

汽车节目风格的备注：别开 1948 年的克莱斯勒帕卡德，这车的刹车和油门容易在倒车时同时失灵，让你把车倒进邻居家的院子里，并且撞倒人家的墙。这显然会让你的儿子（居然是丹·艾克罗伊德）责令你不要开车，真是尴尬。

恐惧症：几乎能治一切恐惧症的电影

如果你对打针感到恐惧，那么请返回前面查看相应的内容。如果你患有其他恐惧症，那么来这里就对了。无论你患有哪种恐惧症，总有一部电影适合你。别人问你的时候，你可以说是“帮朋友看的”。

恐高症

（害怕很高的地方）

医生提醒：这种症状要和眩晕症区分开来，眩晕症是你感觉自己天旋地转，但其实自己并没有转动。詹姆斯·斯图尔特（James Stewart）在《迷魂记》

（*Vertigo*）中就提到过这种症状，而希区柯克（Hitchcock）的那部电影应该叫《恐高症》（*Acrophobia*）。我们应该多看几遍《走钢丝的人》（*Man on Wire*），尤其是 1974 年菲利普·珀蒂（Philippe Petit）在世贸大厦双子塔中间走钢索的情节。我们还会看到他在巴黎圣母院（哦，这太可怕了）走钢索，在悉尼海港大桥（哦，吓死我了）走钢索，之后还在世贸中心（他还是个法国人）走钢索。你再去看《绝岭雄风》（*Cliffanger*），你在 4000 英尺的高空掉下去，而只有西尔维斯特·史泰龙（Sylvester Stallone）抓住了你的手。他说"我抓住你了，你不用死了"，然而他错了。

蜘蛛恐惧症

（怕蜘蛛）

电影有多种类型，包括西部片、战争片、科幻片、喜剧片、恐怖片还有蜘蛛片。蜘蛛好像会出现在任何电影里，它在任何时候、任何地点都会带来疾病、灾难和死亡。请酌情看下面的电影。

《狼蛛》（*Tarantula*，1955 年）

100 英尺高是多么恐怖！

《巨蛛来了》（*The Giant Spider Invasion*，1975 年）

爬啊，爬啊，爬啊，接着粉碎你！（这些巨蛛大小只有 50 英尺，所以应该没那么厉害吧）

《蜘蛛灾 2》（*Spiders II*：*Breeding Ground*，2001 年）

它们又来了！还疯狂繁殖！

《小魔星》（*Arachnophobia*，1990 年）

这部电影里有帅哥朱利安·山德斯（Julian Sands）！

植物恐惧症

（害怕植物）

这和害怕园艺工作并不是一回事，人们怕打理花园估计可以定性为"懒惰"。所以我们应该区分清楚，有些植物真的很恐怖，各种有尖钉的、有刺的、扎手的植物就在灌木丛中等着你那天真的、软绵绵的小手呢。别去碰荆棘、荨麻、仙人掌之类的，毒藤还有马钱子树的种子会让你起过敏反应。在打理你的花园前，看看下面的电影吧，然后你会把院子中的植物都换成人造草皮。

《恐怖废墟》(*The Ruins*，2008 年)

一群美国人和德国人闲逛进了玛雅文明祭祀用的花园。注意到昨天你手臂上长的皮疹了吗？那并不是你患上了接触性皮炎，而是食肉的藤蔓在吞食你的手臂，还在里面扎根！这时候，你需要一把斧头，而不是抗生素。

《三尖树时代》(*Day of the Triffids*，1963 年)

“吃人的植物！深深的恐惧！”感觉流星雨从来就没带来过好东西，这次给我们带来了刺眼的亮光和外星植物。恩，霍华德·基尔（Howard Keel）带领着抵抗组织，他答应大家不会被藤蔓刺中，并且尽快结束这场战争。

《捕蝇草》(*Venus Flytrap*，1970 年)

又名《捕猎者的肉体》(*Body of the Pre*)、《X 博士的复仇》(*The Revenge of Doctor X*)，或者《不知道为什么里面的女人就是不穿衣服》(*Women Wear No Clothes for Absolutely No Reason*)，毕竟已经是 1970 年了。疯狂的科学家尝试让海参和捕蝇草杂交，一些不穿上衣的女人在旁边为我们提供不同的视角和特别的观感。

镜子恐惧症

(害怕镜子)

镜子是常见的电影道具了。我们可以用镜子欣赏自己的身姿，还可以用镜子杀人、召唤死灵或者监视暴躁的恐龙。

这部电影看多了，你很容易就会对镜子想入非非。2013 年，在电影《鬼遮眼》(*Oculus*)中，一面华丽的镜子背负了 45 条人命；1931 年，在电影《吸血鬼》(*Dracula*)中，镜子暴露了贝拉·卢戈西（Bela Lugosi）的吸血鬼身份；1992 年，在电影《糖果人》(*Candyman*)中，你只需要在镜子前念上五遍“糖果人”的名字，他就会出现；1981 年，美元乐队的流行曲《镜子镜子》(*Mirror Mirror*)给一代人都蒙上了心理阴影，此后，人们凡是看到镜子里面的自己，都会滋生出一种不可言说的恐怖感。有时候，镜子可以传递一些重要的信息。如果你已经不是“世界上最美丽的女人”，那么除了镜子还有谁会告诉你？如果你在门上写下奇怪的图案，除了用镜子表示，没人能解释那代表了“谋杀”。说了那么多，解药终于来了，电影治疗师给我们的病人推荐了 1933 年的电影《鸭羹》(*Duck Soup*)。当然，电影里有我们亲爱的马克思兄弟。之后，我们转到那场镜子戏。在这场戏里，哈勃·马克斯（Harpo Marx）打碎了一块巨大的镜子（哦，真的太不小心了），然后格劳乔在照镜子时映出了自己的样貌。当你观赏这部经典喜剧时，你会将所有有关镜子的恶魔、毒药或者色情传说抛之脑后，那块恐怖的、碎成碴儿的镜子就静静地躺在马克斯兄弟的脚下。咒语解除！你痊愈了。

小丑恐惧症

（害怕小丑）

其实，这并不是真正意义上的恐惧症，只是你从来都不觉得任何一个带着假发、套着红鼻子、满脸涂着油彩还穿着一条喇叭裤的人有多滑稽搞笑而已。他们脚上那双加长的鞋子并不好笑，他们开的看起来蠢蠢的还会喷火的车也不好笑。还有，哦，不，别给我递什么气球。看，这些电影证明我的想法是对的：所有的小丑都应该被关起来。

《小丑回魂》(*It*，1990 年）

蒂姆·克里（Tim Curry）饰演的恐怖又聪明的跳舞小丑。他有各种各样的方式来吓唬受害人，而扮成小丑只是他自己的选择。他平常住在下水道，专门猎杀小孩子。

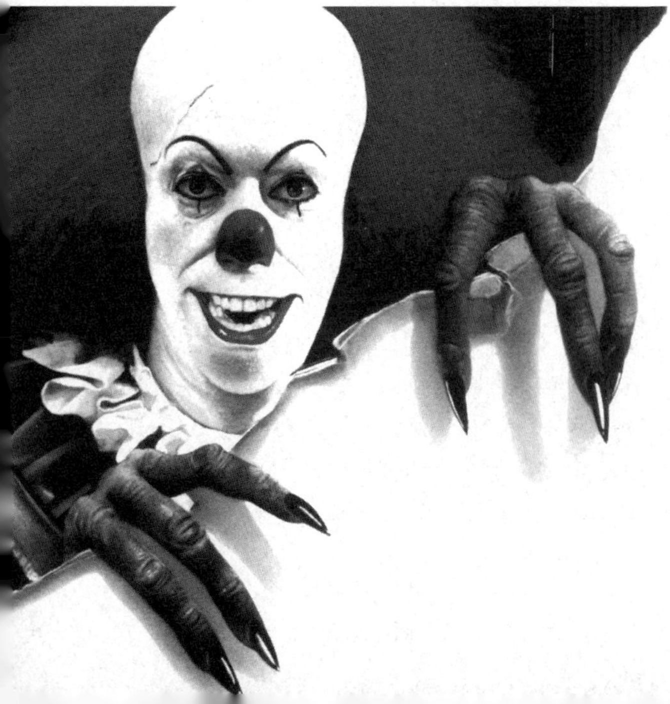

《外太空杀人小丑》（*Killer Klowns from Outer Space*，1988 年）

英文名字用了两个 K，这已经够吓人了？还要告诉你，外星小丑要侵略地球了！一群猖狂的吃人小丑正在用气球和其他小丑的专用道具来营造邪恶和死亡的氛围。

《丧尸乐园》（*Zombieland*，2009 年）

这部电影用很大的篇幅论证了杰西·艾森伯格（Jesse Eisenberg）饰演的哥伦布并不是真的怕僵尸，而是怕小丑。当他不再逃避，并且选择当一回英雄时，他就会大开杀戒，把那些流着口水、不知道是僵尸还是小丑的东西锤死。干得漂亮，杰西。

血液恐惧症

（害怕血）

很多电影里都有流血的镜头。如果你不幸是一名血液恐惧症患者，你可能只能看《为黛茜小姐开车》这样的电影了。如果你大胆一点、想挑战刺激点的电影，你可以看《群尸玩过界》[*Braindead*，又名《活死人》（*Dead Alive*）]，它是由拍出《指环王》（*The Lord of the Rings*）的彼得·杰克逊（Peter Jackson）导演的。这部电影里有一只产自苏门答腊的鼠猴、一位霸气的母亲和一大群僵尸——这个组合在之前的电影中从未擦出过什么火花，而在这部电影里也不例外。我们说这部电影只是为了那场著名的割草机戏。在这场戏里飞舞着无数血浆和肢体，这是电影治疗师们在别的电影中看不到的。莱诺拥有一台可以飞起来的割草机。那天，他把割草机打开，驶进了满是僵尸的走廊。莱诺开始收割了，他似乎很享受这种切割僵尸的新奇体验。希望你不是其中一名可怜的僵尸。

恐狗症

（害怕狗）

我们非常能理解这种恐惧症，或许我们在年轻时都有过这样的心理。别人只会告诉我们："站着别动！它自己会走开的。"在大多数情况下[除非站在你面前的是一只 90 公斤重的患有狂犬病的圣班纳犬（仔细想想，提示：斯蒂芬·金）]，这是个不错的建议。你要明白，狗是我们人类的好朋友，它们喜欢拥抱，并且很少被撒旦魔鬼之类的附身（狗不像其他的动物，比如猫）。看看这些精彩的、温暖人心的"狗片"吧。

《都是戴茜惹的祸》（*Because of Winn-Dixie*，2005 年）

电影讲了一个关于狗的暖心故事。这只狗以一家当地超市的名字命名（想象一下用其他超市来为其命名“看这，7-ELEVEN！坐下，沃尔玛！”）。还有那句台词“当你寻找奇迹的时候，奇迹也在寻找着你”，以及那些烦人的会员卡。

《外星神犬》（*Good Boy*，2003 年）

“流浪者即将接管”，这句话是几千年前外星狗准备侵略地球时说的。

《神探霹雳火》（*Top Dog*，1995 年）

这部电影由亚伦·诺瑞斯（Aaron Norris）导演，查克·诺瑞斯（Chuck Norris）主演（这是怎么一回事！），以及有反恐神犬雷诺。“它们可都是持证上岗！”

昆虫恐惧症

（害怕昆虫）

虫子在电影中一直都不是什么好东西。好莱坞经常选择忽略它们在生态系统和食物链中扮演着非常复杂和重要的角色这个事实（这是个讲昆虫传粉的剧本？下一个），而更喜欢向我们展示三双不停乱窜的腿、不会眨的邪恶眼睛、摆动的触须、坚硬的外壳、数不清的卵，还有那沾着毒液的尖牙……好的，我们撒谎了，它们并没有这样的尖牙，但画面已经很清晰了吧，这些昆虫简直就是灾难的预兆。当你看到一只地蜈蚣在你的面包上爬时，肯定有只致命的蝗虫来了。当你看到一只飞蛾飞进你的卧室时，它就会趁你睡着把卵排在你张开的嘴里。熟悉一下这些有 100 条腿的朋友吧，看看这些超棒的昆虫电影。

《变种 DNA》（*Mimic*，1997 年）

任何东西到了纽约之后都会变得更大、更能折腾，这一点也适用于蟑螂。这部电影由吉尔莫·德尔·托罗（Guillermo del Toro）导演，讲述了昆虫学家米拉·索维诺（Mira Sorvino）和一种 DNA 变异的“小动物”之间的故事（尽管托罗一直说这部电影最恐怖的就是和米拉麦克斯公司的合作）。

《X 放射线》（*Them*，1954 年）

一部伪装失败的、讲述核裁军运动组织的宣传片（那时候还没有这个组织吧）。核子试爆后，当地出现了极为致命的“恐怖！惊人！刺激！神秘！”的巨型蚂蚁。电影宣传语是“没有任何词语能够形容这次惊心动魄的恐怖经历”。但那是 20 世纪 50 年代，当时的人还没有听过“卡戴珊”这个词。

《黑色蜂群》(*Black Swarm*，2007 年)

这部电影结合了昆虫恐惧症和阴谋论。政府研究出经过生物工程基因改造的变种蜂，用来压迫我们辛勤工作的人们。电影《猛鬼街》中，只要罗伯特 •“弗莱迪 • 克鲁格”• 英格兰德（Robert ‘Freddie Krueger’ Englund）出现，肯定没什么好事。

睡眠恐惧症

(害怕睡觉)

如果你的问题是失眠的话，那你来错地方了，去前面的睡眠科看病吧，那里的药疗效更好。不过这里也能治失眠，除非你住在美国的榆树街（猛鬼街），这样的话，你一旦睡着就会被一个戴棕色帽子、穿条纹毛衣、指甲变成刀状的人追杀。在韦斯 • 克雷文（Wes Craven）的电影《猛鬼街》上映之前，基本都没人说自己患有睡眠恐惧症；而电影上映后，大家突然间都患上睡眠恐惧症了。还是那句话，“无论发生什么，不要睡着……”

飞行恐惧症

(害怕飞行)

你要考虑把这些片子加入在飞机上看的电影单上。很多电影只需看名字就能知道它们的种类和剧情了。

《自由落体》(*Free Fall*，1999 年)

一架飞机自由落体。

《插翅难飞》(*Turbulence*，1997 年)

飞机有点颠簸。

《插翅难飞 2》(*Turbulence 2*，1999 年)

飞机飞得更颠簸了。

《插翅难飞 3》(*Turbulence 3*，2001 年)

飞机飞得最颠簸的一次。

《死亡航班》(*Flight of the Living Dead*：*Outbreak on a Plane*，2007 年)

飞机上有僵尸。

《飞机和火山》(*Airplane vs Volcano*，2014 年)
飞机被困在火山中。

《空中劫持》(*Hijacked: Flight* 285，1996 年)
一架飞机被劫持了。

《紧急着陆》(*Crash Landing*，2005 年)
一架飞机紧急着陆了。

《空中惊魂》(*Panic in the Skies*，1996 年)
飞机上发生了惊魂一幕。

《航班蛇患》(*Snakes on a Plane*，2006 年)
飞机上有蛇患。

《淹没》(*Submerged*，2000 年)
飞机被淹没了。

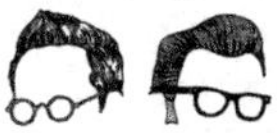
Simon & Mark

医生出诊中：心情不太好？ 电影治疗师的个案记录本

电影治疗师的科室

克蒙德医生穿着黑色西装打着领带，不过这些和他那双普通的鞋子有点不搭。梅奥医生穿着一件 1986 年 Mental As Anything 乐队的 T 恤，感觉更不修边幅。克蒙德医生正在抱怨他的电脑，而梅奥医生已经不想再让他买台新的了。他们都准备好了。

梅奥医生：哎，我说！

克蒙德医生：怎么了？

梅奥医生：你去买台新电脑吧，买和水果有关的牌子会好点。

克蒙德医生：我还以为你不会再让我买新电脑了呢。

梅奥医生：你开心就好。

克蒙德医生：自从尼克松卸任后，我就没怎么开心过。

梅奥医生：很好，我又听到这句话了。

克蒙德医生：我说过这句话吗？

梅奥医生：（低声）神啊，赐给我力量吧！

克蒙德医生：下一个病人？

梅奥医生：来吧，请进！

（他们起身迎接病人，进来了一个学生模样、看起来很沮丧的病人。他拖着脚走过来，一屁股坐在了椅子上。）

梅奥医生：你的名字叫迈克尔？

迈克尔：是的，医生你要帮我。

梅奥医生（被他流利的语速惊住）：好的。你哪里不舒服？

迈克尔：心情有点沮丧。

克蒙德医生：嗯，你应该打扮得精神一点，涂点质量好的发蜡就行了。

迈克尔：这会让我看起来像整天听爵士音乐的“垮掉的一代”，那样就更惨了。

克蒙德医生（有点坐立不安）：感觉你就是听了太多酷玩乐队的歌。

迈克尔：也不是，每晚只是听几首而已。

梅奥医生：嗯，所以你知道自己为什么那么沮丧吗？

迈克尔：是的。我这学期成绩很差，没钱了，室友觉得我很臭，女朋友把我甩了。

梅奥医生：天啊，太惨了。

迈克尔：谢谢你理解我。

克蒙德医生：那现在我可以给你开几副电影药给你，让你开心一点。

迈克尔：这么简单吗？

梅奥医生： 不用大惊小怪。我们这里的药都很有效，而且符合国家标准。

克蒙德医生： 看过梅尔·布鲁克斯（Mel Brooks）那部充满激情的恶搞恐怖片《新科学怪人》吗？

迈克尔： 恶搞恐怖片？感觉都很烂啊。我看过《惊声尖笑 5》（*Scary Movie 5*）。如果你觉得查理·辛（Charlie Sheen）能逗笑任何人的话，我估计我来错地方了。

梅奥医生： 不，不是这样的。这部是 1974 年的黑白电影，由吉恩·怀尔德和马蒂·费德曼主演。

克蒙德医生： 怀尔德演了维克多·弗兰肯斯坦（Victor Frankenstein）博士的孙子。作为一名医生，他烦透了别人一直提起他那声名狼藉的爷爷。于是，他宣布自己改名法克斯坦（Fronkensteen）。

迈克尔： 我感觉还是不太舒服。

（克蒙德医生竖起了眉毛。）

梅奥医生： 我们来演一幕吧。我演伊戈尔（Igor），克蒙德医生演印加（Inga），也就是那个大胸金发女郎，以及弗兰肯斯坦博士。

迈克尔： 那是法克斯坦。

梅奥医生： 对。

克蒙德医生（扮演大胸金发女郎发出尖尖的声音，这是他的绝活之一）：狼人！（然后马上转回弗兰肯斯坦博士的声音，太有才了）狼人？

梅奥医生（扮演伊戈尔，一个康沃尔人）：那里！

克蒙德医生（弗兰肯斯坦博士的声音）：什么？

梅奥医生（扮演伊戈尔）：那里，狼人，在城堡那里。

克蒙德医生（扮演弗兰肯斯坦博士）：你说话怎么这样了？

梅奥医生（扮演伊戈尔）：我以为是你想让我这样说话。

克蒙德医生（扮演弗兰肯斯坦博士）：不，我不想让你这样说话。

梅奥医生（扮演伊戈尔）：随你便吧，我不干了。

（两人微笑着看向迈克尔。）

迈克尔：1974 年离现在有多久了啊。

（两位医生窃窃私语。）

梅奥医生：他不是个省油的灯。

克蒙德医生：艺术生吗？

梅奥医生（机警地点了点头）**：**看来要用车站那场戏了。

克蒙德医生（笑眯眯）**：**让我们回到这部电影。他们有个计划。这场戏的场景是特兰西瓦尼亚车站。弗兰肯斯坦博士站在雾中，他听见有人走过来。那个人走路的声音有点奇怪，原来是他的新助理伊戈尔。

迈克尔：为什么他走路的声音有点奇怪？

梅奥医生：他被毁容了，很明显还是个驼背。

迈克尔（看起来有点不安，目光扫向两位医生中间）**：**你们说，这还是部喜剧？

克蒙德医生：弗兰肯斯坦博士说要帮他把驼背治好，但他坚持自己没有驼背。

梅奥医生：“什么驼背！”他说。

（两位医生都情不自禁地大笑了起来。他们把处方递给迈克尔。）

克蒙德医生：一天看两遍，直到你的 Schwanzstucker 病好起来。

梅奥医生（预测到了迈克尔想说什么）**：**看完电影你就知道了。相信我们，我们是专业的电影治疗师。

THE MOVIE DOCTORS

第6章

心脏科
治愈你的心灵创伤

不用我们提醒，你都应该知道，要好好呵护自己的心脏。幸好，对于某些人来说，呵护自己的心脏并不意味着一定要花几千块钱去健身房办张会员卡。“常常做有氧运动”，比如看一部精彩的动作片或者恐怖片。当你两个小时后从电影院出来时，你会感觉就像完成了一次跑步机训练。所以来吧，我们还可以帮你走出那场痛彻心扉的分手阴霾，保证你变成一个更有智慧、更快乐、更自信的人。

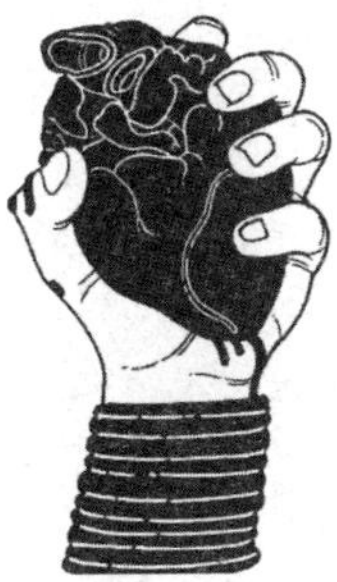

关于心脏的那些事：电影如何治愈你受伤的心灵

> 病人太多了，而时间太少了。我们经常看到心脏科外面排满了一队伤心的人。他们中有自恋的、哭得梨花带雨的、被多愁善感的诗人的作品打动的，还有打扮得和《暮光之城》（*Twilight*）系列女主角贝拉・斯旺（Bella Swan）那样经受过不同程度感情打击的人。有的人需要安慰，有的人寻求报复，一些情绪激动的病人还要被护送出院（克蒙德医生常常要注意避开那些参加过1968年学生运动的、消瘦的“革命老兵”，而梅奥医生则要小心那些参加过1988年圣奥斯特尔路演、穿牛仔裤、留着大背头的大姐们的引诱。老托派分子自己带来了路障，Bros乐队的粉丝还把啤酒瓶盖绑在了自己鞋上，两群人遇见时的场面十分混乱）。

失恋的人有时候并没有以合理的方式寻求安慰，过度饮酒、狂吃冰淇淋或比萨饼（不论是自己吃，还是一群人吃）都只会带给你绝望、灾难或者毁灭。不要被欲望征服，学会拒绝。

你应该选择正确的宣泄方法，看我们推荐的电影能有效治愈你的心灵创伤，而且不用排队，也不用提前预约，更不用被赶出去。你可以根据自己的情况选择看其中一部或者全看。

《毛骨悚然》（*Shivers*，1975年）

这部电影是大卫・柯南伯格（David Cronenberg）极具个人特色的处女作（它是克蒙德医生的最爱之一，他对所谓的“肉体恐怖”欲罢不能），它非常适合分手的人观看。你都不用完整看完全片，只需要看一个小时就差不多了。从此以后，你可能再也不想碰任何人的身体。欢迎入住“星际线”公寓！这是一座位于“星际线”岛的时尚公寓，毗邻蒙特利尔。这里设施完备，服务周全：有医院、商场、熟食店、健身房，甚至还有一种新型的、想侵蚀你全身器官的寄生虫！在整部时

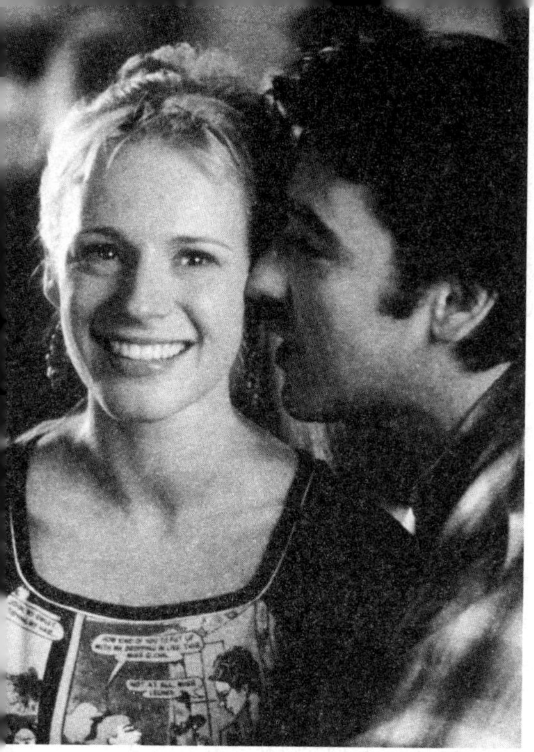

长 87 分钟的电影里，这种生物一直在推动着剧情发展！

这种特殊的寄生虫把每个遭受感染的人都变成了只需要性生活的僵尸。这个特点你可能会觉得不太好，但这不就是爱情能给予你的吗？这简直就是 20 世纪 60 年代嬉皮士爱与和平的风潮的另一个版本啊。

经验教训：过自己的生活去吧。如果你一定要住在一个有门禁的小区，那么就尽可能地把能够通往家里的各种洞口都堵住。

《忘掉莎拉·马歇尔》（*Forgetting Sarah Marshall*，2008 年）

如果有部电影告诉你，你的前任最后和拉塞尔·布兰德（Russell Brand）在一起了，那么它对于你来说就是个很好的鼓励。你只需要再找一个米拉·库尼斯（Mila Kunis），和她去一趟夏威夷，就能治愈你的心灵创伤。

经验教训：那些夜郎自大的人不可能总有好结局。

电影治疗师需要向其祷告的摇滚明星 TOP5

1. 活结乐队
2. 歌唱的修女
3. 肯尼·罗杰斯
4. 汉克·威廉姆斯
5 .The Tremeloes

《失恋排行榜》（*High Fidelity*，2000 年）

现在你被甩了，尽管也有可能是你甩了别人，但结果都一样。没关系。斯蒂芬·弗雷斯的这部改编自尼克·霍恩比（Nick Hornby）小说的喜剧，启发我们去想一个实实在在的问题：有个地方会不会记录了你的分手，还做了个五大分手排行榜？这种想法看似很荒唐滑稽，浪费时间。但有些人就喜欢搞这种东西，电影里约翰·库萨克（John Cusack）饰演的罗伯·戈登（Rob Gordon）就是这样一个喜欢做"排行榜"的人。

罗伯被女友劳拉甩了。他经营着一家唱片店（这是一种年代很久远的商店，同学们，如果不明白就问下身边的大人）。他和两个同事——“音乐智障双胞胎”[托德·路易斯（Todd Louiso）和杰克·布莱克（Jack Black）]商量后决定，把劳拉放在他的分手排行榜第五位。然后，当他回顾了一下排行榜之后，他觉得需要更好的建议。问谁好呢？父母？神父？别搞笑了。唯一能相信的人是他的偶像——“老板”！而且“老板”布鲁斯·斯普林斯汀（Bruce Springsteen）真的来到了罗伯面前！他告诉罗伯是时候“继续向前走”了。“衷心感谢你，我的‘老板’！”罗伯对他的“梦幻摇滚之神”说。

经验教训：当你不知道下一步该怎么走，需要点情感建议的时候，可以去问问你的“老板”，这个老板无论是谁都行（克蒙德医生常常问猫王自己接下来应该干什么）。

备注：如果是关于饮食或者健康的问题，估计他们帮不了你。

《玫瑰战争》（*Wars of the Roses*，1989 年）

这是我们这么多推荐里最有疗效的一部电影。迈克尔·道格拉斯和凯瑟琳·特纳（Kathleen Turner）就是标题所说的“玫瑰”，而奥利弗和芭芭拉也是“玫瑰”。他们在拍卖会上相遇，一起竞拍同一样东西，接着恋爱、上床、结婚、致富，然后开始厌倦对方。他们想要离婚，于是就开始了电影史上最痛苦的离婚大战。

不要误入歧途，否则这种事也可能发生在你身上。幸福的已婚夫妇看了这部电影可能都会小声嘀咕：“这种情节会不会发生在我们身上？”而你在另一边则会自豪地大声说“谢天谢地，我没有卷入这样荒唐的爱情中！这种婚姻属于失败者们。大吊灯是拿来照明的，而不是乱扔的”之类的话。

经验教训：你一直都是孤身一人，那也足够了。

《乌云背后的幸福线》（*Silver Linings Playbook*，2012 年）

对于最近才分手的人来说，《乌云背后的幸福线》是一部很有启发意义的电影。这部电影让我们看到了一个精彩的老式英国哑剧的美国版。我们以前读《灰姑娘》（*Cinderella*）、《穿靴子的猫》（*Puss in Boots*）、《迪克·惠廷顿》（*Dick Whittington*）、《阿里巴巴》（*Ali Baba*）之类的故事时，总会有反派人物（电影中就是那个主角妻子出轨的对象）出现在好人[这个人由克里斯托佛·比金斯（Christopher Biggins）饰演]身后。这时，观众们都会担心不已，撕心裂肺地大叫“他在你后面！”

在《乌云背后的幸福线》中，布莱德利·库珀（Bradley Cooper）饰演的派特·索利塔诺（Pat Solatano）最终意识到，自己再去和已经分居的妻子妮可复合是件浪费时间的事。这是因为妮可已经对他没感情了，或者那些在聚会上瞥见美丽的詹妮弗·劳伦斯（Jennifer Lawrence）的观众对派特大喊：“命中注定的人就在你身边！”最后他意识到：“哦，我们说得对。”然后，他们就幸福地在一起了。

经验教训：同你一起开启新的浪漫旅程的那个人也许比你想象得还要近。

电影治疗师为你开具心脏锻炼处方

有些电影本身就能给你带来一次完整的健康锻炼体验。

热身：让我们浑身燃烧起来

《西北偏北》（*North by Northwest*，1959 年）
《火烧摩天楼》（*The Towering Inferno*，1974 年）
《霹雳钻》（*Marathon Man*，1976 年）
《虎胆龙威》（*Die Hard*，1988 年）
《谍影重重 2》（*The Bourne Supremacy*，2004 年）

继续努力：让心跳加速

《恐惧的代价》（*The Wages of Fear*，1953 年）
《决斗》（*Duel*，1971 年）
《生死时速》（*Speed*，1994 年）
《拆弹部队》（*The Hurt Locker*，2008 年）
《极速风流》（*Rush*，2013 年）

开始有点恐怖了：这点程度应该还不至于吓到你

《迷魂记》（*Vertigo*，1958 年）
《鬼婆》（*Onibaba*，1964 年）

《威尼斯疑魂》（*Don’ t Look Now*，1973 年）
《大白鲨》（*Jaws*，1975 年）
《走钢丝的人》（*Man On Wire*，2008 年）

如果受不了记得叫救护车：真正可怕的锻炼

《惊魂记》（*Psycho*，1960 年）
《驱魔人》（*The Exorcist*，1973 年）
《得州电锯杀人狂》（*Texas Chainsaw Massacre*，2003 年）
《闪灵》（*The Shining*，1980 年）

冷静下来：让脉搏缓缓

《金色池塘》（*On Golden Pond*，1981 年）
《巴贝特之宴》（*Babette’ s Feast*，1987 年）
《钢琴课》（*The Piano*，1993 年）

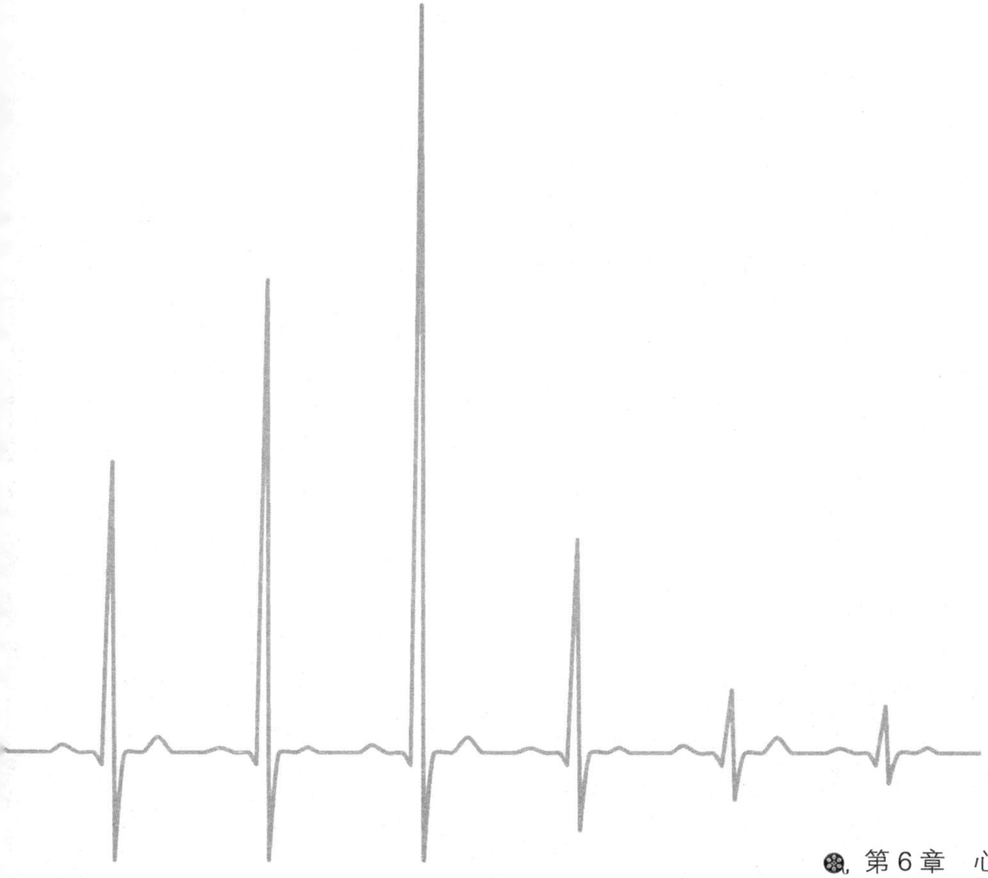

THE MOVIE DOCTORS

第7章

X 光科
电影行业的无名英雄

电影治疗师非常推崇科技的发展，只要技术运用得当，就能让看电影的人获得更好的体验，并且应该尊重行业里的无名英雄（比如放映员）。与此同时，技术已经改变了看电影的方式，人们在家里也能看电影，而且观影体验越来越好。记住，在家看片的时候，你就把自己当成是有钱人，而不是偷偷跑进来的。来吧，先按下“暂停键”，去泡一杯茶好好享受一下。

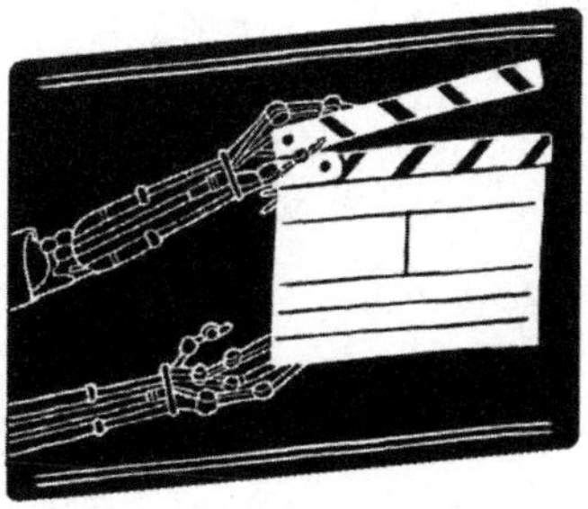

临床检查：科技无法取代的电影放映师

想象一下，你需要去医院做手术。这个手术没有生命危险，而只需要一位训练有素、注意力集中和手法纯熟的外科医生。你在手术那天来到医院，被告知手术会在八个手术室之一中进行。这是一个新型的大医院，专门为有各种需求的病人而建。这一切听起来都非常方便，你的精神状态非常好。你躺在床上，被推进 8 号手术室，医生会在那里割掉你身上那根烦人的阑尾。

在手术室里，你向周围扫了一眼，想起了 1983 年巨蟒剧团的电影《人生七部曲》（*The Meaning of Life*）里的某个场景：一个病人被一堆越来越大的、昂贵的医疗器械围住，其中就有一台一直在“砰砰砰”响的机器。虽然这里的所有设备看起来都很闪亮、很干净，但你有点担心：这里没有其他人，护士、主刀医生、麻醉师都没有出现。你耐心地等了一会儿，什么也没发生。你又等了一会儿，风平浪静。又过了一会儿，你想从手术台起来找人问问自己的手术是不是被忘记了。但你又不太好意思，不想过于大惊小怪。你相信，医院肯定有自己的安排。

这时，你突然想起来，医生不会过来了，至少人类医生是不会过来了。因为这是一家最新的高科技医院，所有的外科医生都被机器取代了，机器干起活来更有效率，成本也更低。这时，你旁边的一堆仪器和机械臂像是突然有了生命一样，开始执行各种复杂的手术操作，几年前，需要有多年训练和实战操作经验的医生才能达到这样精确的操作。不过很显然，这样的医生都因为要求的工资太高而下岗了。但不幸的是，这时手术室的机器出现了一个完全不可预见的程序错误，它突然停住，感觉不知道接下来该怎么操作了。在你被自动麻醉快要进入无意识状态之前，你突然意识到这些机器又开始动起来，而且不是要割掉你的阑尾，而是要割掉你的左腿！你根本阻止不了，而且附近也不会有人关注 8 号手术室的手术进行得怎么样了，即使有人，估计他也不会想“哦，我记得这个病人好像是肚子疼而不是左腿要截肢啊，我得赶紧阻止这台手术！”

实际上，医院里只有一个“技术顾问”，但鉴于他把所有的精力都用来处理2号手术室因错误而导致的“头颅移植手术”了，没有人能抽空管你这边的“小问题”。几个小时后，当你拿着自己“被割下来的器官”找管理部门理论的时候，他们会告诉你，这起医疗事故完全是因为几千公里外公司总部的一个“技术故障”引起的，实在不是人为的错误。你被请出办公室，手里拿着一张优惠券，上面的内容大概是你下次来做阑尾手术时能打七折，但它只能在星期三下午使用。

这种噩梦一样的场景虽然可能只是科幻小说编的，但是如果你跟我们一样，这几年去过一家全自动化的多功能影院的话，你就会马上承认：与那些相比，现在普遍的娱乐体验实在是太差劲了，它们将来肯定都会被取代。自从“数字发行”技术出现以后（这个技术本身是无害的），越来越多的院线集团发现，即使现在的影厅数量仍在快速增长，但它们再也用不着专业放映员了。电影院曾经有一条行业规矩，“在电影院里，只有放映员才拥有最终剪辑权”；但现在，放映电影的工作交给了电脑，而电脑甚至分不清儿童奇幻动画片和伪纪录片式的真人恐怖片的区别。所以在2012年10月，当诺丁汉的一家大型影院的某个影厅里的小朋友们在等着看《马达加斯加3》（*Madagascar 3*）时，银幕上却突然开始播放《鬼影实录4》（*Paranormal Activity 4*），电影里各种血腥、少儿不宜的场面吓得所有孩子尖叫着跑出影厅。“这会给孩子们造成永久的心灵创伤，”其中一名观众娜塔莎·里维斯（Natasha Lewis）说，她带着8岁的儿子来看早上10点的这场电影，“你听到的全是孩子们的哭声和尖叫声，我的孩子说他再也不想来电影院了。”据影院发言人说：“这是因为放映机发生了‘技术故障’。”

可悲的是，在当今世界上，这样的“技术故障”越来越普遍了。曾经备受推崇的、正确放映电影胶片的技术正被只需点击几下的现代化和全自动化的多功能系统所取代。比如2015年，当电影院里的孩子们正等着看刚上映的U级真人版《灰姑娘》的时候，片头却播放了“15禁”电影《潜伏3》（*Insidious: Chapter 3*）的预告，影院为此收到了无数被刺激得不轻的儿童和家长的投诉。但这一次，“技术故障”又被拉出来背锅，因为一开始没有人在放映室里关注播放画面有什么不妥之处，观众们也越来越习惯在电影院里看到搞错宽高比、搞错镜头、搞错3D滤镜之类的电影了。但所有这些本该避免的错误，影院管理部门却对此视而不见，直到某位倒霉的顾客投诉，然后他们要找人背黑锅的时候，才会正视这些问题。说真的，在现有的自动化系统中，我们能看到一部放映内容正确、屏幕正常、时间正常、宽高比等都正常的电影的机会越来越少了。怪不得现在的观众们都宁愿待在家里，将电影下载到电脑或者电视上看，而不愿意浪费20英镑到电影院去看。

这样的话，那些特别辛苦的影院经理就可以轻松地按几下遥控器，然后怀着“电影放映一切正常”的希望去休息了。

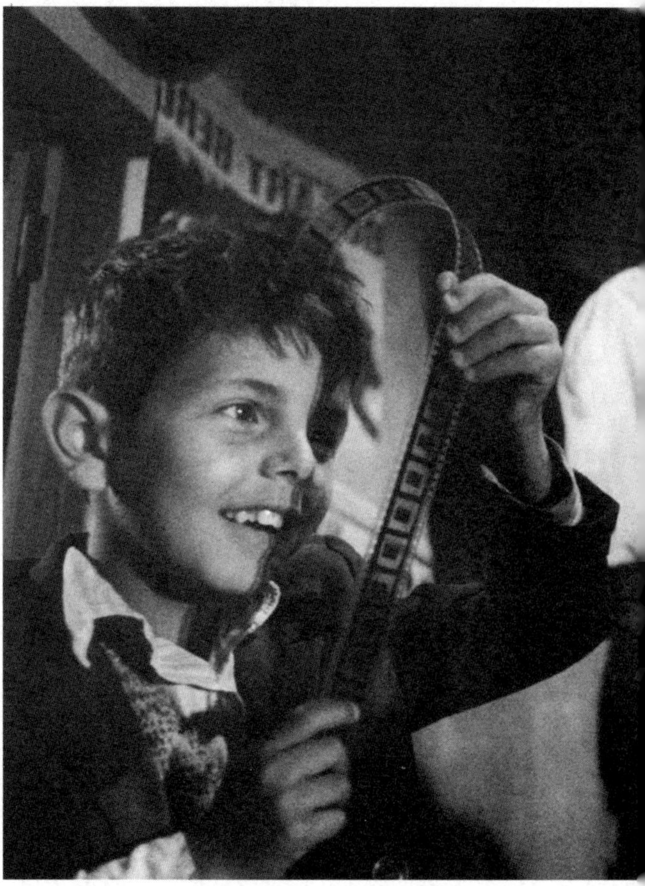

电影领域和医学领域一样，其技术的进步并没有削减人工作用的价值。相反，当机器执行越来越复杂（或者关键）的操作任务时，相应专家的指导和控制就显得更为重要。用医学来比喻的话，放映员就像是分娩专家，他们小心翼翼地确保我们的婴儿——电影从硬盘或胶卷“子宫”中出发，通过放映机“产道”，在这趟危险的行程中平安无事地降临到辉煌的银幕世界。他们也是急诊医生，在产生错误时马上做出响应，用他们的技巧和智慧保证日常出现的“割伤和瘀青”都能很好地进行“消毒和包扎”。他们就像 X 光照相师，能检测到放映机的内部运作故障；他们就像外科医生，能够剖开外壳进入机器内部，直达病灶，却不会造成系统“崩溃骤停”；他们也像眼科医生，知道怎么换掉不亮的灯泡和出错的镜头，确保电影的质量不受光线不足或焦点模糊的影响。最重要的是，他们就像一般的实习医师一样，保证影院以充满健康活力的状态迎接广大观众，对设备进行日常检查、监测故障、全方位的专业护理，还要关心播放的电影是否适合影厅里该年龄段的观众观看。

就像你不会去做没有医生的手术、不会听从机器人给你的健康建议一样，看电影也不例外。

如果你想知道谁是真正的“电影”治疗师，他们就在影院上方的放映室里。请尊重他们，因为他们承担起了整座影院的生命和安全责任。

最后一个放映员：戴夫·诺里斯医生关于电影放映技术的指导

克蒙德医生：正如我喜欢说的一句话，“没有放映员的电影院就不是真正的电影院，而只是一个播放视频的商店而已”。戴夫·诺里斯医生就是一名罕见的了解电影放映技术的人。直到 2012 年经营一家环球影业的影院之前，他都是整个伦敦西区工作时间最长的放映员。在这里，他将为我们讲解一门被低估的手艺：如何正确地让一部电影在大银幕上放映。即使这部电影有几百万美元的预算、有最炙手可热的明星、能请到全世界最厉害的特效公司，但它如果随便被一个不熟悉操作的放映员在银幕上播放，你在影院看这部电影的感觉就和在手机上看没什么两样。

梅奥医生：所以我们请了戴夫医生进行讲解，以帮助观众们更好地了解有关观影体验最重要的几方面。这样一来，你们就能看出影院并没有让外面卖爆米花的小哥进来临时充当放映员了。

克蒙德医生：恩，预告完了，现在灯光暗下来了。交给你了，戴夫，放映电影的开头片段。

戴夫·诺里斯医生：放映员（如果你们去的影院还有这个职位的话）的职责就是确保电影以导演想让观众看到的方式呈现在银幕上。实际上，我常说的是放映员是整个电影工业链的最后一环：他们把导演看到的画面转移到观众们全神贯注观看的银幕上。电影创作者最先决定的是摄影画面的框架，也就是我们所说的宽高比，即电影画面的宽度和高度的比例。在电影史上，银幕的宽高比有多种标准。有些电影宽高比的调整（尤其是 20 世纪五六十年代的时候）是为了抗衡电视的发明带来的观众流失，而其他调整则是因为技术进步能让我们看到更广阔的范围、更清楚的图像。

顾名思义，宽高比注重的是图像宽度和高度的比例。举一个常规格式的例子，比如宽银幕的标准就是画面宽和高的比例是 1.85 : 1。所以请看下面的图解，展示的是电影史上最常用的几种电影宽高比。

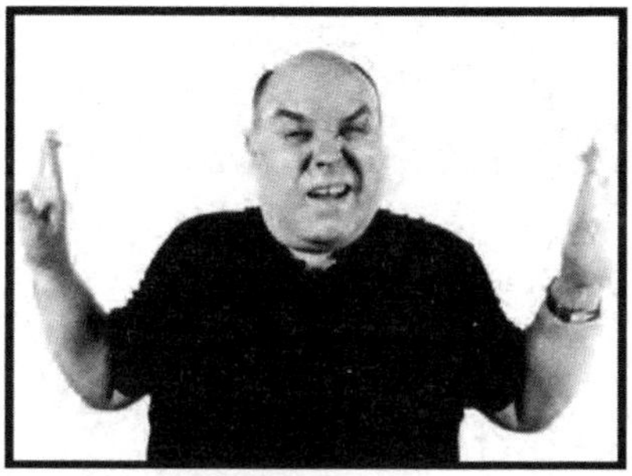

1.33∶1 默片

1932 年以后，因为加入了声音，宽高比变成了 1.37∶1。1.37∶1 通常被称作学院（Academic）标准宽高比。

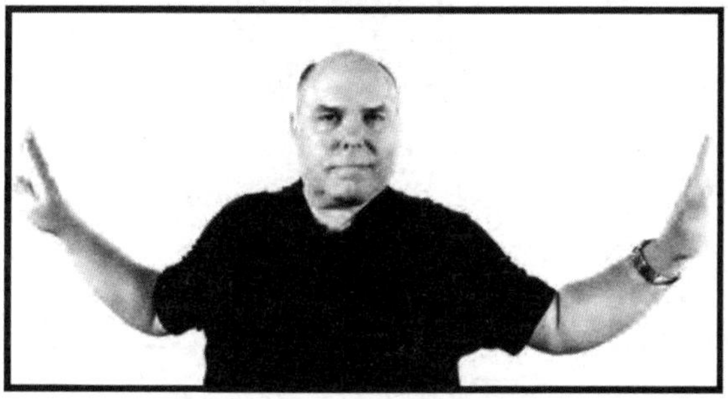

1.85∶1 学院宽银幕标准（Flat）

现行最常用的宽高比，常被用于广告和预告片，还有那些不用 2.35∶1 或者 2.39∶1 比例拍摄的电影。

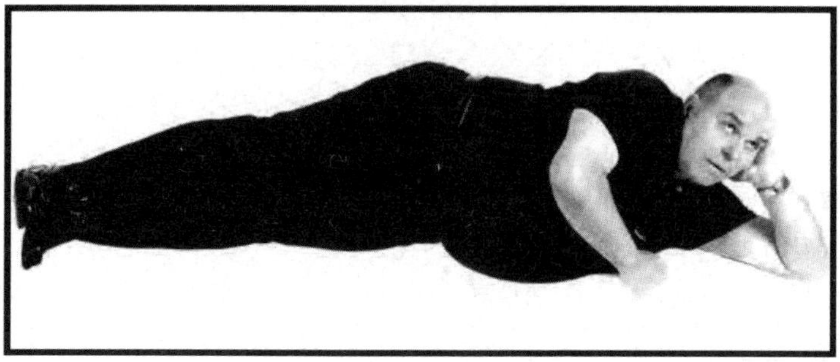

2.35∶1 变形宽银幕（Cinemascope）

第一部使用变形宽银幕比例拍摄的电影是 1953 年的《圣袍千秋》。

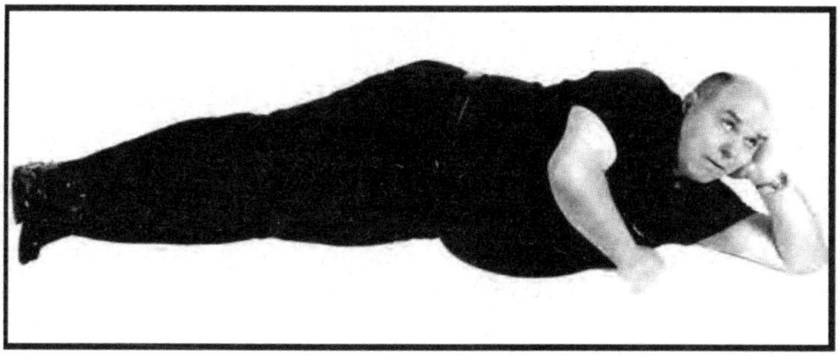

2.39∶1 现行的一种变形宽银幕（Panavision）

这种银幕通常也被称作“变形宽银幕”（scope），用于现行不用 1.85∶1 标准拍摄的电影。

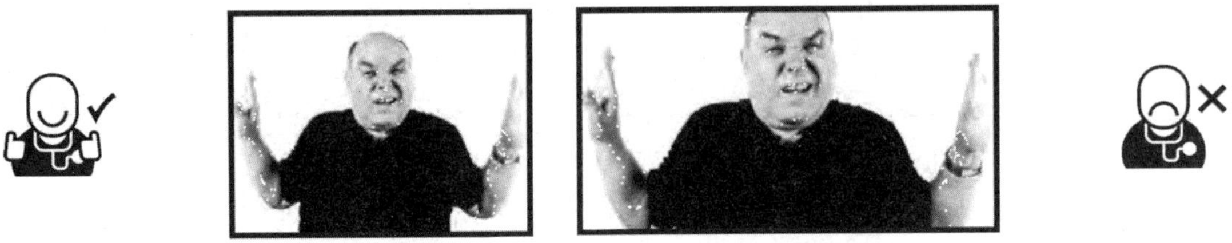

1.33∶1 银幕里面的戴夫医生

用 1.85∶1 比例放映的电影

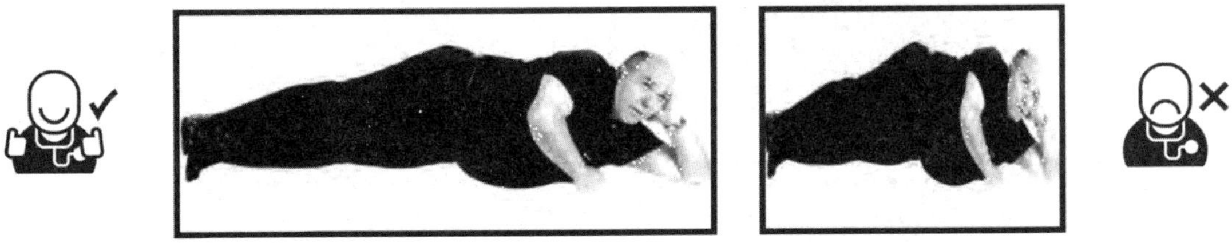

2.39∶1 银幕里面的戴夫医生

用 1.33∶1 比例放映出呈“压扁”效果的电影

今天，常用的宽高比只有两种：标准宽银幕（1.85∶1）和变形宽银幕（2.39∶1），尽管你偶尔也会看到“学院标准”宽高比的电影，比如《艺术家》（*The Artist*，2011 年）或者 1.66∶1 的《西部慢调》（*Slow West*，2015 年）。当预告片快要结束，画面变大并且通常会被放大到“标准宽银幕”或“变形宽银幕”（参考上面的“遮罩”）的宽高比的时候，你就知道自己苦等 45 分钟之后，放映员播放电影的时刻要来临了。

有时，放映员也会出错，当电影以不正确的宽高比放映时，你就会看到画面上、下方都有可怕的黑条或者完全没有字幕。当出现这种情况时，肯定是放映员的问题。这时，你应该大胆站出来，投诉放映员（他很有可能就是那个卖爆米花的小哥）。

克蒙德医生：感谢！戴夫医生。所以我们现在知道你很在行了，你说的宽高比、遮罩以及叠影……

梅奥医生：还有，我们什么时候该责怪卖爆米花的小哥，什么时候又该大喊：“你用错宽高比了！”连我都能看到画面下方的滚动广告条！

怎样说“放映员术语”

和很多职业一样，放映员也有自己的一套术语。如果你想吓唬你那里的影院经理的话，可以在排队买票、买小吃的时候用这些术语大声地和别人聊天。

变形宽银幕格式

一种能把宽银幕标准宽高比的图像拍摄到非宽银幕宽高比标准 35 毫米电影胶片的巧妙方式。变形镜头能够“压缩”拍摄的图像，图像在电影院放映时，再通过专门的变形镜头“反压缩”变换过来（“变形”的英文一词来源于希腊语，意思为“再次形成”）。这是变形宽银幕宽高比出现的基础。这种变形的拍摄手法还可以将 65 毫米胶片（70 毫米放映）拍的电影转移到 35 毫米胶片上。这种方法会让画面的某些细节丢失，但是却大大节约了成本，因为 35 毫米胶片比 70 毫米胶片便宜太多了。

看下面的两幅图。右边的图是 1959 年电影《宾虚》（*Ben-Hur*）的原胶片图像，用的是 65 毫米胶片，画面有一点变形压缩，而用 35 毫米胶片拍摄的画面变形就更厉害了。

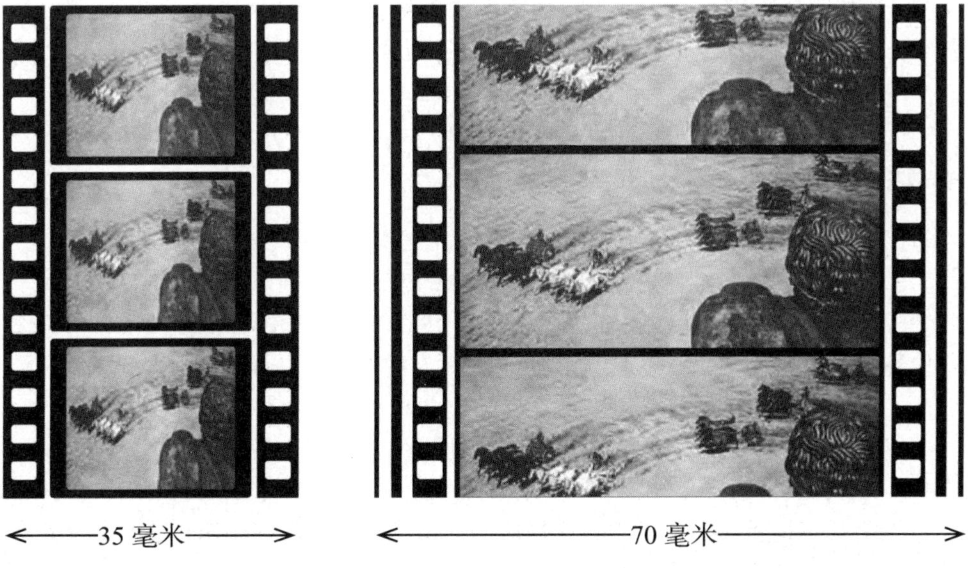

我们可以看到，35 毫米胶片拍摄的图像有多么“挤”。但电影院放映机上的变形镜头会让变形的画面重新变回来。

当然，在数码时代，大家很少再用胶片拍摄或者用放映机播放了。所以数码相机可以轻松地拍摄 2.39∶1 比例的图像，而不用经过“压缩”。在电影院放映的时候，图像直接可以放大到 2.39∶1 的银幕尺寸。如果电影图像再出现黑边或者裁切丢失，那肯定是因为放映员（或者卖爆米花的小哥）把放映机的设置搞错了，或者他想在宽高比 2.39 ∶1 的银幕上放宽高比 1.85 ∶1 的电影。唉，我说得已经够多了。

遮罩

遮罩指的是用来覆盖影院屏幕宽高比 1.85 ∶1 或 2.39 ∶1 的图像而架在可移动装置上的黑布，它可以遮住那些不用的屏幕。现在很多影院都不需要实体遮罩了，因为在放映机上就可以加“数字遮罩”。

图像断裂（或叠像）

35 毫米胶卷上的每一帧都有 4 个孔的长度。为了确保每一帧画面在银幕上都是完整的，而且要防止上一帧或者下一帧的多余画面露出来，这些胶片都需要进行剪切并粘到一起，才能完美地进入片窗（当一帧画面在片窗停留时，光会通过这帧胶片把它照亮，并通过放映镜头放大投射在银幕上）。放映员在修复胶片和接胶卷的时候需要特别小心，因为胶片没有对准就放映会出现“图像断裂”。数字电影不需要进行胶片剪切，所以图像断裂在现在也算不上什么大问题了。

家庭治疗：从模仿到数码时代

上门治疗？当然，这是所有医疗服务的未来。你是否有这样的记忆：走进一幢老旧的、令人感觉不舒服的医院，你在等候挂号的时候还有人向你兜售垃圾食品。那样的日子已经不复存在了。现在，我们最舒服的治疗方式肯定是在自己家里。幸好我们电影治疗师走在时代的前列。当你下次需要上门治疗的时候，你就知道找我们治疗有多方便了。

无论对方是病了、累了或者只是单纯很懒惰，电影治疗师对待客户的态度始终如一：永远都是积极的、有礼貌的。我们对疾病做出评估，然后马上开电影药方，限制我们治疗速度的只有可能是你的电视和播放设备。过去，我们的治疗方法很有限，第一种治疗方法就是电视上播放什么节目，你就看什么。想想看，这多惨啊！你唯一的选择就是不断换频道，看电视上播放的白痴编导制作的各种愚蠢至极、有损身心健康的节目。第二种治疗方法就是播放爸爸在假期看的电影光盘。那就更惨了。你不仅需要一台放映机，还要具有把胶片塞到发烫的机器里的能力。如果你有一个小的便携银幕（或者说是能割伤手指的银幕）会好得多。

后来磁带播放器出现了，我们开展业务的速度变快很多。当每个人小心翼翼地打开那个贴着 5 万美元标签的包装盒后，都松了一口气。接下来，我们需要一套每个人都能用的系统。不过等等！从飞利浦 N1500、索尼 Betamax、JVC 家用视频系统 VHS 再到飞利浦 2000，当你在想人类还能在磁带上弄出什么新花样时，三洋发明了 V-Cord、Quasar 还有“美好时光”（其实，当时还有一群人在用镭射光盘，但他们对这些疯狂吹捧，而且自我感觉良好）。

一些老读者肯定想到，我们现在准备再打一场激烈的磁带格式大战了。以前的战友们都出来吧，凶猛的敌人来了：

“我的 V2000 有自动倒带功能，是你机器播放时长的两倍！”（出拳）
“我的 Betamax 有更高的水平分辨率！”（出脚）
“我有 VHS，非常便宜！”（胜利）

挑好机器之后，大家都坐下来看了很多电影。磁带有点不稳定，我们有点气愤。但还能怎么样呢，我们找不到更好的了，所以最后也看得挺开心的。

除了我们播放用的电视太差劲了，它的屏幕小，有惨不忍睹且完全不对的宽高比（只有克蒙德医生那时懂得抱怨这个），还有你此生听过的最糟糕的声音。

因为你知道好的声音听起来是什么感觉（你有新的飞利浦磁带播放器，上面有“暂停播放 / 快退 / 快进”键，还有麦克风等），电视的声音比想象中差多了，喇叭估计只有黄豆大小。在那个还没到数码年代的日子里，这个缺点实在太痛苦了。好的声音来自大型的、震感强烈的扬声器。大家都知道，没人会管电视的声音好不好。

有时，你可以避免这种情况，只需往电视两边合适的地方搬两个钢木的高保真扬声器就可以，然后就是复杂的接线阶段。假设你的线都没问题，你的放大器还有可能发出“呜呜”的噪音。终于，电视的声音从喇叭里传过来了。如果你不介意你的休息室看起来像一个巨大的猫窝的话，你终于可以开始享受了。当然，你可能还需要一个奥运体操运动员来帮你压下插线，不过，你还想不想要好声音了？

除了斯坦利·库布里克（Stanley Kubrick）的几个好朋友，在那个年代几乎没人听过“家庭影院”这个词，大家都觉得这个想法非常天真。在大家心中，看电影就应该和别人一起在影院里看。而你的家则是你的个人城堡，一切娱乐活动都是隐秘的。一个是在大屏幕上，一个是在小屏幕上；一个是环绕立体声，一个几乎没有声音。你知道自己应该去哪里看电影。

但你那笨拙的 VHS 磁带机马上就被时髦的 DVD 超越了（听声音是那帮玩光盘的人在搞派对），你曾经得意的磁带世界开始崩溃。现在，你要买 DVD 播放器了。这并不是什么不必要的欲望或者瞬间的心血来潮，它是人类的必需品，会被写进《人权法案》里。如果你爱电影，你肯定要买一台 DVD 机。

这样一来，电影治疗师的治疗又变得简单了。DVD 机播放出的图像不走样、声音不失真，电影终于可以施展自己的魅力了。DVD 机是一个里程碑式的发明。除了少数拥有镭射光盘的粉丝之外，在 DVD 发明之前，没有人能在“家庭影院”中感受到安静。对于我们大多数人来说，在没有 DVD 的日子里，不敢想象有毫无噪音、安静的播放环境。大家在录像带时代好像都患有耳鸣。如果你真的是一个耳鸣患者，那么在看 VHS 机的时候，你会听不到电影的任何声音（噢，如果你现在还受耳鸣困扰，那么看前面的内容吧）。你看到电影画面里那个静悄悄的灵异的房子了吗？因为有噪音，你听不到任何鬼怪靠近的声音。这个画面是你在教堂进行的一次安静的冥想？但是，刺耳的“滋滋”声让你感到绝望。即使你到了空无一物的、气势磅礴的外太空，还是能听到煎蛋的声音。

但是现在，当你播放数码光盘时，你面前的屋子会彻底安静，这是一种属于数码时代的安静。现在，你可以听到电影里灵异小屋地板的“嘎吱”声，听到教会里神圣的宁静，甚至能听到无垠太空的悄无声息。

一台电视、一台 DVD 播放器，生活是如此简单。但在我们的耳朵习惯了电视机那黄豆大小的喇叭里传出来的、有趣又原始的数码声音之后，我们好奇新时代还能给我们带来什么惊喜。不久以后就有答案了：只要卖掉你的车，再抵押你的房子，就可以买一套家庭影院设备。

事实证明，电视周围不需要那么多空地，整个方形空间的空地都可以用大扬声器填满。你需要做的就是处理掉那个躲在木架子后声音虚弱无力的小喇叭［每次放《夏福特主题》（*The Theme from Shaft*）这首歌的时候，它都会“嘎吱嘎吱”

响]。你备受压迫的日子要结束了，自由在望！现在你的娱乐室已经可以力压本地影院里的小影厅了！这是一个没有摊贩的叫卖、没有混混、没有毒贩子的“家庭影院”。

列一下自己最新的购物清单。如今的家庭影院至少需要一个中低音喇叭、一个强劲的超低音喇叭，还有一排弧形的环绕音箱以及一台蓝光播放机（那些玩光盘的人，来，继续炫耀一下）。

终于，现在只有你（估计真的只有你，因为没有其他人可以坐的地方了）可以享受宽高比 7.1 杜比环绕声（宽高比 5.1 已经过时了）所带来的冲击和震撼。电影中下雨，你会感觉雨就在自己身边下；电影中发射火箭，你会感觉火箭正朝着自己头顶上方全速前进；电影中有激情戏，你会感觉这场戏就像发生在自己的卧室里（这点有待斟酌）。

所以现在电影治疗师上门服务时，你的治疗将会十分、非常、极其以及一定有效！让你的“家庭影院”保持这样就好。

THE MOVIE DOCTORS

第8章

生育门诊
让电影来告诉你究竟要不要生孩子

究竟要不要生孩子呢？我们不能为你做决定。不过，我们可以举几个电影里的例子证明生孩子的好处和坏处。在我们的生育门诊里，你会看到我们对生育的相应风险和机遇进行客观评估。我们会针对你们“欢乐部”里存在的问题提出解决方案，看来这方面有问题的人比预想的还要多。

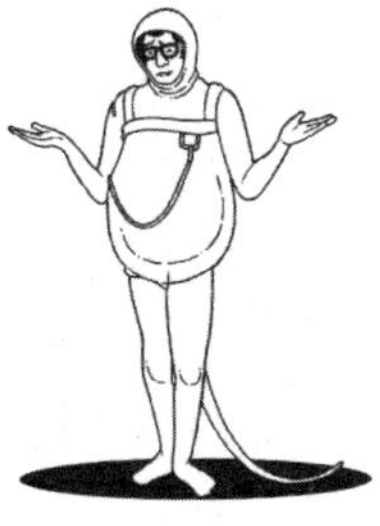

那些电影里的魔鬼天使

这是一个艰难的选择。我们应该要孩子吗？我们是否应该把自由和富有换成一辈子的压力和贫穷呢？只有雇了（其很有可能是魔鬼附身般凶残的）保姆看护孩子的时候，你才能抽空去看一场电影。你可以想象这样的生活吗？你的未来可能会变得黯淡无光。你真的喜欢早上 11 点的母婴检查吗？当然不喜欢了。显然你能看得出来，我们欢迎有育儿计划的家庭，我们会以客观和“亲亲我的宝贝”般的态度接待你们。不过在这里，我们只能根据多年观影经验给你一些建议。

在我们继续那个漫长的、关于要不要生孩子的讨论之前，你应该考虑一个很重要的问题：如果一切都不是你想象的那样，你该怎么办？

有孩子，并且梦想他们长大成为粒子物理学家、首相总理或电影放映员，这点总是好的。但是，如果孩子们没能成功该怎么办？如果他们变得很烦人怎么办？如果他们没有给世界带来欢声笑语而是为独裁者倒卖军火怎么办？如果你的孩子注定要变成一个恶魔，那么对他进行的一切教育、讲过的睡前故事、历数绿色蔬菜的益处和经历过的美好假期等让他向上的美好记忆都无济于事，你又该怎么办？这里我们提供一部快捷的电影参考，测试一下你想为地球扩充人口的意愿有多强烈。想一想，如果你和另一半生下了这些孩子中的其中一个，你该怎么办。

达力·德思礼（Dudley Dursley）

《哈利·波特与魔法石》（*Harry Potter and the Philosopher's Stone*，2001 年）

弗农·德思礼（Vernon Dursley）和佩妮·德思礼（Petunia Dursley）唯一的孩子，家住萨里郡小惠金区女贞路 4 号，他是一个被宠坏的、喜欢吵架的、欺善怕恶的小孩。从哈利·波特的故事一开始，德思礼就是折磨哈利的主要混蛋之一。我们每个人都会碰到一个德思礼这样的肥胖的金发智障者。在生活中，他没有被忽视或者不被疼爱。事实上，他的妈妈和爸爸一直满足他的一切愿望。他可以上父亲上过的学费昂贵的斯梅廷中学，接受好的教育，然而他却还是那么蠢胖。德拉科·马尔福（Draco Malfoy）至少可以怪父母带自己走上了歪路。你怎么知道自己不会培养出一个达力·德思礼呢？如果你的孩子喜欢戴达力喜欢戴的草帽呢？如果他把其他孩子锁在地下室呢？恩，这是你的答案：你会希望自己从来没有成为一名家长。

恶魔指数：

贞子（Sadako）

《午夜凶铃》（*Ringu*，1998 年）

虽然你看起来并不会把自己的孩子扔到井里淹死，但你至少应该考虑一下如果生个像贞子那样的孩子带来的影响。尽管你一而再再而三叫她换衣服，但她还是喜欢那件脏兮兮的白裙子。她有一头如此乌黑美丽的长发，但是她会将长发扎起来吗？显然不会。她更喜欢把自己弄得湿淋淋的，把头发像帘子一样全部垂在前面。孩子长大了就变坏了，难道不是吗？这种孩子总是喜欢拍录像视频，还喜欢从电视里爬出来杀人的情节。

所以，你还不如养一个未来的"贞子"，或者养她在美国的表妹瑟姆拉？你能引导她、教化她，让她运用操控水的能力来为人类造福吗？她可以帮穷人造一座水库；她的心灵感应能力能够准确预测下次彩票的开奖数字，中奖的钱可以拿来做慈善。你还可以想象一下西蒙·考威尔（Simon Cowell）怎样学她像蜘蛛一样走路。

恶魔指数：

艾萨克（Isaac）

《镰刀梦魇》（*Children of the Corn*，1984 年）

这是一种可能在内布拉斯加州才有的风俗，你可能在玩"一起来扮阿米什人"的游戏，但有时候，你可能会生出一个像艾萨克一样不知道为什么说话像劳伦斯·奥利弗（Laurence Olivier）一样的孩子。如果发生了这种事，我们对你最好的建议就是有多远跑多远。因为你的孩子和他那些奇怪的伙伴会把你们和所有 19 岁以上的人杀死，他们就是干这个的。如果你的孩子对农具、玉米苞叶和铁丝网充满兴趣的话，请及时联系社区服务中心。

恶魔指数：

格雷迪双胞胎姐妹（The Grady Twins）

《闪灵》（*The Shining*，1980 年）

尽管电影里介绍两位格雷迪女孩一个 8 岁、一个 10 岁，但其实她们是由双胞胎扮演的，这就是她们将被永远记住的原因。天啊！双倍的恐怖，双倍的刺激。这才是一个完整的家庭，她们将永远陪伴对方。只是，如果可以的话，你要注意这几件事。你可能没有注意自己那普通的品位，你居然让她们穿着淡蓝色的连衣裙，还系着粉色的系带，太吓人了。还有她们的神情，就像被你用鸡毛掸子赶出来一样。如果你发现她们手牵着手，在走廊里随便截停骑自行车的小男孩，还跟他说“来和我们玩，永远一起玩”这样的话，你还是赶紧让她们和其他 8 岁的小女孩一样去唱《冰雪奇缘》（*Frozen*）的主题曲《随他吧》（*Let It Go*）吧。还有，你应该避免住进科罗拉多酒店。

恶魔指数：

亨利·摩根（Henry Morgan）

《危险小天使》（*The Good Son*，1993 年）

父母们都希望有个长得漂漂亮亮、彬彬有礼的孩子。他有可爱的笑脸、秀丽的金发，简直令人不能再自豪了。抛开他对死亡的喜爱和杀人的嗜好来说，这个男孩顺利长大的话，肯定是个人中之龙。如果你生的孩子像亨利一样怎么办？建议你避免让他接触滑冰、悬崖和浴缸这样的关键词。如果《小鬼当家》（*Home Alone*）里的强盗们知道这家的小孩还会这些杀人伎俩，他们宁愿去抢其他人。

恶魔指数：

达米安·索恩（Damien Thorn）

《凶兆》（*The Omen*，1976 年）

什么样的父母能想到自己的孩子在现实生活中可能是个反基督者呢？嗯，说不定这个孩子还真的是反基督者。你可以对照下面的检查表：

- 他的母亲是黑狗吗？
- 他的父亲可能是撒旦吗？
- 他出生在 6 月 6 日早上 6 点吗？
- 他的保姆上吊了吗？
- 他曾经用三轮车撞向母亲，将她从阳台上撞下去吗？

如果上述检查项有一个或一个以上肯定答案的话，你应该问问当地的牧师是否有米吉多匕首，你可能需要一把（或者 7 把）。

恶魔指数：

罗达・彭马克（Rhoda Penmark）

《坏种》（*The Bad Seed*，1956 年）

我们给你的孩子最好的建议是不要留些很奇怪的发型，这是一个科学事实。如果可以，不要让孩子梳辫子，感觉梳辫子的孩子（特别是女孩子）从来就没做过什么好事。还有，妈妈们尽量不要为一个臭名昭著的连环杀手生女儿，你永远不知道那些该死的 DNA 是怎么隔代遗传给孩子的。

恶魔指数：

瑞吉娜・乔治（Regina George）

《贱女孩》（*Mean Girls*，2004 年）

那些你在学校很讨厌的女孩比其他人加起来都要漂亮，也比其他人加起来还要阴险刻薄。她们有自己的小团体，还会告诉你：因为你太不受欢迎了，所以不允许你加入她们的团体。如果这些女孩中有一个是你可爱的女儿，你会怎么应对？如果她想要参加曲棍球队，你还会带她去吗？

恶魔指数：

蕾根・迈克尼尔（Regan Macneil）

《驱魔人》（*The Exorcist*，1973 年）

如果你是一个无神论者，但是还允许女儿玩通灵板的话，那就是你的错了。

恶魔指数：

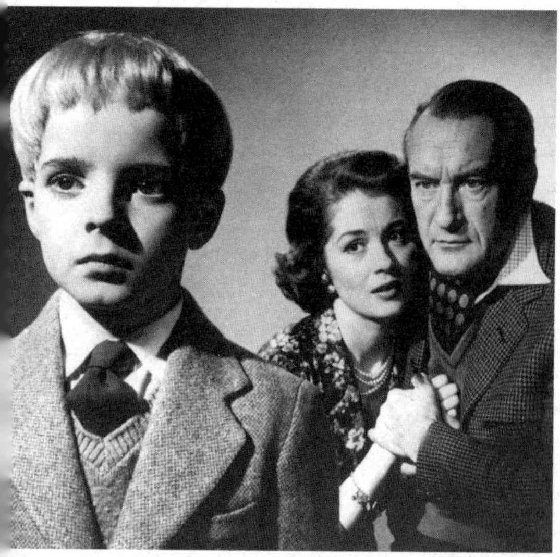

大卫（David）

《魔童村》（*Village of the Damned*，1960 年）

你应该经常检查你的孩子，看看他（或她）有没有发光的眼睛、奇怪的发型（看，又是发型）或者异常狭窄的指甲（这些都是坏孩子的标志）。如果他（或她）有一些外观和穿着和自己一模一样的朋友，而且说话跟大人一样，还能让你的汽车随自己的意念撞毁，那么这些可能意味着他们“天赋异禀”，你可以申请政府奖金了。

如果治疗师们统治了整个世界（我们觉得真的可以），我们会举行村际板球联赛，由魔童村队对阵玉米童村队。也许，你需要几个强壮的裁判，还要配枪。不过你肯定会收看的，对吧。

恶魔指数：

“灵婴”本婴（The Brood）

《灵婴》（*The Brood*，1979 年）

诺拉·卡维斯［Nola Carveth，由萨曼莎·艾加（Samantha Eggar）饰演］借助血浆和肢体动作来表达自己的愤怒，并生下了一些凶残的、听从她潜意识命令的“愤怒孩子”。想想《威尼斯疑魂》（*Don' t Look Now*），这是柯南伯格的又一巅峰之作。

恶魔指数：

所以你是怎么做的呢？如果你看完了全部恶魔孩子的名单，但还是想生这样一个孩子的话，我们也会尊重你的决定。我们会说，来吧，生一个就生一个。如果你还在犹豫，那么见下面一节“结扎手术”的内容。

结扎手术：是否继续生孩子

当然，这是个敏感问题，也是个挺微妙的问题。每个家庭都会对是否继续生孩子（或者根本不生）有自己的见解，或者你还要将自己的输精管留多久？电影治疗师显然不会主动干涉这种隐私的决定。但是一旦决定的话，我们可以给你提供安慰和支持（但很明显，并不是提供那种技术支持）。你要对照下面的答案来看电影，小心不要看错了。

答案 1：是的，切掉

现在的家庭已经足够欢乐了，新生活的曙光已经出现。

适合做结扎手术前、结扎手术中和结扎手术后的人观看的电影。

《垃圾桶小破孩大电影》（*The Garbage Pail Kids Movie*，1987 年）

这也许是有史以来最糟糕的家庭电影。这部电影如此可怕，让你会敦促医生马上做结扎手术。你从"失去拥有孩子的欢乐"这件事的阴影中走出来。20 世纪 80 年代中期，继圆白菜热潮之后，垃圾桶卡片一度很流行，所以这部大电影顺势而出。我们还可以肯定的是，这部电影最大的特点就是那群戴着恐怖面具的小孩带来的畸形审美乐趣，还有一个被欺负的小男孩差点被扔下水沟淹死的故事。我们都不敢想象他的感受。噢，这部电影还是安东尼·纽雷（Anthony Newley）主演的。1961 年，他出了一首叫《我是什么样的蠢货？》（*What Kind Of Fool Am I?*）的流行歌，现在我们有答案了。

《巴尼冒险记》（*Barney's Great Adventure*，1998 年）

你坐在沙发上，看完这只世界上唯一的、8 英尺高的紫色恐龙演过的每个电视节目。半夜时，它那首折磨人的歌中"我爱你，你爱我，我们是一个幸福的家庭"的歌词还在你脑海萦绕，让你痛苦得咬枕头。你告诉过它，你其实并不喜欢它，更重要的是，你想狠狠揍它一顿。它的节目通常才 20 分钟（但是在巴尼的世界里待一分钟，比在地球上待 10 分钟还要漫长，这是事实），而这部巴尼的电影时长有 75 分钟，你从来没有感觉过时间如此漫长。你在等待一次怪兽打斗，巴尼却还在农场里与自己最新结识的好朋友科迪、阿拉贝拉以及一个叫费格的小宝宝玩。这部电影里有流星、有一个在蛋壳里的怪物，还有很多在工作的牛仔。但其中却没有怪兽，甚至没有任何冲突，你可以放心，这些场面你都看不到。感谢医生的手术刀，再过一会儿，所有紫色恐龙带来的烦恼和痛苦都会被一扫而空。

《新外星人》（*Mac and Me*，1988 年）

啊，那里有个长满皱纹的、思乡的外星人。他有大大的眼睛和长长的手指。他迷路了，现在他和一群孩子以及他们的单身母亲一起玩耍。当你认为这些可能就是全部剧情的时候，转折来了。这个有才的转折会让你感觉到看了这么多年电影都没看过这么烂的桥段，这真是太失败了。这个外星人居然可以喝可口可乐恢复体力！如果可以喝一辈子原味含糖碳酸饮料，谁还能想到回家呢？如果饿了，还有什么地方能比去麦当劳更好呢？如果你想来段很长的霹雳舞，麦当劳旁边总会有停车场。况且，对于喜欢这种剧情的麦当劳叔叔来说，所有设施都很方便。

电影的另一个主角麦克呢？啊，他肯定站在神秘外星人这边啊，还是先别冷嘲热讽了。这部电影摧残了很多坚强的共和党人和自由市场论支持者。不要生气了，让我们迎接医生的手术刀吧。你现在应该气得浑身发木，连麻醉药都可以省了。

答案 2：不，不用了！

怎么退缩了？继续生？想迎接新生命，就看这些电影吧。

《玩具总动员》（*Toy Story*，1995 年）
《玩具总动员 2》（*Toy Story 2*，1999 年）
《玩具总动员 3》（*Toy Story 3*，2010 年）

这些也许是电影史上最好的三部曲。在你的孩子成长阶段给他看这些，绝对是完美的享受。无论你看到多少次胡迪、巴斯光年还有蛋头先生，它们的故事都从来没有让你失望过。等到矿工臭皮特、女牛仔翠丝还有刺猬先生加入这支队伍的时候，你的家长观已经不能再正了。还有那个折磨玩具的、可怕的邻居阿薛，他教会了我们要尊重玩具，不要弄断它们的腿。而胡迪在玩具博物馆长生不老的想法以及讲的各种蠢笑话还有待证明。

谁能想到那个看起来对世俗很不满的歌手兰迪·纽曼（Randy Newman）的音乐能够成为孩子们的最爱呢？他给我们带来了《乡下人》（*Rednecks*）、《让我们烧了玉米田》（*Let' s Burn Down the Cornfild*）和《在她父亲葬礼上的得州女孩》（*Texas Girl at the Funeral of Her Father*）这些歌，而且他现在成了一代人最爱的偶像。那首《我是你的好朋友》（*You' ve Got a Friend in Me*）让我们一直沉醉在兰迪叔叔的钢琴声里。所以，何必一定要决定不再生孩子呢？继续养孩子、继续唱歌、继续看电影呗。

《欢乐满人间》（*Mary Poppins*，1964 年）

你可能已经感觉好很多了。养孩子的一个主要原因就是让孩子坐下来陪你看喜欢的东西。难道还有比看这部奥斯卡经典电影更棒的选择吗？一个神奇的保姆、一只卡通企鹅还有"班银行"班克斯先生（他也是个银行员工），他们都是电影里富有同情心的角色。这是一部必看的亲子片。

你可能有很多想传给下一代的东西。你记得谢尔曼兄弟歌曲的所有歌词，你也可以指出 Supercalifragilisticexpialidocious 倒过来念并不是 docious-ali-exip-ilistic-fragi-cali-repus。你可以解释迪克·范·戴克（Dick Van Dyke）有口音其实并没有什么原因，无论是在他之前还是在他之后，没有人真的像他那样说话。当你和孩子一起跟着电影唱《喂鸟》（*Feed the Birds*）的时候，你可以向他解释，"一袋两便士"里的"便士"指的是很古老的时代用的"老便士"货币单位，并不是今天的"便士"，那时的"两个老便士"换算到现在还不到一个新便士。你的孩子将用崇

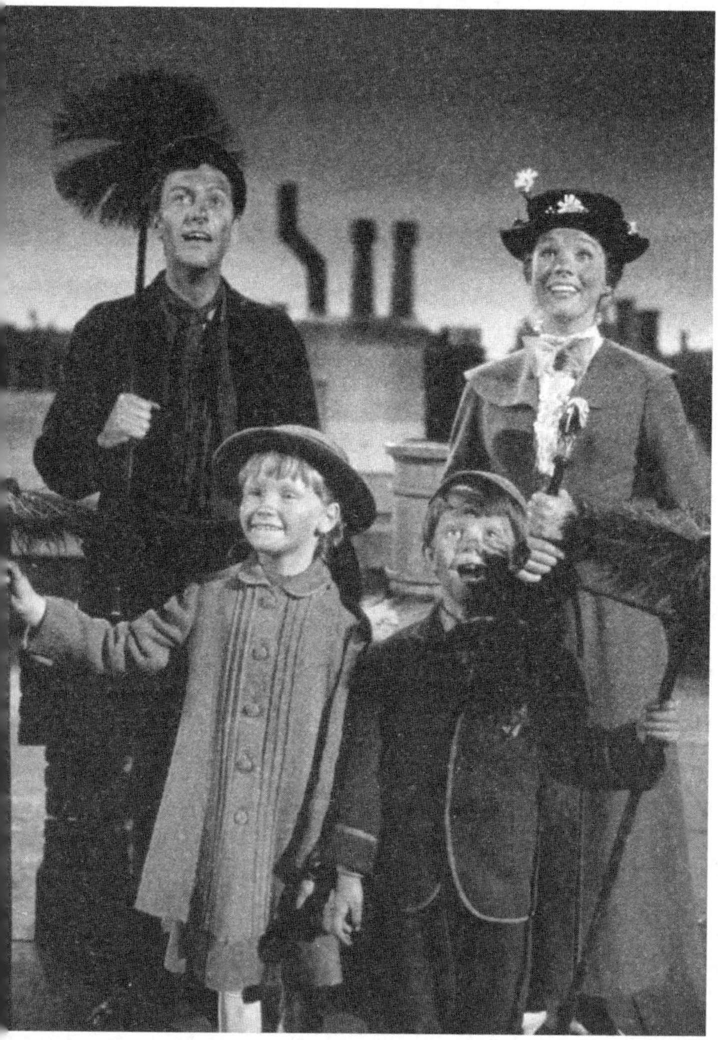

拜的眼光看着你。

《帕丁顿熊》(*Paddington*, 2014年)

这部电影可是说继承了《欢乐满人间》的故事精神。显然，你的孩子们不会自己掏钱去看一部主角是只会说话的熊的电影（他们掏钱看过其他东西吗？），所以这毫无疑问是你的工作了。在看这部电影之前，你要做足功课，原著漫画书还有迈克尔·霍登（Michael Hordern）配音的电视剧可以解释电影的来源。当他们开始厌烦你的长篇大论时，电影开始了，魔法也开始了。妮可·基德曼就像是《101条斑点狗》(*101 Dalmations*）里的库伊拉（Cruella），休·博纳维尔（Hugh Bonneville）就像《樱桃树巷》(*Tree Lane*，这不是那部2010年以非法入室/强奸/折磨/杀人为主题的恐怖片）里的班克斯先生，彼得·卡帕尔迪（Peter Capaldi）就像个在路边发疯的英国独立党分了。

你需要和自己的孩子一起看这部电影。当然你也可以借（要合法地借哦）一个别人的孩子和你一起看，但最重要的还是这个孩子能够像亲生的一样与你互动。如果孩子们愿意和你更深入地讨论，可以和他们讨论最近英国移民法案做出了哪些修改，还有所谓的“黑暗秘鲁”究竟是如何“黑暗”的。给他们几块糖果，轻轻拍拍他们的脑袋，感觉你的心在跳动。你终于做了件对的事。

THE MOVIE DOCTORS

第9章

妇产科

电影教你做称职的家长

啊，当母亲的乐趣。作为电影治疗师，我们欢迎你来到我们的妇产科，看看我们那些宝贝们眼睛里发出的光芒。你还得小心地塞上耳塞，降低一下那些地球新成员刺耳的哭声音量。这时，我们会仔细考虑一下那些在银幕上万世长存的电影，看看电影怎么把你变成一个更好的家长，还会让你回想起一些被胶片捕捉到的有关生孩子的精彩故事。

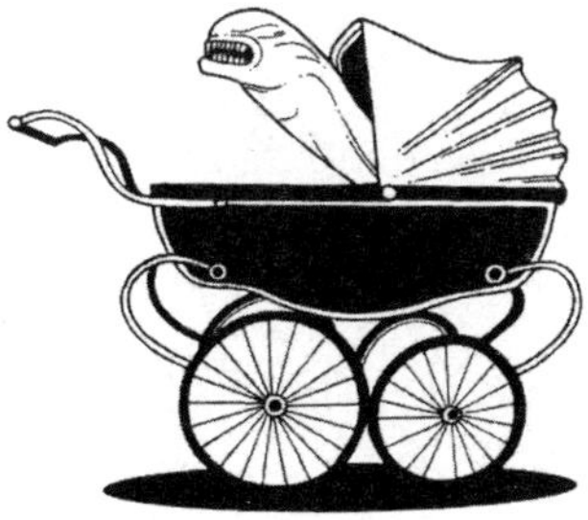

电影如何让你成为一名更好的家长

急性子？整天大喊大叫？只有玩无脑的、不断重复的游戏时，才会有那么一点点兴趣？不要失望。你需要知道的是：电影治疗师来救你了！电影中有比你做得更差的家长。我们推荐以下能让你感觉好受点的、有关照顾孩子的电影，看后绝对会让你振作精神。

《小鬼当家》（*Home Alone*，1990 年）、《小鬼当家 2》（*Home Alone 2*，1992 年）

有更多的电影能够给予你更多。谁不同情麦考利·卡尔金（Macauley Culkin）饰演的机灵又可爱、笑起来甜入心扉的凯文·麦卡利斯特（Kevin McCallister）呢？当圣诞节被丢在家里的他打倒一堆盗贼时，我们都备受鼓舞。在他战胜了纽约最邪恶的酒店看门人时，我们都为他欢呼。但不要忘记真正的坏人是他的父母——皮特·麦卡利斯特［Peter McCallister，由约翰·赫德（John Heard）饰演］和凯蒂·麦卡利斯特［Katie McCallister，由凯瑟琳·欧·哈拉（Catherine O' Hara）饰演］，这两个可恶的中产阶级贪图享受的生活习惯让他们成为无情和冷漠的代名词。你们可能忘记过自己孩子班主任的名字，但你们绝不可能自己坐着飞机去法国，而把儿子留给两个坏人。再者，你们绝不可能再次暴露出自己的麻木和漠视把孩子留在“罪恶之城”，而且孩子手里还拿着你们的信用卡。钱是买不到亲情的，麦卡利斯特先生和麦卡利斯特太太！哦，谁在敲

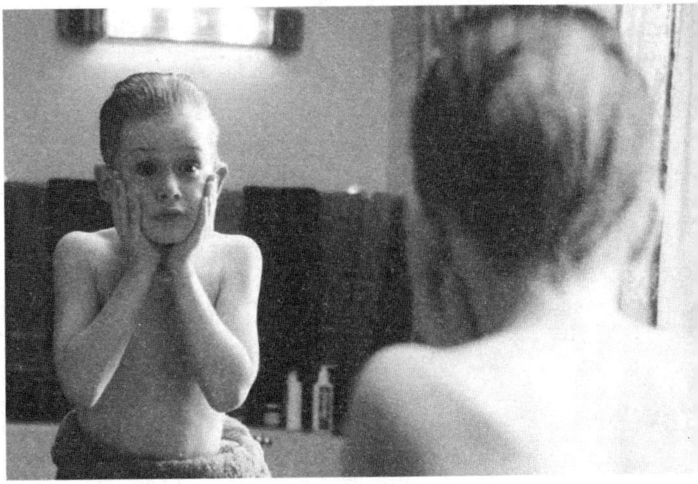

门？是社会服务人员吗？你的资本主义制度下的狐朋狗友能救你吗？可能吧。但当你因为自己的育儿技巧不够而感到伤心时，想想麦卡利斯特夫妇！然后，你可以让你的孩子看《小鬼当家》和《小鬼当家2》。至于《小鬼当家3》（*Home Alone 3*，1997年）、《小鬼当家4》（*Home Alone 4*，2002年）还有《小鬼当家5》（*Home Alone 5*，2012年）就算了吧，没人会看了。

《星球大战》（*Star Wars*，1977年）

你会有心情不好的时候，还会度过难熬的夜晚，也会发脾气。当一切都乱成一团时，你甚至会乱扔东西或者对你家的鹦鹉拳脚相加。但达斯·维达（Darth Vader）成功达到了坏蛋父亲的新高度。这并不是指他忘记看孩子的演出或者没有给孩子提供生活费等，而是他毁灭了自己女儿的整个星球！不仅如此，他还向自己的儿子报复，甚至砍断了他的手！你绝不会和他一样毫无人性，对吧？

《魔女嘉莉》（*Carrie*，1976年）

现在，到了说妈妈的时候了。准妈妈们，你们是时候一起享受聚会了。传统意义上，这次聚会通常包括水疗、按摩以及给你的面部涂一些芳香精油，这一切都由安东尼及其梦幻般的指法完成，但电影治疗师们会给你推荐更好的东西。你们不如聚在一起看这部1976年布莱恩·德·帕尔玛（Brian De Palma）主演的经典电影。

让我们有请玛格丽特·怀特（Margaret White）女士。她是嘉莉的妈妈，从小就学不会鼓励别人，也不会照顾和关怀别人。不过的确，她很关注女儿的宗教教育（也是为了消除自己心中的内疚吧），也挺关心女儿的朋友们。但是，让我们不能忍受的是她的尖叫，玛格丽特！还有她那黑斗篷！除了她能让作为父母的我们感觉好点之外，这些没有一样是帮得上忙的。关于这一点，我们还要感谢她。还有，如果你的孩子看了这部电影，他们肯定再也不敢向你抱怨什么了（至于全校舞会的事，就祝你好运吧）。

备注：如果孩子真的有心灵感应能力，可以用念力移动物品（例如移动一桶血浆），我们会把你的案件当作紧急案件处理。

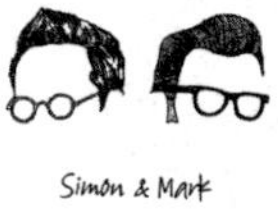

医生讨论中：人生大事之一——是否生孩子

梅奥医生：生孩子是每一个人人生中最重要的事情之一。作为医生，我们坚信这点。

克蒙德医生：那是肯定的。

梅奥医生：我的问题是好莱坞的电影并没有把生孩子的实际过程处理得很好。我的意思是，你能看到的通常都是妈妈在颤抖着或者咒骂无用的父亲、有些不称职的医生以及流出的不合理的血浆等。正规来说，好莱坞的电影不会拍分娩场景。

克蒙德医生：但是，我觉得并不是所有人都喜欢在大屏幕上看到真实的分娩场景。不过既然你提到了，凯瑟琳·布雷亚（Catherine Breillat）那部轰动一时的法国电影《罗曼史》（*Romance*）里好像就有真正的分娩场景。

梅奥医生：真正的分娩场景？里面的孕妇真的生下了一个孩子？

克蒙德医生：是的。电影剩下的情节就是一大群上镜的、有钱的法国人在一间大得能停下一架飞机的公寓里的激情戏，你知道他们平时都在干什么吗？

梅奥医生：一边抽高卢烟，一边对着一幅阴森森的夏尔·戴高乐（Charles de Gaulle）肖像吞云吐雾？

克蒙德医生：他们都在抱怨，而且是无穷无尽的抱怨。总之，他们没有一点浪漫。不管怎样，先回正题吧，我们再次说明在电影中拍摄分娩场景的确是件棘手的事。1986 年，在大卫·柯南伯格的电影《变蝇人》（*The Fly*）中，原来的结局是吉娜·戴维斯（Geena Davis）饰演的角色怀上了杰夫·高布伦（Jeff Goldblum）的孩子，她梦见自己生出一个“蝴蝶婴儿”，而高布伦是……

梅奥医生：一半人，一半苍蝇？

克蒙德医生：对。所以这个名字听起来很美的“蝴蝶婴儿”一点也不美。造型设计师们一开始设想的婴儿是个长着薄翼翅膀的塑料娃娃，但是这除了会让更多人倒胃口之外并没有什么作用。所以他们去掉了这个设定，可惜我们没有看到这个塑料娃娃。

梅奥医生：听你说的，我其实也不想看到这个婴儿。另外一件事就是，任何一个新生婴儿看起来都不像真的。所以，我不知道当扮演父母的演员第一次看到一个闪闪发光的、干净的、留着偏分发型的婴儿时，他们是怎样演出那种崇拜和怜爱的眼神的。

克蒙德医生：听你说，这像是个四周大的婴儿了？

梅奥医生：嗯，他不是那些沾了一层黏液的婴儿。

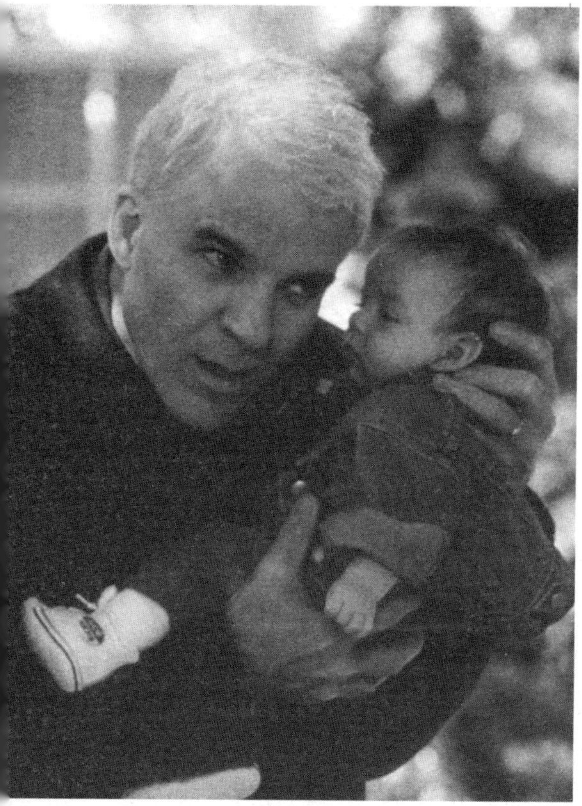

克蒙德医生： 那他就是四周大的婴儿了。

梅奥医生： 电影里有一些很搞笑的片段。谁会忘记《新岳父大人之三喜临门》（*Father of the Bride Part II*）里弗兰克·耶格霍弗（Franck Eggelhoffr）的那场母亲和女儿都在同一个产房生孩子的戏？这是多么可怕的想法啊。

克蒙德医生： 所以，作为电影治疗师，我们是不是可以下结论：好莱坞应该多注重分娩场景的拍摄。

梅奥医生： 实际上，我们现在就在讨论这个，但我不太确定是否真的很讨厌好莱坞的拍摄方式。我就在产房外面，生完了记得叫我就好。

孕期暂停：那些难产的电影

《夺宝奇兵4：水晶骷髅王国》（*Indiana Jones and the Kingdom of the Crystal Skull*，2008年）

孕期： 15年，剧本大改了三次。估计没有哪部电影的酝酿时间能比得上史蒂文·斯皮尔伯格炮制的这份“两份黄油再加糖霜”的爆米花电影了。

人们多年的等待值得吗？不。这是夺宝系列中最差的一部，里面有陈旧的对白、似曾相识的动作场面，还有（最烂的）希亚·拉博夫（Shia LaBeouf）。

《乐高大电影》(*The Lego Movie*，2014 年)

孕期：整整花了四年时间，但是将乐高积木变成动画比将其砌起来要痛苦多了，重写剧本是另一个重要的原因。

人们多年的等待值得吗？绝对值得！正如主题曲唱的：一切都棒极啦！

《细细的红线》(*The Thin Red Line*，1999 年)

孕期：从最初的设想到上映花了 20 年时间，单是剧本就花了 10 年。

人们多年的等待值得吗？任何一部泰伦斯・马力克（Terrence Malick）的作品都值得等待，但有些演员并不是这么想的：艾德里安・布洛迪（Adrien Brody）的角色一开始是主角，后来在剪辑版中，他变成了配角；同时，米基・洛克（Mickey Rourke）的戏份被全删掉了。两人对此都不是很满意。

《橡皮头》(*Eraserhead*，1977 年)

孕期：五年，因为资金问题，大卫・林奇（David Lynch）还要时不时去送报赚钱，这是真的。

人们多年的等待值得吗？肯定值得，除非你在看这部电影时正值晚餐要吃鸡肉。

《睡美人》(*Sleeping Beauty*，1959 年)

孕期：八年，这部电影的后期延续了很长时间。用五年做动画，手工上色，意味着每一帧画面都要花费两周时间完成。

人们多年的等待值得吗？是的，这部电影是迪士尼的经典之作。

《人工智能》(*A.I.Artificial Intelligence*，2001 年)

孕期：斯坦利・库布里克（Stanley Kubrick）一开始是根据 20 世纪 70 年代初布赖恩・奥尔迪斯（Brian Aldiss）的小说《整个夏季的超级玩具》(*Super–Toys Last All Summer Long*)进行改编的。但是 2001 年，在电影开机之前，库布里克就去世了，然后由斯皮尔伯格接手导演。

人们多年的等待值得吗？第一次看，觉得不值得；第二次看，可能值得吧；第三次看，“哎呀，我的天啊！”

《少年时代》(*Boyhood*，2014 年)

孕期：整整 12 年！这样的电影我们才称之为“意味深长的停顿”。

人们多年的等待值得吗？值得！你可以看到一个小男孩如何成长为一个男人。

《阿凡达》(*Avatar*，2009 年)

孕期：1994 年，詹姆斯·卡梅隆（James Cameron）就写出了剧本，但却没有相应的技术能够拍摄，所以他要等技术完善了才能拍摄。

人们多年的等待值得吗？这取决于你是否真的想看“外太空的蓝精灵们”。梅奥医生很享受这部电影的 3D 效果；但克蒙德医生被仇恨和黑乎乎的眼镜蒙蔽了双眼，并没有得到什么享受。

《现代启示录》(*Apocalypse Now*，1979 年)

孕期：10 年。这部电影的每个方面都像是一部史诗，本书需要单开一章来分析科波拉铸造的这部杰作的所有难点。

人们多年的等待值得吗？当然值得，如果抛开演员马龙·白兰度从未真正看过原著小说《黑暗的心》(*Heart of Darkness*) 或者剧本这一点来说的话。

THE MOVIE DOCTORS

第10章

职业疗法
那些遭遇职业生涯滑铁卢的电影人

帮助人们安然度过生命中的每个日子，这个任务对电影治疗师来说是愿意接受的挑战。在我们的职业疗法诊室中，我们会讲述被“过度夸奖”的危害。然后，我们会解决成人生活中两个恼人的元素：工作和假期。而且，我们会推荐几部电影来辅助治疗。

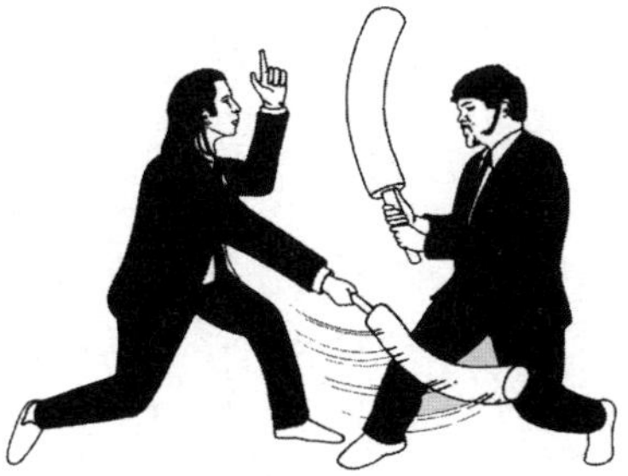

临床检查：过度赞誉带来的危害

从医学的角度来看，要诊断“过度赞美”病的症状很容易。电影史上不乏这样的故事：在听到评论宣称自己是有史以来最好的导演后，他们的职业生涯就一路滑坡。很多人都写过颇具杀伤力的负面评论文章，但告诉一个电影制作人有多伟大也可能对其造成毁灭性打击，然而很少有人关注这些“有毒”的评论。电影治疗师现在要站出来了。

有不少导演都患上了这种实在太罕见的“小病”。一个典型的例子就是极具天赋的导演约翰·保曼（John Boorman）。在他那部 1972 年提名奥斯卡的惊悚片《生死狂澜》（*Deliverance*）受到广泛热捧之后，面对评论家们眼花缭乱的夸奖，他立马就拍出了有史以来最烂的科幻片《萨杜斯》（*Zardoz*，1974 年），接下来又拍了一部惊世烂片《驱魔人 2》（*Exorcist II: The Heretic*，1977 年）。后来，保曼似乎回到了正轨：在遭到了大量极具治愈性的差评后，他拍出了颇受好评的《黑暗时代》（*Excalibur*，1981 年）和《希望与荣耀》（*Hope and Glory*，1987 年）。直到现在，他一直是一位多产的、备受人们尊敬的电影制作人。这只是约翰·保曼的故事，而其他人就没那么好运了。

以美国导演迈克尔·西米诺（Michael Cimino）的例子来说，其被广泛承认的美名在很短的时间内几乎毁了他的职业甚至他的整个制片厂。西米诺以前的阅历背景或多或少被隐藏起来。1979 年，他拍出了《猎鹿人》（*The Deer Hunter*），这部电影几乎囊括了奥斯卡许多重要奖项（包括最佳导演和最佳电影）。据报道资料记载，这位 35 岁的电影人曾在 1968 年越南战争中服役于美国陆军特种部队“绿色贝雷帽”。实际上，已经快 40 岁的西米诺出身于广告行业，他在后备军中待了 6 个月，根本没有去过越南。正如当时的环球影业总裁托马斯·蒙特（Thom Mount）所说：“如果他是‘绿色贝雷帽’的军医，那我就是棵芜菁甘蓝（芜菁甘蓝是芜菁和甘蓝杂交而成的一种根系植物，谁知道哪种说法是对的呢？）。”

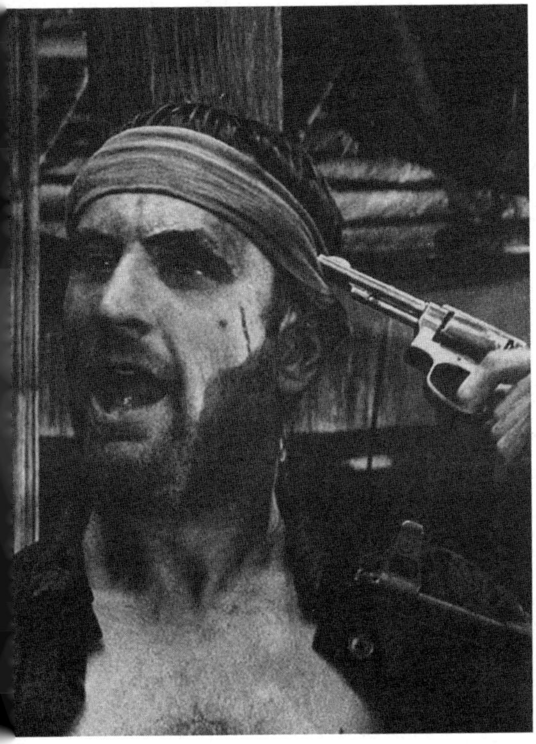

正当大家还在讨论这位导演难以捉摸的背景时，西米诺本人似乎已经开始相信自己是个天才，而大家都会承认这一点，剩下的只是时间问题。在他职业生涯早期（他拍出了自己最好的几部电影），他的天赋已经被很多人承认，这些人围在他身边吹捧他。在这种环境下，他参与了 1972 年道格·特朗布尔（Doug Trumbull）那部精彩的科幻电影《宇宙静悄悄》（*Silent Running*）的编剧，还参与了 1973 年警探哈里的系列片《紧急搜捕令》（*Magnum Force*）的制作。这一切的积累让他得到了导演处女作《霹雳炮与飞毛腿》（*Thunderbolt and Lightfoot*，1974 年）的机会。这部处女作赢得了不错的口碑和可观的票房收入。不过至关重要的是，西米诺在整个电影拍摄的过程中都处在男主角克林特·伊斯特伍德（Clint Eastwood）的指挥下，可想而知，谁是这部成功电影背后真正的推动力量。《霹雳炮与飞毛腿》第一部的导演查尔斯·奥肯（Charles Okun）后来回忆说，克林特是唯一一个敢对导演西米诺说“不”的人。如果导演同一个镜头已经拍了四遍，伊斯特伍德就会说“不用了，我们有足够多的素材了”。

这就是关键之处。

到了西米诺那部被看作神作的《猎鹿人》时，很多人都学会了对西米诺说“不”，其中一个就是制片人迈克尔·迪利（Michael Deeley）。他是这部电影的开山鼻祖，他选择了路易斯·加芬克（Louis Garfikle）和奎因·K. 雷德克［Quinn K. Redeker，他曾主演 1967 年的经典电影《蜘蛛宝宝》（*Spider Baby*）］写的一个名为《参加游戏的男人》（*The Man Who Came to Play*）的剧本，其中讲述了有关俄罗斯轮盘的精彩故事。这个剧本需要重写，还需要一个导演。于是，迪利找到了迈克尔·西米诺。迪利在那本非常好看的书《银翼杀手、猎鹿人、炸开那扇该死的门：我在邪典电影的一生》（*Blade Runners, Deer Hunters and Blowing the Bloody Doors Off My Life in Cult Movies*）中写道：“我没有预料到他是个如此麻烦的人。”实际上，迪利坦言，他找上西米诺的部分原因是因为“在我看来，他的简历平淡无奇”，而他要的只是一个工作有效率、不给自己惹麻烦的人。迪利没想会得到与自己期望相反的结果。

西米诺先找来了在《宇宙静悄悄》中合作过的编剧德里克·沃什伯恩（Deric Washburn）。沃什伯恩写出了一版《猎鹿人》的剧本之后（据他回忆），就被喝令“滚蛋”。接着，西米诺开始淡化加芬克、雷德克和沃什伯恩的作用，表明这部电影主要是自己的个人自传。编剧工会表示不同意，反而将编剧的署名权单独给了沃什伯恩，说西米诺不过是写故事的四个人之一。不过，这一切并不能阻止西米诺坚持说剧本是自己一个人写的，或者正如迪利所描述的，“从牙齿里挤出谎话”。

在试拍开始之前，西米诺和迪利的关系就一直很紧张。在进行了一次关于美国式设定的开场段落的激烈争论后［导演似乎想把《猎鹿人》拍得和《乱世佳人》（*Gone with the Wind*）一样长］，西米诺出发来到桂河，这里将会开拍导演的“自传”故事——一群美国士兵在越南卫兵的逼迫下玩俄罗斯轮盘。实际上，从未发生过这样的事情（至少根据历史记载），不过那时显然也没有多少人关心。迪利后来写道，“我自己的看法是这事不可能发生”，而几年后，联合制片人巴里·斯派克斯（Barry Spikings）对电影里关于这场战争的描述十分不满，他强调“我没有意识到我们这样做会给越南人民造成多大的伤害”。

导演西米诺一直在这部电影的拍摄、剪辑以及宣传期间惹麻烦，他声称自己做出了许多贡献（有些可能并不是他的功劳），讲了各种有关自己创作角色（幕前或者幕后）的小故事，甚至为自己揽了一个“制片人”的名号，尽管迪利指出西米诺没做过任何一件制片人应该做的工作。这部电影的拍摄严重超时和超预算，这只是其中一个问题，真正的问题是很多参与过该片制作的人表示再也不和西米诺合作。迪利写道，“这一刻不会来得太快”，因为他上次看到西米诺刚刚赢得1979年奥斯卡最佳电影奖，“回首过去，我的奥斯卡奖杯上唯一的污点就是刻有西米诺的名字。我把奖杯放在很高的地方，这样我既可以看到奖杯，又看不见上面那个精雕细琢的、令人不快的名字”。

抛开迪利的苦恼和疑虑，《猎鹿人》的成功的确让西米诺成为一位受人尊敬的卖座导演，让其跻身世界最有名的电影创作者之列。但接下来的日子里，他迎来了其电影在商业和艺术上灾难性的双重打击。到底哪里出错了？电影治疗师认为，人们对这位导演的这部越南战争史诗般的电影的过分称赞卷跑了他的才华，他和《猎鹿人》的剧组人员是如此努力地工作过和激烈地斗争过（至少最初，他也是带着荣光、备受尊敬的）。突然间，这位新导演发现自己已然身处顶端，他对别人发号施令，再也没有人对他说“不”，大家都认为他是个天才导演，而他自己也相信了。这个结果是灾难性的。

联美公司的制片人主管史蒂文·巴赫（Steven Bach）在其《最后的剪辑：制作〈天堂之门〉中的美梦和灾难》（*Final Cut: Dreams and Disaster in the Making of Heaven's Gate*）一书中回忆，他和大卫·菲尔德（David Field）同意让迈克尔·西米诺帮联美公司制作一部电影——“这是一个摧毁整个公司的决定”。西米诺带来了自己写的剧本《约翰逊郡的战争》[*The Johnson County War*，这是一部西部片，背景设定在美国历史中一段极具争议的时期，与经典小说《维吉尼亚人》（*The Virginian*）和《原野奇侠》（*Shane*）的背景设定差不多]，这部作品在开拍之前被来回改了几次。实际上，这个剧本早在20世纪70年代初就被联美公司退回了。但现在，在《猎鹿人》的成功基础上，不论出多少钱，联美公司决定让西米诺来拍这个故事。电影原定预算是780万美元，但最终拍摄完毕时，联美公司为此片支出了3600万美元。这都是因为联美公司的一系列退让决定，致使电影拍摄成本即使超出预算直线上升，导演也不需要承担任何责任。总而言之，西米诺可以拍摄超时、超预算电影。事实上，他两样都做到了，而且还要拍赶超世界纪录的超时、超预算电影。

《天堂之门》（*Heaven's Gate*，电影的最终定名）的背景设定在19世纪末的怀俄明州，讲述了富裕的美国畜牧大亨残忍对待贫穷的欧洲移民的故事，另外还添上了滑旱冰的故事（这是真的）。克里斯·克里斯托弗森（Kris Kristofferson）饰演男一号吉姆·埃弗里尔（Jim Averill），同时《猎鹿人》中的主演之一克里斯托弗·沃肯（Christopher Walken）饰演从施暴者向捍卫者转变的奈特·钱皮恩（Nate Champion）。至于约翰逊郡妓院老板娘一角，西米诺决定要伊莎贝尔·于佩尔（Isabelle Huppert）这名出色的却从未主演过英语电影的法国女演员来饰演。尽管制片人一再提醒，女主角必须找美国观众能够接受并且有票房号召力的女演员（这部电影毕竟花费了巨额预算，需要明星效应才能保证成功）饰演，但是西米诺依然坚持自己的想法。

那些制片人们也坚持他们的想法。

西米诺发飙了（“他指责我们不信任他，”据巴赫回忆说，“他说我们胆小又没有审美。最后，他宣布，要是我们这些迟钝的、没有才华的人坚持这样，他就不拍了。”）。

制片人们屈服了。

肯定要屈服的啊，毕竟大家都说西米诺是个天才导演。

正如巴赫跟联美公司的高层解释的那样："非常明显，这部电影的明星是迈克尔・西米诺。我们不指望一两个演员会给电影增加几百万票房，而指望迈克尔・西米诺会完成这部写满'艺术'的巨作，这部史诗般的电影制作会给我们带来史诗般的回报。是的，西米诺具有这部电影最大的票房号召力。"

西米诺用这个小测试证明了自己的话语权有多大。现在，他真的可以为所欲为了。这颗闪闪发亮的巨星将要脱轨飞行。

1979 年 4 月 16 日，《天堂之门》在美国蒙大拿州国家冰川公园正式开拍。1980 年 3 月，在将近一年后，电影才拍摄完成，比原先预定的上映日期——1979 年 12 月超出了三个月。令人震惊的是，拍摄成本整整超出了原预算快 5 倍，而按照之后的剧情来看，这笔钱基本全扔到水里了。其实从一开始，拍摄进度就为这部电影的命运敲响了第一次警钟。第一天拍摄完毕时，拍摄进度就落后了一天。到了第六天拍摄时，拍摄进度已经落后了整整一周。拍摄进度落后的原因仅仅是西米诺觉得某个场景的一整条路需要加宽 6 英尺，这导致一整条路上的所有建筑在搭建完成后都要全部拆除。当有人建议这个问题最简单的解决方法就是把路某一边的建筑往相应方向平移 6 英尺时，西米诺大怒，他斥责并坚持要把两边的房子同时往两边平移 3 英尺。不这样做，西米诺就说看起来"不对劲"。

其他看起来"不对劲"的事还包括高潮戏中两人对决的战场。这片战场的颜色不够绿，与西米诺希望抛洒在上面的红色鲜血没法形成鲜明的对比。"那场战争戏很烧钱啊，"制片人乔安・卡雷利（Joann Carelli）报告说，"我们需要清理掉那

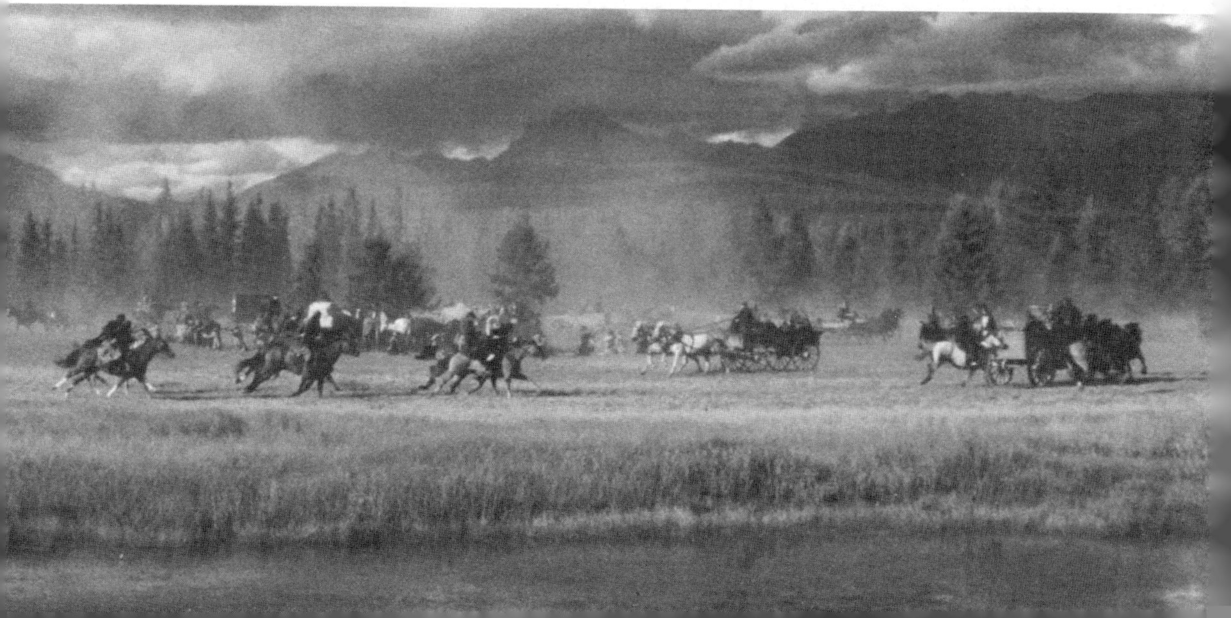

片地上所有的石头，然后铺上灌溉系统。”

“什么灌溉系统？”后知后觉的巴赫问道。

“因为要铺草啊。”卡雷利说。

“什么草？”

“迈克尔想要那个场地长满草。”

“天啊，乔安！”试图控制住往上飙升的成本的巴赫发出了绝望的大喊，“他说的是几百个人、几百头马、几百辆马车还有无数的炸药，还管什么‘铺草’啊！”

类似的事情还有很多。

重拍也是常有的事。和克林特·伊斯特伍德在拍完第三条或第四条后就会喊停不一样，像布拉德·道里夫（Brad Dourif）这样的演员已经习惯了同一句对白拍上四五十遍。“一个人到底能有多少种掉裤子的方式？”一个现场的工作人员问。他亲眼看见剧组就一个演员露屁股的镜头拍了无数条，浪费了上千英尺的胶片。剧组还曾花了一整天的时间只拍克里斯·克里斯托弗森醉醺醺地在床上甩鞭子的镜头，这个镜头不过在全片里出现了几秒（而且是没法让人记住的几秒）。每天早上，主演们都得聚在一起，进行后来被大家称作“西米诺野营”的训练——骑马两小时，然后滑旱冰两小时。他们每天如此，日复一日。为了其中一场戏，剧组需要在早上驾车 4 个小时去拍摄地点，然后晚上驾车 4 个小时回到休息的地方。一天早上，摄影机架好了，全组人员都被晾在一旁，硬生生等了 7 个小时，就因为导演要等云彩变得漂亮点。当有人提议大家都要吃个午饭休息一下时，导演咆哮道：“这个镜头重要还是午餐重要？！”

显然，西米诺下定决心要超越弗朗西斯·福特·科波拉（Francis Ford Coppola）了。科波拉曾经因为拍摄《现代启示录》（*Apocalypse Now*，1979 年）时用了超过 100 万英尺的胶片而饱受诟病，而西米诺在自己的电影里用了 130 万英尺的胶片，相当于拍摄了 200 多个小时，而里面没用上的胶片至少有 196 个小时。曾经一度有个说法，《天堂之门》每天都得花上联美公司 20 万美元。其拍摄时间跨度之长，让演员约翰·赫特（John Hurt）都可以先来拍《天堂之门》，然后中途去拍一部完整的《象人》（*The Elephant Man*，1980 年），再回来继续拍他在《天堂之门》的戏。在整个过程中，联美公司的高管们能做的就是站在一旁看着公司的钱一天天被浪费掉。

联美公司其实想过解雇西米诺。在那部可怕又吸引人的《最后的剪辑》里，史蒂夫·巴赫曾经和一位未透露姓名且可能不是大卫·里恩的导演谈过，看他能不能接手这部电影。但那个导演拒绝了，因为这样做很可能会违反导演协会的严格规定。更糟的是，联美公司将面临公众的强烈抗议，指责他们干扰了西米诺和他的拍摄。毕竟，人家是个天才导演。

每个人都这样说。

当拍摄终于完成的时候，联美公司已经快给西米诺跪下了。电影显然已经错过了公司最初预计的上映日期——一年中最好的档期，所以它们只能瞄准 1980 年 11 月这个档期。但西米诺仍然需要将几百个小时的素材处理成三个多小时的电影。他把剪辑室的锁换掉，很显然，他根本不在乎任何计划规定的期限。6 月 26 日，一直被拦在外面参加不了任何电影工作会议的联美公司高管们终于能看到这部花光他们所有钱的《天堂之门》的真正面目了。

尽管导演说还能再减 15 分钟，但这部电影已经长达五个半小时。

联美公司的全部高管们都快疯了，他们不得不再次考虑解雇西米诺。但是又一次，西米诺所谓的天才一说占了上风，怎么能解雇一个人人都说他作品很棒的导演呢？这样的话，高管们不就都成了不懂欣赏艺术的野蛮人了吗？还有，他们已经为这部电影投入了将近 4000 万美元，相当于原预算的五倍。在整个好莱坞，其他电影制作人根本拉不到联美公司的投资，因为西米诺已经花光了联美公司所有的钱。正如布拉德·道立夫（Brad Dourif）警告西米诺所说的："这部电影最好是部卖座片。"

可惜它不是。实际上，它非常烂。1980 年 11 月 18 日，当《天堂之门》在纽约上映时，这部仍然长达 219 分钟的巨作引来了大家的"啧啧"惊叹声，并不是因为它那惊人的内容，而是对它浪费了如此大量的时间、金钱和才华的一种叹息。《纽约时报》的评论家文森特·坎比（Vincent Canby）定下了大家对这部电影口碑和反响的基调。他认为《天堂之门》是场"永无止境的灾难"，观影体验就像"被迫在自家客厅里徒步旅行了 4 小时"。震惊之下，惊慌失措的西米洛和联美公司将电影紧急撤下，重新剪辑并发行了删至 149 分钟的"导演剪辑版"，但是反响依然不好。在看了新版电影后，罗杰·艾伯特（Roger Ebert）称之为"我看过的最丢脸的电影"，还说"记住，我可是看过《长征万宝山》（*Paint Your Wagon*）的"。观众们也对这部电影失去了观看的热情。这部电影（无论是哪个版本）在电影院下线时，一共只有不到 400 万美元的票房，还不到成本的 1/10。更糟糕的是，它只收获了一个奥斯卡艺术指导的提名，在这方面还比不过《夺宝奇兵》(*Raiders of the Lost Ark*）这部成本不到其一半却有趣又好看的冒险喜剧。反之，《天堂之门》倒是横扫了金酸莓奖，获得最烂电影、最烂男主角、最烂剧本的提名，并获得了最烂导演奖。

所以，为什么这部电影的票房会这么惨？原因很简单：它就是一部烂片，或者说是一部金玉其外的烂片（电影治疗师一致认为，没有人拍了整整 130 万英尺长的胶片却找不到半点可以吸引人的素材）、一部无聊到自言自语的烂片。即使是那些特别爱看演员踩着溜冰鞋、拉小提琴的人（克蒙德医生就是其中一个），他们都不能忍受《天堂之门》的大部分场面。这场超强的商业灾难击沉了这家由查理・卓别林（Charlie Chaplin）、D. W. 格里菲斯（D.W. Griffith）、道格拉斯・费尔班克斯（Douglas Fairbanks）和玛丽・碧克馥（Mary Pickford）一手建立起来的电影公司。而西米诺的职业生涯也宣告彻底结束，他再也没有崛起过。哦，他之后还是拍了一些电影的，但都没有成功：《龙年》(*The Year of the Dragon*，1985 年），米基・洛克（Mickey Rourke）的过气之作，涉嫌种族歧视华裔美国人；《西西里人》(*The Sicilian*，1987 年），尽管改编自《教父》(*Godfather*）的作者马里奥・普佐（Mario Puzo）的另一本书，但它也是一部失败之作；另一部失败之作是《致命时刻》(*Desperate Hours*，1990 年），它让大家想起自己有多么喜欢亨弗莱・鲍嘉（Humphrey Bogart）的原作；还有《旭日逃亡》(*The Sunchaser*，1996 年），这是一部具有嬉皮士风格、充满了无稽之谈和无关紧要的事的烂片，其拍摄片场的反串丑闻甚至压过了电影本身的风头。

这一切的恶果起因，相信大家也都能猜到：过度的赞美。就像我们之前所说的，西米诺最好的作品都是和周围一群最多认为他只是适合这份工作的人合作完成的。在拍摄电影《宇宙静悄悄》时，他不过是个在底层挣扎的小编剧，和几个人一起合作写完了电影剧本。虽然导演道格・特朗布尔重写了一版剧本，但并没有署名。在电影《霹雳炮与飞毛腿》中，他第一次得到了当导演的机会，因为克林特・伊斯特伍德认为他很有才华，但他也不过是一个在重量级好莱坞明星手下做事的二把手。甚至在电影《猎鹿人》里，他在别人眼里也只是那个“有一定能力”修改别人剧本并将其导演成片的人、一个在制片人迪利眼中因为简历“一片空白”本以为是个“不惹麻烦”的导演。只有当大家都开始告诉西米诺他想听到的话（他已经成了一个大家都会对他言听计从的导演）时，他才开始搞砸所有事情，而且搞砸了最严重的一次事故。《天堂之门》的失败不仅导致联美公司破产并被泛美公司快速出售（泛美公司自此决定退出电影市场），还让好莱坞大大削减了以“导演中心制”拍摄的电影，从而进入了好莱坞又一次繁荣的“黄金”时代。吸取西米诺的教训，制片厂认为自负的导演都是票房克星，转而开始扶持 20 世纪 80 年代从事过制片人的唐·辛普森（Don Simpson）和杰瑞·布鲁克海默（Jerry Bruckheimer）这样的新导演。这次事故，西米诺不仅断送了自己的职业前程，还断送了其他梦想用才华而不是赚钱能力来闯荡好莱坞的人的前程。的确，你可以把《天堂之门》的失败和电影市场中续集电影出现得越来越频繁这种趋势直接联系在一起，这也影响了今天的电影市场。现在，我们电影院里充斥的都是漫画改编电影，还有那些打打闹闹的续集电影。

其实，对于这样的市场溃败，联美公司的制片人们并不能将责任推到其他人的头上，一切只能怪自己，这一点巴赫在《最后的剪辑》一书中曾多次阐明。在拍摄《猎鹿人》时，所有关于电影拍摄的细节已经说明了一切，尽管它是部非常

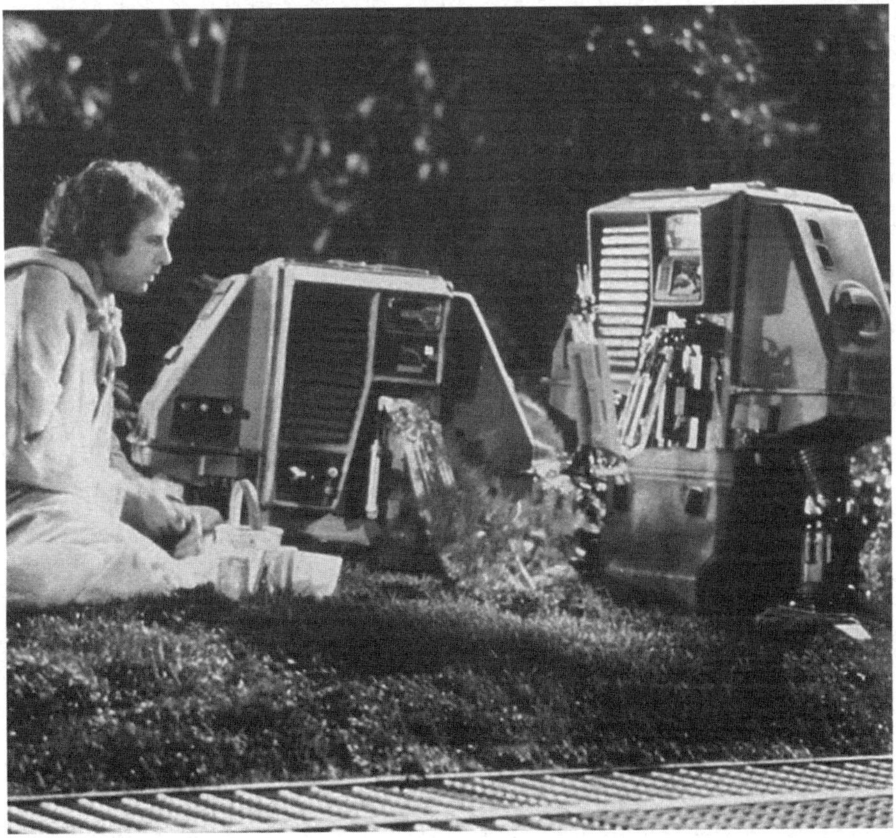

成功的电影，但同时也有相当不堪的拍摄过程。尽管它在奥斯卡最佳电影的角逐中打败了哈尔·阿什贝（Hal Ashby）的《荣归》（*Coming Home*，1978 年），但也再次告诉了制片人一个重要的信息：美国电影学院委员会并不会把最珍贵的奖颁给最应该获得这个奖的电影和电影人。接下来，阿什贝导演了《富贵逼人来》（*Being There*，1979 年），这是一部受到观众和影评人一致好评的电影，还使男主演彼得·塞勒斯（Peter Sellers）达到了事业巅峰。而另一方面，西米诺的名字则永远和电影史上最昂贵的一部烂片联系在了一起。

不过，《天堂之门》也无意中促成了一件好事。在拍摄初期，不断传来这位行为越来越像暴君卡里古拉的导演在拍摄现场虐待动物的报道［有趣的是，1979 年的《暴君卡里古拉》（*Caligula*，又名《罗马帝国艳情史》）比《天堂之门》好上一万倍，拍摄期间也有更多的笑话］。比如，拍摄一场斗鸡戏用的鸡都被宰了；拍摄用的牛没有打麻醉药就被刺伤，只因为要呈现真正的流血场景；甚至拍摄用的马被炸药炸飞到天上，类似的报道有很多。当美国人道主义协会开始抗议摄制组这些被报道的行为时，西米诺干脆直接禁止他们进入拍摄场地。结果，人道主义协会对《天堂之门》的放映进行抵制，电影接下来的失败也直接影响了电影拍摄规定的改变，让人道主义协会监督电影的制作过程。今天，在所有主流的美国电影中，有关动物的拍摄都要接受人道主义协会的管理和检查，以保证电影工作者（即便是超级自负的导演）尊重动物权益和爱护动物。

同时，《天堂之门》的案例也成了教科书中经典的反面案例，警醒着那些被评论盛赞的电影制作人。过度吹捧一位导演会让他的事业像枯萎的花一样营养不良甚至彻底凋零，处在风雨中的导演才能盛开出美丽的艺术之花。看看迈克尔·贝，他经常被评论攻击，但他依旧是这个世界上最成功的导演之一。再看看西米诺，除了最近有些法国评论家想帮他“东山再起”，说《天堂之门》是一部被严重误解的杰作之外，他已经彻底淡出了人们的视线。天哪！天哪！我的天哪！

从医学的角度出发，治疗方案已经很清楚了：一天一点小打击，让《天堂之门》远离你。

电影治疗师度假中：电影如何改善你的假期

电影治疗师的承诺之一就是保障广大病人的健康和幸福。而在职业疗法诊所的治疗师们被越来越多的人认为“富有开拓性”（或者治疗费用“太昂贵”“完全不切实际”）。他们的疗法被总结如下：

- 去度假；
- 去看电影。

我们还知道，只要度假，就一定会伴随这些恼人的副作用：晒伤、蚊叮虫咬和破产。不过放心吧，去趟电影院就不用发愁这些了，以下就是原因。

- 在影院里吃掉的 2 千克糖和无数小吃将会是你在整个假期中吃的最健康的食物。
- 至少那些吃的都是干的。
- 你可以在五分钟内睡着。
- 去电影院可以让你怀念家里。在家里，有你自己的床，你的小孩交的是有益身心健康的朋友，你的数码设备也能正常工作。
- 只花 25 欧元就能买四张票，让你觉得自己肯定省了不少钱。
- 省下的钱又够买一桶爆米花了。
- 电影院有无线网络。
- 电影院里的广告可以提醒你：影院周围有一家你自从周二之后就再也没去过的印度餐馆。
- 微弱的音响、破烂的座椅和来自萨顿科尔菲尔德区的那些恼人的游客，让你十分想念家旁边的多功能影厅。
- 踩双人字拖、穿个短裤或者围个披风去电影院会让你看起来像个老影迷。
- 你不用打出租车回家。有月光的话，你可以在一小时内走到自己住的帐篷，当地人自己也会喝得醉醺醺的，女巫们也不会在空地聚会。

电影如何将不可能变成可能

当你收拾行李准备回家的时候，心里可能会产生一些想法，留意这个很重要

的时刻。这些想法需要你接收，并把注意力集中到你当下出现的情绪、想法和感觉上。这个想法可能是“我不想回家，现在不想，以后也不想！”所以，让我们看看能否做得更好。聚精会神，放松，深呼吸，微笑。

• 你的航班延迟了，不过这只会让你在等候休息室里待上播放一部《变形金刚》那么长的时间。记得说话要礼貌，记得保持安静，记得不要穿小号的毛边短裤（当然了，在有些情况下，如果你想穿，这也是你的权利）。

• 你一直是一个“在外辛勤工作”的好孩子。但不知不觉，你已经慢慢变得跟《机器人总动员》里那些乏味的人一样，回家吧。

• 从康沃尔回来，你只能待播放两部《变形金刚》那么长的时间。于是，场面变得更好了。马克·沃尔伯格（Mark Wahlberg）也有空去小厨师快餐店吃快餐。8 月份，戈达诺服务站就像世界末日后的噩梦差不多。

• 谢天谢地，你家那边的电影院有“10 块钱 9 杯龙舌兰酒”的活动，让你的生活充满活力。

• 不需要担心你做的美黑会消退，接下来的 3D 播映和那副特别的眼镜会让你变黑 30%。我们保证！

• 餐馆的外国菜太多了？厌倦吃外国食物？小摊上的一个 12 英寸的新鲜热狗非常适合你吃家乡菜养大的胃。

• 如果你那班有免费电影和免费食物、但服务人员却不太礼貌的航班发生混战，导致航班单轮着陆，你的行李箱全破了的话，那肯定是连姆·尼森（Liam Neeson）在搞鬼。

THE MOVIE DOCTORS 第11章

眼科

电影中画龙点睛的墨镜

视觉是不是最宝贵的一种感觉？作为电影治疗师，我们现在的答案是肯定的。某些时候，我们需要戴眼镜：治疗我们的近视，或者去戛纳看一场中午放映的电影时戴上眼镜遮挡那刺眼的阳光。在我们的眼科科室，我们会看看有什么眼镜可供我们选择——实用或者装饰用，它们可以帮助我们在看电影时偷偷“挡掉”那些恐怖的场景。我们还将给出一个快捷的小测试，看看你现在是否需要增强视力。

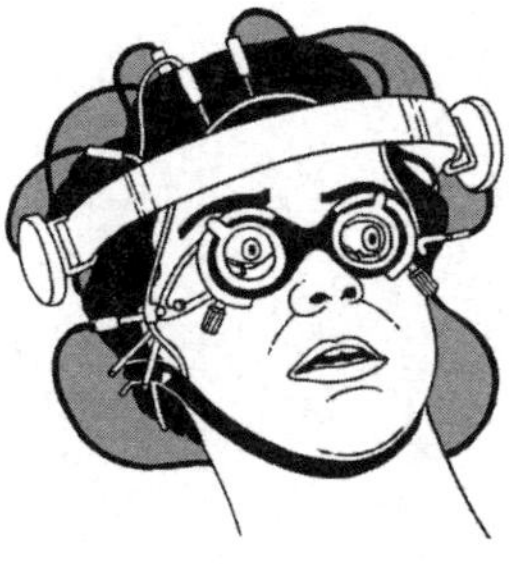

电影治疗师的视力测试：演职人员表

在看电影的时候，演职人员表上的字母又模糊了。“放映员都在干什么啊？”你抱怨道。之后，你突然想起克蒙德医生告诉过你很多次：现在已经没有放映员了。“这么说，现在这些数码放映机也很糟糕，”你继续说，感觉就是要找点什么骂两句才安心，“如果看不清演员表，我怎么知道在电影拍摄过程中有多少动物没有受到伤害啊？”你瞥了一眼空空如也的放映室，似乎肯定了那里就是出错的地方。走出影院时，你还是骂骂咧咧的。突然，你被一个小孩绊倒，滚下楼梯。你终于开始醒悟过来，刚才的事情可能不是电影院的错，而是你自己！这一直都是你的责任，但你不知道！你是时候来测测视力了。

你现在，对，就是现在，你应该意识到，你得去请一个电影放映员了。笨蛋，赶紧去吧，别去太晚了！

我竟然坠落了，无法继续了，所以被迫从梦中那场戏醒了过来。

你知道艾玛·汤普森吗？她是我的女神，她做的所有一切都是对的。

你要么忙着活，要么忙着死。有的人活着，但他死了；有的人死了，他还活着。

从人类的诞生，讲到一种全新物种的出现，142 分钟的太空史诗。

电影中那些最迷人的眼镜

你没能通过我们的视力测试？那么，你是时候戴眼镜了。你或者会想，先不戴眼镜，缓几年吧。你可以眯着眼看屏幕、瞅着你的食物，但是请不要这样做。你是时候加入戴眼镜的阵营了。不用忧虑，这不是你身体变差的征兆（虽然还是有身体变差的可能，见后面“电影怎样助你度过变老的过程”一节的内容）。很多电影明星都把眼镜作为道具来彰显自己的魅力，让自己的形象增加点人文学术气息，你也能这样做啊。不过，选择眼镜是件棘手的事情，但我们的电影治疗师作为这方面的专家，可以为你指点明路。这里，我们提供一些电影中很著名的眼镜的介绍，还有帮你估计在哪里能买到它们。

哈利·波特（Harry Potter）

《哈利·波特与魔法石》（*Harry Potter and the Philosopher's Stone*，2001 年）

电影有史以来最著名的眼镜佩戴者。你们中读过小说的人肯定都知道哈利的闪电疤痕、永远都蓬乱的头发，他没有眼镜就会迷路。你也肯定认得这副一些花花公子到处都能弄到的经典款圆框眼镜，一个卧室是“楼梯下的碗柜”的男孩几乎不可能拥有一副阿玛尼的眼镜。

看来这款“大难不死的男孩”的眼镜不一定很贵，它的玩具版只售 5.99 英镑［戴上这款眼镜可能会让一个天真的麻瓜小男孩看起来像斯坦利·鲍德温（Stanley Baldwin），但现在应该没人会想起这位活在 20 世纪的英国首相的样貌，所以很明显，你看起来像个魔法师］。对那些想买豪华版但又没有办法拿到复方汤剂的人来说，你们可以试着花 200 英镑左右买一副萨维尔街的华威镜框，或者找到其他戴这种眼镜的人对其使用飞来咒！

米克尔·布隆克维斯特（Mikael Blomkvist）

《龙文身的女孩》（*The Girl with the Dragon Tattoo*，2011 年）

当宣布丹尼尔·克雷格（Daniel Craig）将出演新一代的詹姆斯·邦德（众望所归）的时候，有一群独特的传统主义者反对。他们认为，007 不应该是金发。当大家知道克雷格要在斯泰格·拉尔森（Stieg Larsson）的畅销书改编的电影中扮演男主角时，他的头发就不是问题了。事实上，他那不错的维京人长相是个优势。真正要紧的是要让他看起来聪明一点，而要做到这点就需要一副眼镜。

当我们第一次看到布隆克维斯特时，我们马上就反应过来，他不是 007，因为他戴着那副 Mykita 的醋酸纤维眼镜。他那暗棕色的圆框眼镜配上一脸“我是个焦头烂额的国际记者”的忧心忡忡的神情，让你清楚地知道：这次，“邦女郎”普斯·格劳尔（Pussy Galore）是不会出现了。

威廉·福斯特（William Foster），人称“捍卫先生”（D-Fens）

《城市英雄》（*Falling Down*，1993 年）

在乔·舒马赫（Joel Schumacher）导演的这部电影里，迈克尔·道格拉斯贡献了自己演员生涯中最令人难忘的一次表演。一个被剥削的、沮丧的失业国防工程师在发狂后，给我们留下了一些难忘的时刻：在交通堵塞中弃车出走，用棒球棒强拆韩国人开的杂货店，与那个在快餐店不给他上早餐的服务员打了起来。道格拉斯留着寸头，穿着白衬衫，打着领带，但最重要的是他那副 Browline 眼镜。这副眼镜有着沉重的塑料上部框架和轻型的金属镜片框，它从 1947 年第一次进入市场后到现在在美国随处可见。

如果你想看起来普通些，那就来一副 Browline 眼镜。如果你想看起来普通却又处在精神崩溃的边缘，那就弄裂一个镜片，再拿上一把猎枪。这些成本大约是 109 英镑。

穿着建议：马尔科姆·艾克斯（Malcolm X）也戴 Browline 眼镜，但这副眼镜的两块镜片都是完好的。

乔治·费尔科纳（George Falconer）

《单身男子》（*A Single Man*，2009 年）

这部电影上映时引起了不少轰动。一些人在讨论主演科林·费尔斯（Colin Firth）的那身非凡的 20 世纪 60 年代的漂亮西装，而其他人讨论的是他饰演的沉浸在伴侣死亡阴影中的同性恋教授，而克蒙德医生想讨论的是他的眼镜。因为这部电影是汤姆·福特（Tom Ford）导演的，所以主角费尔科纳的一切看上去都非常完美，但我们真正关注的（已经说了一次又一次了）是他的眼镜。事实上，不只是克蒙德医生一个人这么想，很多人都想打扮得像《单身男子》里导演精心雕琢的男主角一样。你只需花 230 欧元买下这副拥有光滑曲线的沉重的黑色镜框，就可以实现自己的心愿。现在，你需要的是一个设计师经手过的完美的房子和拥有和科林·费尔斯那样的身材，这样你就拥有了典型的洛杉矶生活。

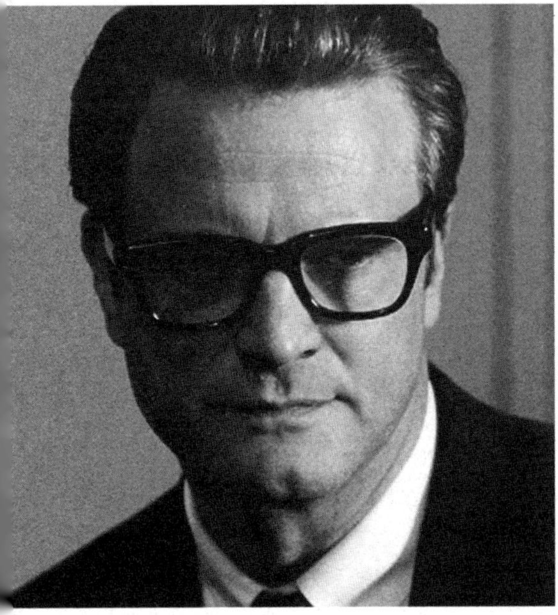

克拉克·肯特（Clark Kent）

《超人》（*Superman*，1978 年）

超人嘛，当然就是我们必须花钱去看的人。我们想看他在天上飞，我们想看那飘动的披风，我们想看他那氪星基因助力的动作，还有他与特伦斯·斯坦普（Terence Stamp，或者其他人）的精彩打斗。说实话，我们压根不在乎他什么时候变成克拉克·肯特。嗯，他要照顾妈妈，和露易丝谈恋爱，在电影里看起来还是个记者的职业榜样。但我们等的不是这个，我们等的是他内裤外穿的时候，以及他把佐德将军揍得落花流水的时候。

不过，让我们先从对这个拥有超凡力量的虚拟人物的赞叹中抽离出来。大家都在关注氪星的石头，但真正的明星却是克拉克那副盎格鲁人风格的超大眼镜。这副镜框只需 70 英镑，克拉克只要带上这个镜框就没人认出他了，甚至连露易丝·莱恩（Lois Lane）都没能认出这个报道足球新闻的人，就是那个在天上飞的、把她从危险中救出的人，即使他抱着她在天上飞的时候，他们的脸距离只有几厘米，这全都因为这副神奇的眼镜（或许还有一点发蜡的原因）。如果你想要的是一副看起来机灵古怪的、廉价的伪装眼镜，就选这个吧。

现在别看：献给胆小的人的光学回避技巧

并不是所有人都喜欢看恐怖片，但总有一些时候或者机缘巧合，你会去看一部恐怖片（如果你一直被这样的问题所困扰，请看后面的内容）。对于青少年来说，这可能是一个重要的仪式；对于成年人来说，其可能只是为了知道“最近有什么电影”（虽然克蒙德医生坚持说自己从来不是这种人）。总的来说，你在看电影时可能会发现它比自己预想的还要恐怖或者血腥。在你开始感觉很害怕且全身起了鸡皮疙瘩的时候，以下的策略会让你在安全度过这种紧张时刻之余，还能保持一点个人仪态。

- 准备一个超大的爆米花桶，就是那种里面能养一条小虎鲸那么大的爆米花桶，或者准备一个像睡袋那么大的糖果包装袋。在惊险时刻来临之际，将其用作你眼睛的挡箭牌。

- 学着哑剧里的动作，装出“啊，不好意思，我鞋带松了”的样子，然后去“系鞋带”，静候恐怖场面播放过去。注意，别走光或者扯破自己的衣服。
- 将一枚硬币投到座位的缝隙里，然后不管里面是否积了好几年的灰尘和脏东西，开始对座椅仔细搜查，直到你找到硬币为止。克蒙德医生在看一部这几年来最“刺激”的电影时就用了这个方法，非常有效［如果你想知道是什么电影，就把名字告诉你：《基思·柠檬》（*Keith Lemon: The Film*）］。
- 你突然拿出自己的3D眼镜，自言自语道：“我觉得自己戴上这个眼镜会更好看。”你会给别人展示自己是一个面对恐怖非常从容的人，还是一个多么富有想象力的电影观众。当眼前的所有东西都漆黑一团或者看不清的时候，你肯定会安心很多。
- 尝试祈祷。你可能已经很久没做这个了，但现在，如果你真的需要什么原因让自己闭眼的话，信奉宗教信仰确实是个理由（推荐你念下面的句子：“万能的天神啊，让这一切停止吧！”）。

电影中那些最迷人的墨镜

放心，我们还会给你推荐墨镜。不过，我们的所有建议都是从医学角度出发的，而并不是在扮演那些浅显的生活杂志编辑，只是往书上放很多整形过的年轻男星的照片，或者放那些胡子刚长出来的小屁孩假装成熟绅士写出来的文章。这部分是写给那些平常一直戴着普通眼镜、现在又想让眼镜多点庄重感的人。佩戴墨镜能有效地减少阳光直射，阻挡紫外线，还能让你看上去酷酷的（最后这个是附加功能，而不是我们主要考虑的功能）。如果医生建议你戴一副墨镜的话，以下就是我们给你推荐的最好的墨镜选择。

《黑客帝国》（*The Matrix*，1999年）

我们最容易想到的就是关于墨镜的电影。任何时候，如果要找一部把选择眼镜的标准和眼部保养做到极致的电影的话，我们就选这部了。的确，这部电影里有很多烦人的电脑、皮革迷恋和枪支粉丝向的内容，但它与墨镜的联系真的很密切。

这部电影在任何地方都提供了多种墨镜款式任君挑选。唯一的问题就是，你可能没法找Blinder设计所那位闲得无聊的邪典设计师理查德·沃克（Richard

Walker）给你做一款墨镜了，因为你正忙着左摇右摆地躲避子弹、在大厦之间来回蹦跳，还有飞上直升机。如果你不想花钱买那些几十家公司为《黑客帝国》的广大影迷跟风推出的同款墨镜的复制品的话（实际上，现在还有一家公司在卖内含 8 款“黑客帝国墨镜”的礼品盒，只需 100 美元），你就得自己做一副了。但问题是，你想要谁的墨镜？尼奥？墨菲斯？随便一个有刀的人？你来挑选一下吧，这些都是电影中几个主要角色的款式。

尼奥：我们的主角基努·里维斯戴的是带倒置镜片的轻型线框墨镜，试试和这款最像的雷朋 3194 款吧，搭配一件长款黑色皮风衣会更好看哦（你可以在衣服里面藏一个微型军械库）。

崔妮蒂：她可以跟警卫搏斗，也可以吻尼奥，他们戴的是同款墨镜。所以，我们再次向你推荐雷朋 3194。这副方形的飞行员墨镜非常轻便，风格狂野，可以有效地阻挡紫外线［但却阻挡不了笛卡尔《第一哲学沉思集》（*First Meditation*）里的所有思想］。

墨菲斯：一个很酷的人，但他戴着很搞笑的墨镜，全然不把万有引力定律或者物理和生活常识当回事，椭圆形的反光小镜片不知怎么就挂在他的鼻梁上了。如果你是一名 19 世纪的绅士，正赶着要去参加学术研讨会，那么你戴着一副夹鼻眼镜就没问题。但是如果你是一个跟神经植入机器和能理解情感的机器人打仗的人，这款眼镜就非常“赛博朋克”了，估计花 20 英镑就可以买一副。

特工史密斯：特工史密斯是眼镜商们的最爱。他是个无情的执法者，也是说那句慢吞吞的“安安安安德德德森森森森先生”台词的角色，从来不摘墨镜（故事结尾那里不算，那个时候所有人都可以摘墨镜了）。这副墨镜有金属框架、六面体聚碳酸酯镜片，还有能让你融成橡胶那样的能力，你花 15 英镑就能买到它。

《乖仔也疯狂》（*Risky Business*，1983 年）

如果说比起其他电影，《黑客帝国》对推出墨镜款式起到最大的促进作用，那么比起其他演员，汤姆·克鲁斯可以说促进了墨镜最多的销量。他的第一次贡献就是在保罗·布里克曼（Paul Brickman）的这部 1983 年的喜剧里饰演芝加哥少年乔·古德森（Joel Goodsen）。海报上还有躺在保时捷跑车上的瑞贝卡·德·莫妮（Rebecca De Mornay），但我们压根就没注意到她。因为就在她上方，我们看见的是克鲁斯的超大特写和他的旅行者墨镜——雷朋 RB 2140 经典款，它大得能遮住你半个头。这副眼镜意味着“疯狂”，意味着“摇滚”，意味着“我们的脸比你的大得多”。如果你也想把爸爸的车开到密歇根湖去，那么这副墨镜就很适合你了，你大概会花费 80 英镑。

《壮志凌云》(*Top Gun*，1986 年)

听着柏林乐队的《令我屏息》(*Take My Breath Away*)，我们开始介绍汤姆·克鲁斯为雷朋眼镜的公司（在当时）——博士伦的银行账户做出的第二次贡献。电影中有 F-14 战斗机那令人无法抵抗的魅力以及绿色的飞行员制服，还有激情、逝去、英雄主义，我们都想成为彼得·"独行侠"·米切尔（Pete 'Maverick' Mitchell）上尉。尽管我们可能没法进入美国海军战斗武器学校，而能做的最多就是戴上麦德林的墨镜。

飞行员的墨镜是雷朋 3025s 经典款。带上它，你可以吸引"冰人""毒舌"和"美洲狮"的目光。据《泰晤士报》(*The Times*) 介绍，在电影上映后，这款墨镜的销量大涨 40%。这款魔镜 1937 年就上市了，但到 1986 年，如果你没穿成像汤姆·克鲁斯那样，你肯定会被米格战斗机扫射而亡。

绯闻备注：你那才华横溢、炙手可热碰巧身材又很好的老师可能会发现戴了墨镜的你十分迷人，令她无法自拔，或者你还是别穿那身工作服吧。

《蒂凡尼的早餐》(*Breakfast at Tiffany's*，1961 年)

呵护你的眼睛是件严肃正经的事，但有时候，你也可以很迷人。不过，今天的健康保险制度应该不会负责帮你弄副闪闪发亮又魅力四射的眼镜了（所谓的财政削减，是吧？）。所以，这时候就该电影治疗师出马了。你要勇敢起来，头也不回地离开奥利弗·哥德史密斯太阳镜的柜台。

在布莱克·爱德华兹（Blake Edwards）的这部经典电影里，奥黛丽·赫本（Audrey Hepburn）的造型可谓是她所有角色中最美的一个。虽然这副墨镜需要花费 300 多英镑，但你花了钱就能拥有这款棕色玳瑁镜框配亮绿色镜片的眼镜，戴上它就像向所有人宣告："我是多么优雅、多么魅力四射，只是偶尔有点神经质！"如果戴点珠宝或者零散的钻石首饰，再配个乔治·佩帕德（George Peppard），你就成功变美了！

《福禄双霸天》(*The Blues Brothers*，1980 年)

电影《乖仔也疯狂》在推销雷朋 2140 旅行家太阳镜时（这副墨镜一年卖了 36 万副，想想看销量有多吓人），电影《福禄双霸天》则在推销雷朋 5022s 墨镜。逃亡中的约翰·贝鲁西（John Belushi）和丹·艾克罗伊德（Dan Aykroyd）都需要一副配有暗色镜片的醋酸纤维厚框架墨镜给他们打掩护。他们刚刚出狱就被上帝派去筹钱，以挽救曾经收留他们而现在却陷入税务危机的孤儿院。对于这样的情况，这副墨镜就很适合主角们。听着埃尔莫尔·詹姆斯（Elmore James）、萨姆·库克（Sam Cooke）和约翰·李·胡克（John Lee Heeker）制作的音乐，我们跟随着两位戴着不规则四边形墨镜的主角们迈开冒险的步伐。说"步伐"其实有点不准确，因为步伐太慢了，实际上，他们要在这场冒险中疯狂飙车，并在熊熊烈火、被炸得粉碎的墙、直升机、特种部队还有纳粹大军的混战中生存下来。度过重重灾难，两位主角们钟爱的墨镜仍然毫发无损。原款眼镜大概需要 200 英镑，但除非你是一个 20 世纪 50 年代的蓝调传奇人物，否则谁会懂得这种酷劲儿？

《终结者 2：审判日》（*Terminator 2*：*Judgment Day*，1991 年）

现在是"快问快答"时间：阿诺德在哪里拿到了他的墨镜？或者问得更具体点：他从谁身上拿到的墨镜？从未来回到现在，我们终结者的第一站就是一个飙车族酒吧，在那里喝酒很便宜，而且很少有裸男出现。电影中正播放着德怀特·尤肯姆（Dwight Yoakam）的那首动感的《吉他和凯迪拉克》（*Guitars*, *Cadillacs*），那些野蛮人就已经接受"审判"了。当阿诺德穿好衣服后［这时的音乐已经变成了乔治·索罗古德（George Thorogood）的《坏到骨子里》（*Bad to the Bone*）］，他就被酒吧老板盯上了。这个老板手里有枪，衣服口袋里还有一副 Persol Ratti 58230 太阳镜。阿诺德觉得，反正这个野蛮人配不上这么一副昂贵的意大利手工墨镜，还不如归自己。如果你想让自己看起来像个半机械人，要不就学阿诺德，要不就尝试一些更常见、更安全的方法。这副墨镜定价 649 美元（约合 400 英镑）。

《龙凤斗智》（*The Thomas Crown Affair*，1968 年）

《龙凤斗智》由史蒂夫·麦奎因（Steve McQueen）主演，他和费·唐纳薇（Faye Dunaway）一起完成了诺曼·杰威森（Norman Jewison）导演的这部取得巨大成功的电影。如果你非让史蒂夫在费·唐纳薇和他的墨镜之间选择一个，电影治疗师觉得，他肯定每次都会选他的墨镜。这并不是在贬低唐纳薇女士，她和麦奎因还是很般配的，他只是和他的 Persol 0714s 墨镜分不开。他在每个地方都戴着墨镜，在《布利特》（*Bullitt*，1968 年）里戴着墨镜，在《亡命大煞星》（*The Getaway*，1972 年）里也戴着墨镜。这副墨镜被拍卖时卖到了 36 762 英镑，它是我们的推荐中最贵的一副眼镜了。它有着浑圆的泪珠形状镜框、手工制作的醋酸纤维塑料镜片，还有 Meflecto 系统，你可以方便地把眼镜折叠起来。这副眼镜能让大家都感觉到你的酷，它原本是为都灵的火车司机设计的，不过他们可能都买不起。

《西北偏北》(*North by Northwest*，1959 年)

这是另一部老电影，其中还有一副更老的墨镜。事实上，这副眼镜可能是所有介绍中年代最久远的。主角加里·格兰特（Cary Grant）需要消失，他需要藏起来不被别人注意到：因为他在逃亡，躲避追他的人和其他一切不好的事情。在绝望中，他拿出一副被广泛认为是老式的 Arnel 墨镜，它有着橙色和玳瑁色相间的镜框和深绿色的镜片。这副 TART 制造的墨镜被《石板》(*Slate*) 杂志誉为“最酷的东西”。正因为如此，我们的主人公马上就被盯上，接着就被追捕、抓住和审问。如果他只戴比较廉价的冒牌墨镜的话，也许不会引来这么多人注意。你可以买一副现代版的、价格在 100 英镑左右的墨镜，它可以让你看上去就像被追杀过。

《末路狂花》(*Thelma and Louise*，1991 年)

这部电影由吉娜·戴维斯（Geena Davis）饰演塞尔玛（Thelma），苏珊·萨兰登（Susan Sarandon）饰演露易丝（Louise），她们戴的墨镜是雷朋 W0585 旅行者墨镜 Dekko 款。她们有一辆 1966 年产福特雷鸟，于是她们周末驾车去度假了。

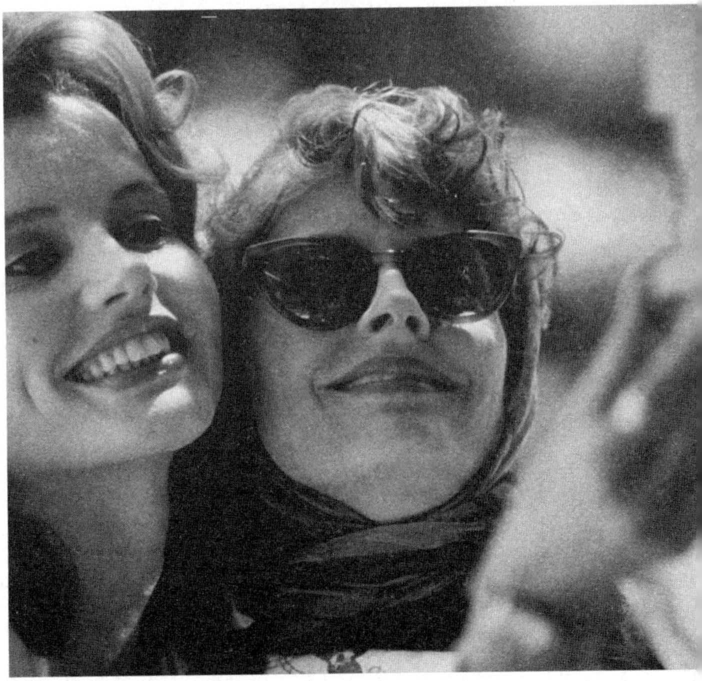

不幸的是，她们还有一把塞尔玛的蠢丈夫达里尔的枪。如果她们没去那间乡村小屋的话（这在电影史上一直以来都被认为是个极其差劲的主意），那么只需要一张地图或者一个指南针就能让整个旅程一切顺利。但是剧情继续进行下去，她们和卡车司机、警察还有布拉德·皮特饰演的角色交锋时，露易丝的墨镜也跟着出彩了一把。这副墨镜有带棱角的猫眼形状镜框和厚重的眼镜腿，这样的眼镜现在已经很少见了，但你可能还能找到一些，价格大概在 285 英镑左右。

私下的安全建议： 远离肮脏的男人、宾馆的饮料和悬崖边。

《恐惧拉斯维加斯》（*Fear and Loathing in Las Vegas*，1998 年）

你能不能让自己看起来既像一个终结者，又像一个哨兵，还像一个纽约社交达人，而不是一个吸毒的记者？不能，谢谢，即使他是约翰尼·德普（Johnny Depp）也不能。拉乌尔·杜克（Raoul Duke）被派去报道越野摩托赛事，但却和他的律师朋友——刚佐博士误入迷途。电影治疗师想出来阻止，但是他们还是敌不过那些化学兴奋剂。德普在用一个长烟管抽烟。他戴着一顶白色的渔夫帽，还有一副雷朋 3138s 眼镜。这种眼镜属于 Shooters 系列，但你很难找到像约翰尼戴的那种偏黄色的镜片，因为这副眼镜是专为这部电影制作的。

THE MOVIE DOCTORS

第12章

儿科

电影教你如何抚养孩子

抚养孩子是电影迷们无法突破的困境（参见前面“妇产科”以及“生育门诊”相关的内容），即使你毫无保留地爱着孩子们，同时也喜欢某些他们喜欢的电影，但他们还是很可能会妨碍到你的观影生活。在我们的儿科诊所，我们为抚养孩子提供了一些建议，称赞了一些坚持演戏和职业生涯最长的童星，还会督促父母们考虑让自己的宝贝们看电影的好处。毕竟我们是来帮忙的，随时候命。

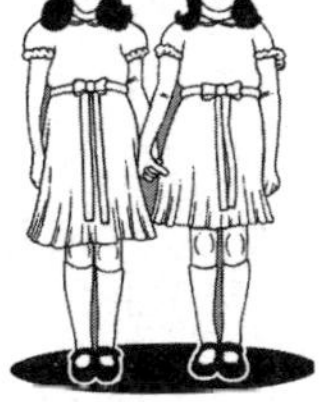

关于孩子，你需要知道的事情

根据我们多年的经验，我们可以诚实地说，如果你住的地方附近有电影院，那么你有任何想生孩子的决定到最后都会烟消云散。很多家庭为了孩子上学方便或者照顾父母搬家，但却一直不重视当地电影院的位置。但在你冲动搬家之前，想想下面所说的事实。

1. 试问，还有其他能让你放心将孩子扔在一边不管度过两个小时（如果有机器人对打的话，就是三小时）的地方吗？即使花了 30 元钱，你也不一定要看这部电影。你可以睡觉、听足球比赛或者补听最喜欢的广播节目。在那之后，你还可以跟孩子来一次有意义的观后感讨论：

你：所以，你怎么看这部电影？

你的孩子：好啊。

你：比《冰雪奇缘》还好？

你的孩子：那就不要妄想了。

你：现在去买点薯片吧？

你的孩子：好啊。

2. 你只需要带上一个大袋子，里面装满可乐和酸甜口味的动物软糖，你的孩子就能从一个纸袋中顺利品尝到各种食物组合，并很快在 10 分钟内吃完，那些氢化糖浆、果冻凝胶和葡萄糖会让整个观影体验变得更好。当你看见孩子在几秒钟内从心情一般 / 郁闷的人变成一个极度活跃的小精灵时，所有观众都应该大笑并鼓掌。

3. 突然出现的裸体画面。电影之前一直播放的纯洁画面突然转换成一个情色场面，相信大家都经历过这种尴尬。不过，当全家一起经历过这种特别的尴尬之后，关于“那方面”的讨论就会很简单了。“我知道！当朱莉·安德鲁斯（Julie

Andrews）要把自己的胸罩脱下来的时候，我也很震惊，她可能觉得有点热吧。”如果你忘了这些画面，我们在这里给你做个提醒。

《救难小英雄》（*The Rescuers*，1977 年）

是的，这部电影的名字就叫《救难小英雄》。无论这部电影的名字是否用书名号，这个名字都会引起不小的轰动。1997 年，这部电影发行了家庭录像带版，讲了一个跨国老鼠营救组织的故事（非常纯洁）。两只小老鼠［伯纳（Bianca）与碧卡（Bernard）］收到信天翁［如果你忘了它是谁的话，你可以叫它奥维尔（Orville）］的来信，展开了惊心动魄的营救行动。当信天翁飞过一个开着的窗户时，正好有位女士在窗前欣赏美丽的风景

《红衣女郎》（*The Woman in Red*，1984 年）

这部电影被分级为“15 禁”，它肯定是电影局的漏网之鱼。但是，这部电影在美国也被划分为 PG-13 级电影。关于这部 1984 年的浪漫喜剧，你能记住的就是史提夫・汪达（Stevie Wonder）那首可爱的歌《我打电话来只是想说我爱你》（*I Just Called to Say I Love You*）。电影里有吉恩・怀尔德（Gene Wilder），他应该是个好人，他一直告诉自己不要跟凯莉・勒布洛克（Kelly LeBrock）发生关系，但是他好像没撑住，而且勒布洛克女士好像也不想让他逃走。

4. 当你与孩子讨论关于“限度”的问题时，使用电影会很有效果［比如道德标准、打板球没打出 6 分之类。除了讨论《梦幻之地》（*Field Of Dreams*）这部电影之外，克蒙德医生一直都在强调本书中并未过多讨论过有关体育的话题］。比如，谈谈《捉鬼敢死队》（*Ghostbusters*），这部 1983 年由比尔・默瑞（Bill Murray）、丹・艾克罗伊德（Dan Aykroyd）和西格妮・韦弗（Sigourney Weaver）主演的电影。想起这部电影，你心中可能会涌起一丝暖意，开始怀念起 20 世纪 80 年代那些愚蠢又滑稽的喜剧电影。在你的孩子们超过了看《冰雪奇缘》和《乐高大电影》的年龄后，你可能会和他们一起分享这部有点惊悚的电影。我是说，这是一部 PG 级电影（尽管它后来被重新归类为“12 禁”）。

好吧，继续。在观看电影时，记住随时准备大声咳嗽 / 装作晕倒 /“不小心”按了静音键，因为你会遇到多次演员爆粗口的场景。

当你正为如何去除这些粗俗用语的影响而用尽各种手段，从而搞得自己焦头烂额的时候，别忘记这部“合家欢喜剧”里还充斥着各种性暗示和性场面。这时，你再想做点什么都已经太迟了：因为大家都已经过来坐好，准备开始了。你也可

以坐下，提心吊胆地按下播放键了。电影已经在播放中，所有不该出现的场面都出现了。

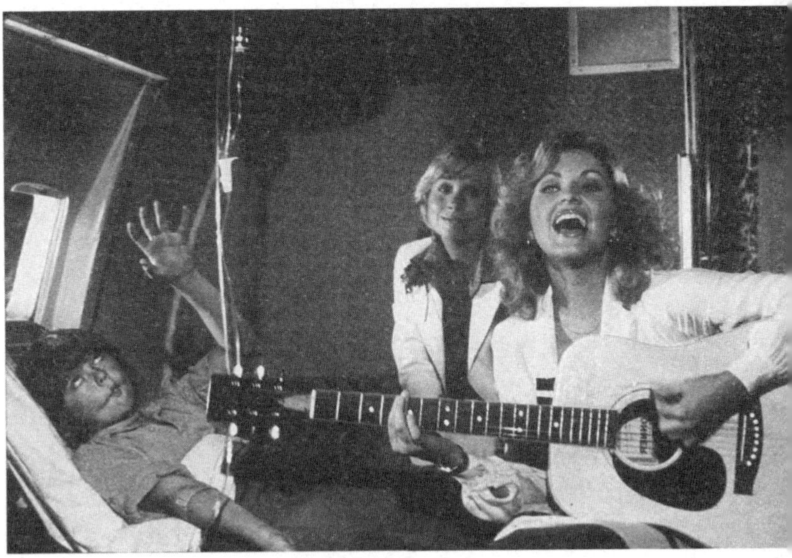

这是一部能让你气得住院的电影。所以，电影治疗师建议：不要真的把自己气得住进医院，也不要进行什么观后感讨论了。我们应该谈论：什么样的脏话是能让人接受的呢？我们能够容忍露出多少性感部位呢？我们也问下自己还有哪些行为让人感到尴尬呢？我们很快就可以解脱，借遛狗之名出门躲避了。

所以，抚养孩子是一件特别复杂的事情。如果在以上这些事情中，你和伴侣有一件或者一件以上意见相左的话，那么是时候“调整一下你的放映机，重新对焦，尝试一下其他宽高比”了。

电影治疗师的个案记录：有质疑精神的孩子

电影治疗师的科室

克蒙德医生穿着黑色西装和领带，这些还是和他那双普通的旧鞋子有点不搭。梅奥医生穿着一件印着全盛时期 circa 1989 乐队的 T 恤，还有紧身牛仔裤，这让他感觉自己像是 23 岁。办公桌上摆着一杯黑咖啡和一杯绿茶，他们准备好了。

克蒙德医生：你好！

梅奥医生：你好啊！

[这种像是《老友记》(*Friends*) 里的打招呼和客套话持续了几分钟。]

克蒙德医生：今天的第一个病人？

梅奥医生：估计是的。

（克蒙德医生打量着面前的机器，但突然又意识到自己根本就不知道怎么操作。）

克蒙德医生：这个怎么用？

（梅奥医生按下那个写着“要叫病人进来就按这个，然后说话”的按钮。）

梅奥医生：坦普尔曼女士，请进。

克蒙德医生（自言自语）**：**来这都几年了，怎么没人告诉我这玩意儿怎么用。

（一个身材高挑的中年妇女走了进来，她坐在电影治疗师面前。她看起来疲惫不堪，脸色有点苍白。）

梅奥医生：你好。请问，你哪里觉得不舒服呢？

坦普尔曼女士：一定要救救我，医生！你们是我唯一的希望了！啊！

梅奥医生（傲慢的神情，微笑着）**：**坦普尔曼女士，或许你可以再进来一次？

坦普尔曼女士：哦，好的（出去又进来）。你好，医生，请问你能不能帮帮我呢？

克蒙德医生：这次演得好多了！当然，你哪里不舒服呢？

坦普尔曼女士：问题和我的孩子们有关，真的。他们整天吵架，对我一点都不尊重，这太伤我心了。你能给我开点治这种病的药吗？

梅奥医生：倒霉啊，那你有没有对他们吼过？

坦普尔曼女士：他们吼得比我还响。

梅奥医生：你给了他们什么好处呢？比如，有没有试过给他们钱？

坦普尔曼女士：他们比我还有钱。

克蒙德医生：请别担心，我们已经有答案了。你有没有试过《温馨家族》（*Parenthood*）？

坦普尔曼女士：什么温馨不温馨的，你是在讽刺我吗？我已经尽力了……

梅奥医生：不，不，不是的，你误会了。我们是说，你有没有看过那部史蒂夫·马丁（Steve Martin）主演的电影《温馨家族》？

坦普尔曼女士：很久以前看过。它能管用？

梅奥医生：嗯，好的。看这部电影会让你记住一首歌。试试这个，就是电影中两个孩子打完球后在史蒂夫的后排车座上唱的那首。

（两位医生一起唱了起来，梅奥医生兼任指挥。）

梅奥和克蒙德医生：

当你滑向一垒的时候啊，
你感觉到什么将要爆发，
拉肚子啊！那是拉肚子啊！
当你滑向三垒的时候啊，
你拉出一坨软乎乎的粑粑，
拉肚子啊！那是拉肚子啊！

梅奥医生：当这些小屁孩惹得你很难受的时候，一首没人想到的《粑粑歌》可以震惊全场，挫挫他们的气势，然后你就占上风了。

克蒙德医生：当你看到杰森·罗巴兹（Jason Robards）处理家庭问题的时候，你就知道抚养孩子有多痛苦了。汤姆·休斯克（Tom Hulce）在经济上有问题，而基努·里维斯在态度上有问题……

坦普尔曼女士：基努·里维斯？开玩笑呢？

梅奥医生：没关系。这部电影又不是《小活佛》（*Little Buddha*），他在里面的确是这么演的。

坦普尔曼女士：你说是就是吧，这搞得我压力有点大。

梅奥医生：对了，我忘了，这部电影里有一场特别好的戏，它有减压的疗效。

坦普尔曼女士：这场戏讲的什么？

梅奥医生（有点害羞）：嗯，你看了就知道了。

坦普尔曼女士：结局大概是怎样的呢？得出的结论是什么？

梅奥医生：这部电影没有一个明确的结局。孩子的问题总是一个接一个地来，你也要一个接一个地去解决问题，没有尽头。

坦普尔曼女士（看起来有点丧气）：明白了。所以，这部电影能帮助我什么呢？

梅奥医生：我们都和你一样，坦普尔曼女士。你家有这些问题，世界上所有家庭都有这些问题。你看完这部电影能明白这点，它就算帮到你了。

坦普尔曼女士：或许吧。我能和孩子一起看吗？

梅奥医生：嗯，这部电影除了那场减压的戏，大部分情节都可以和孩子一起看。哈哈。那场戏让这部电影被分到了“15 禁”。

克蒙德医生：还有黛安·韦斯特（Dianne Wiest）说的一个关于某种电子产品的笑话，你可能也要跳过那个看。

坦普尔曼女士：这部电影要看几遍呢？

梅奥医生：你想看几次就看几次，直到你学会那首拉肚子歌为止。

坦普尔曼女士：我想我已经能哼个大概了……

克蒙德医生：太棒了！这样过几天，你就会好起来了。

坦普尔曼女士：谢谢医生，你又成功治好一个人了。

童星们出演第一部电影时的年龄

童星	出生年份	第一部电影	年龄
瑞凡·菲尼克斯（River Phoenix）	1970 年	《冲向天外天》（*Explorers*，1985 年）	15 岁
马克·莱斯特（Mark Lester）	1958 年	《加油，法国队！》（*The Counterfeit Constable*，1964 年）	6 岁

童星	出生年份	第一部电影	年龄
艾玛·沃森（Emma Watson）	1990年	《哈利·波特与魔法石》（*Harry Potter and the Philosopher's Stone*，2001年）	11岁
达科塔·范宁（Dakota Fanning）	1994年	《花花公子》（*Tomcats*，2001年）	7岁
丹尼尔·雷德克里夫（Daniel Radcliffe）	1989年	《巴拿马裁缝》（*The Tailor of Panama*，2001年）	11岁
秀兰·邓波儿（Shirley Temple）	1928年	《红发阿利比》（*Red-Haired Alibi*，1932年）	4岁
哈利·乔·奥斯蒙（Haley Joel Osment）	1988年	《阿甘正传》（*Forrest Gump*，1994年）	6岁
克尔斯滕·邓斯特（Kirsten Dunst）	1982年	《大都会传奇》（*New York Stories*，1989年）	7岁
伊利亚·伍德（Elijah Wood）	1981年	《回到未来2》（*Back to the Future Part* 2，1989年）	8岁
麦考利·库尔金（Macaulay Culkin）	1980年	《天伦乐》（*Rocket Gibraltar*，1988年）	8岁
朱迪·嘉兰（Judy Garland）	1922年	《猪皮之队》（*Pigskin Parade*，1936年）	14岁
娜塔莉·伍德（Natalie Wood）	1938年	《乐土》（*Happr Land*，1943年）	4岁
瑞奇·施罗德（Ricky Schroder）	1970年	《舐犊情深》（*The Champ*，1979年）	9岁
德鲁·巴里摩尔（Drew Barrymore）	1975年	《灵魂大搜索》（*Altered States*，1980年）	5岁
波姬·小丝（Brooke Shields）	1965年	《甜美爱丽丝》[*Communion*（*Aka Alice*，*Sweet Alice*），1976年]	11岁

童星	出生年份	第一部电影	年龄
朱迪·福斯特 (Jodie Foster)	1962 年	《拿破仑与萨曼莎》 (*Napoleon and Samantha*, 1972 年)	10 岁
塔图姆·奥尼尔 (Tatum O' Neal)	1963 年	《纸月亮》 (*Paper Moon*, 1973 年)	10 岁
库尔特·拉塞尔 (Kurt Russell)	1951 年	《猎艳情歌》 (*It Happened at the World's Fair*, 1963 年)	12 岁
海莉·米尔斯 (Hayley Mills)	1946 年	《猛虎湾》 (*Tiger Bay*, 1959 年)	13 岁
伊丽莎白·泰勒 (Elizabeth Taylor)	1932 年	《每分钟出生一个孩子》 (*There's One Born Every Minute*, 1942 年)	10 岁
玛格丽特·奥布莱恩 (Margaret O' Brien)	1937 年	《百老汇的小鬼》 (*Babes on Broadway*, 1941 年)	4 岁
米奇·鲁尼 (Mickey Rooney)	1920 年	《兰花和貂皮》 (*Orchids and Ermine*, 1927 年)	7 岁

第13章

隔离观察室
那些让人极度不适的电影

在我们的隔离观察室里，我们会播放一些在你不太舒服时绝对不想看的电影。在这些电影看完之后，无论产生什么情绪和思想都肯定会“传染”给你。我们就这个课题做了点原创研究：看病态的电影也会让你变得病态起来吗？固然，这个话题很有争议，但在我们隔离观察室里的生活肯定不会像《金色池塘》那么安稳。

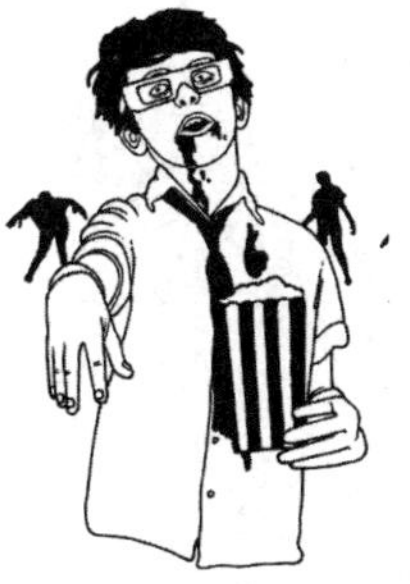

高度传染性：不舒服时千万别看的电影

当你生病虚弱的时候，电影治疗师会全副武装，准备用合适的电影减轻你的痛苦（见后面“门诊处方药”的相关内容）。但对于一些极端案例，我们想谨慎地说几句：有些电影，如果你不是在最佳的精神状态下千万别看。这么多年来，你会发现电影里没有人“只是得了个小感冒”。如果电影里的一个角色突然打喷嚏或者咳嗽，他们可能还没喝上泡的这杯热茶就死掉了。这些电影绝对不是你不舒服的时候想看的。下面是我们测试过后列出的电影清单，其中包含高能剧透预警。不过，如果你都不准备看电影了，那还在乎什么剧透呢？

《极度恐慌》（*Outbreak*，1995 年）

这个故事讲述了一种虚构的叫“莫塔巴”的病毒在非洲扎伊尔大规模传播所引起的“极度恐慌”。这种病最厉害的地方就在于它实际上不存在，所以导演沃尔夫冈·彼德森（Wolfgang Petersen）就可以随便描述这种病毒，只要能契合他的故事的构想都是完美的。所以，在电影中，你能通过多种渠道［几乎所有东西，包括猴子还有达斯汀·霍夫曼（Dustin Hoffan）］感染上这种病毒。但是好消息是，现在对这种病毒有了治愈方法。不过对应的坏消息是，这种解药是由美国军方研制的，而他们并不愿意和老百姓们分享。反正无论发生什么，别看这部电影。

《末日逼近》（*The Stand*，电视剧，1994 年）

斯蒂芬·金于 1978 年创作的小说第一次被改编成这部迷你电视剧。故事发生在 20 世纪 90 年代中期［演员有加里·西尼斯（Gary Sinise）和莫利·林沃德（Molly Ringwald）］，从那时起，终于有人开始写讲述很多内容的电影了。如果你一定要路过当地的商场，而你刚好还在发烧的话，赶紧走远。你不要碰其他东西，也不要碰消毒过的推杆。这部迷你电视剧讲的是一个从流感大规模爆发开始的世界末日故事，不巧的是，散播流感的又是我们的好朋友——军方（谁会知道他们除了拥有枪支炮弹之外，还会对我们的生命财产安全有这么大的威胁）。这种病毒叫作“蓝色计划”，它意外地从一个军事基地被散播出来，使地球上近 99.4% 的人感染致死。这个情节让人十分尴尬。即使拉斯维加斯也曾经遭到毁灭，但是它看起来也不是一片灰暗。

《传染病》（*Contagion*，2011 年）

这次，电影中的传染源不是猴子或者美国军队了，而是猪、蝙蝠还有香蕉。电影主要讲的是一种超级猪流感，它有个花里胡哨的名字叫“脑膜脑炎 1 型病毒”或者 MEV-1。患这种病会有如下症状，如果担心，你可以对照着检查一下：发烧、口吐白沫，还有各种死亡症状。如果马特·达蒙（Matt Damon）都不能阻止这场毁灭世界的瘟疫，我们其他人还有什么希望呢？电影里给我们最重要的教训就是：不要跟刚从国外回来的格温妮斯·帕特洛（Gwyneth Paltrow）劈腿并发生关系。虽然你不太可能去看这部电影，不过还是要说一下：健康的人看了这部电影都会觉得很不舒服，生病的人就更别提了。有人之所以想看这部电影，或许只是为了看裘德·洛（Jude Law）饰演的疯狂的阴谋论家得到应有的报应。因为你生病了，看这部电影也不会让你精神起来。

《饮汝之血》（*I Drink Your Blood*，1970 年）

1970 年，在当时有一群崇拜撒旦教的嬉皮士，他们吃了沾染狂犬病狗血的馅饼。这些成了大麻烦，常常会带来大范围的灾难和毁灭。在今天的世界中，我们很少会遇见撒旦教徒、嬉皮士或者得了狂犬病的狗，但是他们就在那里，等着我们放松戒备。保持警惕，当你不舒服的时候，不要听任何杰非逊飞机乐队的歌。

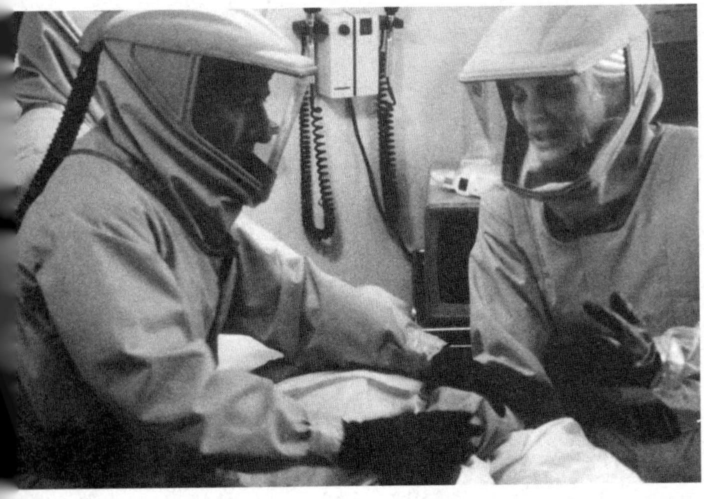

《惊变 28 天》（*28 Days Later*，2002 年）

这部电影告诫你：生病时绝对不要去医院，而应该留在家里，让最亲的人照顾你就可以了。如果你退让了，去了最近的医院急诊室，你可能会遭遇和基里安·墨菲（Cillian Murphy）一样的命运。他从昏迷中醒过来，发现整个伦敦都荒废了，原因是一些动物保护组织在实验室放生了一只带病的大猩猩，它的“狂暴”病毒感染了所有人（我们等待有一天真的会发生这种事）。在这时，病恹恹的你可能已经变得像个丧尸，你会在房间里缓缓地走来走去。所以，看到这部电影里活蹦乱跳的僵尸跑来跑去的场景并不会让你好起来。不过我们找到了一点平衡感，因为这次轮到英国军方（或者幸存的英国军方）展现他们的彻底无能和坏心肠了。

看病态的电影也会让你变得病态起来吗

> 电影治疗师们经常会被问到的一个问题就是：世界上为什么会有人想看这么恐怖的电影啊？通常，在这个问题之后会紧接着另一个问题：这些人是不是变态啊？

你不可能和一个不喜欢恐怖片的人分析恐怖片的魅力，这就像和一个对足球完全没兴趣的人解释越位是什么一样。和俳句诗、钓淡水鱼和跳传统莫里斯舞一样，恐怖片的魅力无法言传、神秘莫测，即使是那些喜欢恐怖片的人也很难将其解释清楚。简单来说，这种魅力你要么能体会，要么不能体会，但却没法用理性解释，也不会对你的身心健康产生什么坏影响。恐怖片挑战的是你的大脑或者（更重要的是）胆量，对于那些能够欣赏恐怖片的暗黑魅力的人来说，这些片子紧张刺激、富有挑战性、有趣迷人又积极向上，最重要的是还有益身心健康！

问题是那些不喜欢、不理解恐怖片的人，他们会认为恐怖片是邪恶的、堕落的、危害身心健康的。从最早罗伯特·维内（Robert Wiene）的《卡里加里博士的小屋》（*The Cabinet of Dr Caligari*，1920 年）、F.W. 茂瑙（F.W. Murnau）的《诺斯费拉图》（*Nosferatu*，1922 年）和托德·布朗宁（Tod Browning）的《吸血鬼》（*Dracula*，1931 年）来看，那些觉得恐怖片是邪恶和不正常的人把自己对神灵的恐惧转移到了恐怖片上。与电影审查者和道德卫士做斗争，还有非常常见的各种争论，这些东西真正让恐怖片成了电影诞生以来最可怕的怪物。即使在开明的 21 世纪，还是有些人怀疑某一部或者所有恐怖电影是专门来恐吓观众、让观众不安甚至是驱逐观众的。当然，这些电影的内容很变态，但看这些电影的人是不是更变态呢？

变态电影是否催生了变态的人（反之亦然）？这个问题困扰了电影产业和其管理者很长时间。20 世纪 70 年代，当《得州电锯杀人狂》（*The Texas Chainsaw Massacre*）第一次提交英国电影审查局（现在叫“电影分类局”）审查的时候，它就被当时的主管领导詹姆斯·费曼（James Ferman）以它展现了“纵欲般的恐怖”为由将其全面封杀。费曼曾经想通过删减部分场面来降低这部电影的恐怖程度，但并没有什么效果。审查者的“剪刀”对导演托比·霍伯（Tobe Hooper）这部用有限的预算打造出的、充满令人窒息的焦虑气氛的恐怖片一点办法也没有。费曼这样做是在保护观众们弱小的心灵不被这部电影恐吓、折磨，并且担心它有某种影响观众的莫名其妙的魔力，会把正常的人变成潜在的杀人恶魔。

这个问题一直是电影分级的核心问题。从 1977 年起，在英国地区发行的电影或其他视频都要符合《淫秽出版物法》[*Obscene Publications Act*（*OPA*）]，它们可能会被认定让相当一部分观看的观众变得堕落、残暴或者淫乱。这是一个目标特别明确的测试，经律师多年研究，这一法律主要针对那些只要接触后就会让好人变成坏人的病态（或者淫秽）出版物。当将这一法律应用到电影领域，就意味着审查局不能随便放过任何一部可能对潜在目标观众造成心灵堕落影响的电影。用医学领域的话来说，就是防止健康的人接触感染任何“病毒”或者致病细菌。你懂的。

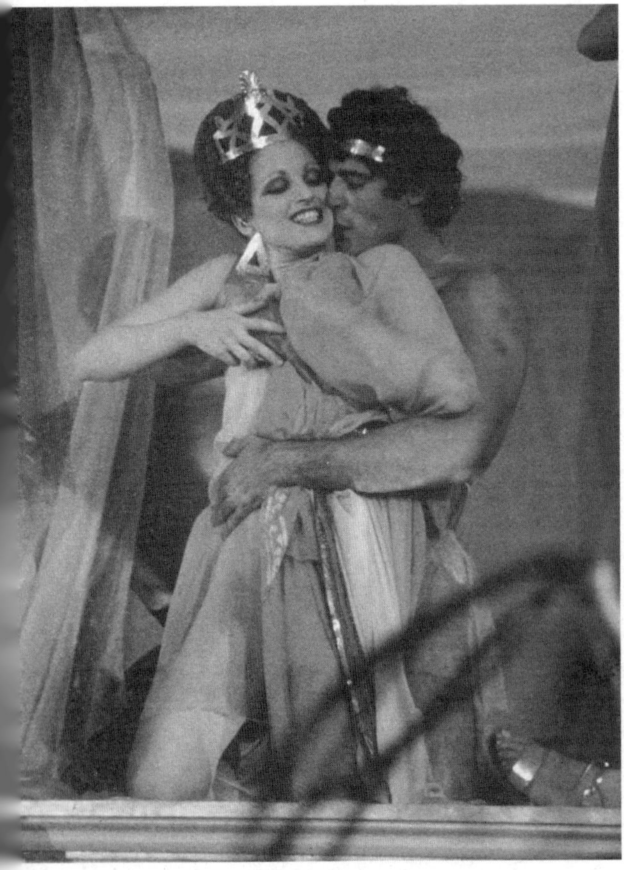

理论上，这是个有益社会健康的决策，明确了一点：除非电影创作者们的电影会让观众变成杀人狂魔，否则他们可能以各种方式表达自己的思想。这个决策听起来很好，但是在实际操作中，很多运用这条规则的判定招来了不少非议。

比如，1981 年，山姆·雷米（Sam Raimi）的这部划时代的经典恐怖片《鬼玩人》（*The Evil Dead*）就陷入了当时英国所谓的“恐怖录像片”的口水漩涡中，这部电影的销售商还因此被人基于《淫秽出版物法》起诉。这部带点喜剧元素、残忍的、有血腥画面的恐怖片，被创作人形容是一部“带着血浆与内脏的、奶油派的‘活宝三人组’”。在录像带刚在市场普及（见前面“家庭治疗”的内容），卖家因为销售《鬼玩人》的电影录像带而被对簿公堂时，这部电影反而引起了不小的轰动。那时，刚刚崛起的录像带市场仍然没有相关法律介入，很多未删减版本的电影录像带［之前被英国电影局删减或者禁止的电影，包括《人食人实录》（*Cannibal Holocaust*，1980 年）、《生人回避 2》（*Zombie Flesh Eaters*，1979 年）、《我唾弃你的坟墓》（1978 年）等］都在没有任何法律监管的环境下广泛流传。对于一些人来说，这无疑是对社会文明的一次大毁灭。

《鬼玩人》被斯蒂芬·金称为“近几年最残忍的原创恐怖片”，它其实已经被电影审查局轻微删减，在“整形”了几个恶心的场面之后，才能“干净又健康”地作为一部“18 禁”的电影和影院观众见面。但是，即使几个地方法官在判定这种阉割后的、在家里而不是在电影院播放版中的丧尸（准确来说，应该是“被附身的人”）的肢解场面时，还是一致认为这些场面和整部电影会“让人堕落”。尽管在众人的关注下，《鬼玩人》在斯尼亚斯卜刑事法庭中赢得了胜利，对其“淫秽出版物”的相关指控也被驳回，但遭受《淫秽出版物法》指控的几个销售商就没有那么幸运。这一切都使这部电影被众人定义为“不干净的”。1984 年，当应运而生的《录像制品法案》出台，山姆·雷米的这部耸人听闻的电影就被认为是不适宜分类的几部电影之一，并严加限制，将其与易受影响的观众隔离开来，防止这种敏感的病态电影在人群中大范围传播。

几十年后回过头看，就像用水蛭放血这种陈旧而残忍的医疗方法一样，人们对《鬼玩人》的删减和封杀似乎成了一个笑话。在媒体发达的今天，电影审查局再也不能像过去那样随便给电影动刀子了，现在“删减”是迫不得已才用的手段，尤其是对那些专门拍给成年人看的电影来说。但是，电影审查制度并不等于完全消失了。就拿最近的《人体蜈蚣》（2009 年）及其不被人们急切期待的续集《人体蜈蚣 2》（2011 年）来说吧。由荷兰导演汤姆·希克斯执导的《人体蜈蚣》讲述了一个精神不正常的科学家绑架了信任他的受害者们，他将他们迷晕后通过手术将人体首尾相连，引发了一连串的灾难后果。

现在的电影审查和分级可以说是一门艺术，而不是一门科学。回顾一下英国电影审查局最早的时候，你可以发现，我们现在的“外科医生”已经非常人性化了。早在 20 世纪 20 年代，他们就拒绝对 F.W. 茂瑙导演的那部现在被封为神作的电影《诺斯费拉图》（1922 年）进行评级，这也可能受到了其版权官司的影响。布拉姆·斯托克（Bram Stoker）的遗孀以版权为由起诉了电影创作者，坚持说（有一定的理由）他们在未经许可或未付款的情况下剽窃了她丈夫的小说《德古拉》（*Dracula*）。20 世纪 30 年代，电影审查局也封杀了托德·布朗宁导演那部现在广受好评的《畸形人》（*Freaks*，1932 年），因为他们觉得“这部电影因为商业原因消费了被认为是‘高贵的’残疾人群”。20 世纪 50 年代，《畸形人》又被类似的理由拒绝（对比以往的版本，这个版本没有任何变化，所有场景仍然都是异常消费和畸形的表现，而这个问题不是删减片段就能改变的）。直到 20 世纪 60 年代，这部电影才被评为“X 级”跟英国观众见面，它还被加上一个警告“观众应该被告知这部电影的特点，以保证那些对相关场面感觉不适的人不会去看”。

与此同时，1955 年，电影审查局还禁了电影《飞车党》（*The Wild One*），因为审查者们对穿着紧身皮衣、骑摩托车的马龙·白兰度的形象颇有意见。被“动剪刀”的还有詹姆斯·迪恩（James Dean）的青少年经典《无因的反叛》（*Rebel Without a Cause*，1955 年）和理查德·布鲁克斯（Richard Brooks）的《黑板丛林》（*Blackboard Jungle*，1955 年）。后者在英国上映时，正值歌手比尔·哈利（Bill Haley）和他的彗星合唱团即将凭他们的光头和略带肥胖的摇滚形象大热，电影的开场字幕中也别有心机地用了“摇滚”的谐音。但随后，电影成了众矢之的，因为大家觉得是这部电影引发了各种疯狂的事件：过度兴奋的摇滚乐手在影院过道大闹或者锤打座位——尽管据电影审查局的报告，电影在英国上映期间基本没有发生任何事故。

20 世纪 60 年代，“性和毒品”变成了电影审查者们的主要目标。B 级片大师罗杰·科曼具有迷幻色彩的《迷途》（*The Trip*，1967 年）一片被送审四次，但却一直被禁（一直到 21 世纪，这部片才得以面世），因为审查者们觉得这部电影“大肆宣扬使用迷幻药”。

20 世纪 70 年代，因为道德因素和审查者们周旋的著名电影有《稻草狗》（*Straw Dogs*，1971 年）、《卢丹的恶魔》（*The Devils*，1971 年）、《驱魔人》（1973 年），当然还有斯坦利·库布里克的《发条橙》（*A Clockwork Orange*，1971 年）。《发条橙》现在仍然是极少数被导演自己禁了的电影之一。《发条橙》改编自安东尼·伯吉斯（Anthony Burgess）的同名小说，电影在送审时顺利通过，一刀未剪。尽管审查局没有通过它 1967 年送审的剧本，原因是“不太能接受这样的剧本”。然而电影除了在前半段像“一杯奇怪的、有毒的、关于‘强奸和极端暴力’的鸡尾酒”，审查主管斯蒂芬·墨菲（Stephen Murphy）总结道：“看到最后，你就不能把它归为毫无价值的那类片子。恰好相反，它是一部非常有价值的、对暴力主题进行讨论的电影。”但媒体并不是这么想的，因为在电影上映后，各种各样模仿该片（电影评级为 X 级“18 禁”）的青少年暴力行为已然成了各种小报每天的新闻主角。这些新闻严重困扰着在美国出生但后来入了英国籍的库布里克，还有接连发生的各种对他本人或者家人的人身安全威胁。因此，1973 年，《发条橙》在英国的电影院上映了一轮后，库布里克和华纳兄弟公司达成协议，停止该片在英国的后续发行，而在世界的其他地方仍然可以看到该片。库布里克不让《发条橙》继续“毒害”英国电影院的心意十分坚决，以至于 1992 年英国伦敦的国王十字车站的斯卡拉影院偷偷放映《发条橙》时，华纳公司（在导演的要求下）起诉了相关人员组织。在输了这场昂贵的官司不久后，这个曾经被大家喜爱且被誉为天堂的地方——“邪典”影院便关门了。直到 1999 年，库布里克去世后，华纳公司才鼓起勇气允许英国电影院放映《发条橙》，之后播放的有关这部电影的其他录像带、DVD 或者流行的电视放映形式，也没有遭到人们的任何抗议。

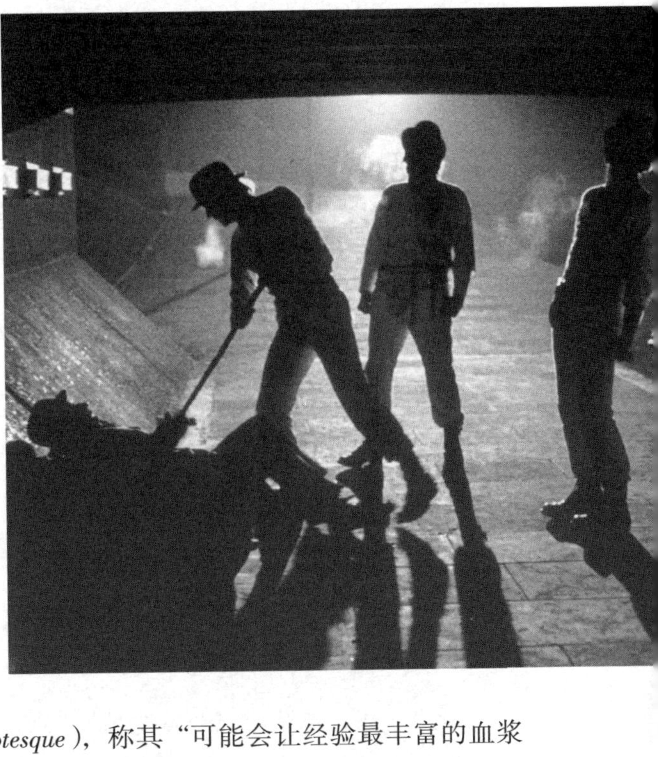

现在，尽管所有东西都能被传播得很快，但是电影审查局依然在和那些被认为对社会和观众有害的电影做斗争。2009 年，它们禁了日本导演白石晃士（Kôji Shiraishi）震惊一时的性虐待电影《异常》（*Grotesque*），称其“可能会让经验最丰富的血浆恐怖片骨灰级影迷感到恶心呕吐”。审查局在例行报告中称：“即使对这部电影进行删减也没有用。”2011 年，它们禁了《兔子游戏》（*The Bunny Game*），原因是其“不停地对一个无助的女人进行身体和性虐待”，并指出“这部电影的某些方面（如缺少对所描绘的事件的解释）还有风格化的行为，可能会让一些观众喜欢并分享男性角色的麻木不仁，还会让其从女人的痛苦和羞辱中得到快感”。在它们的新闻声明中，电影审查局对一些“媒体报道”提出了异议，认为这些报道“一直在传谣电影审查局在电影史上只禁了 11 部电影。而电影审查局在 99 年的历史中，真正禁片的数量大概是 1000 部”。媒体转发了这份声明，并表示满意。“很多电影都是在电影审查局成立早期被禁的。而这几年，审查局每年大概只会禁一部到两部电影。”

2015 年 3 月，审查局禁了有关“家庭入侵和酷刑折磨”的《仇恨犯罪》(*Hate Crime*)，这部电影描述了“新纳粹暴徒对一个犹太家庭施行的充满恐怖主义、酷刑、身体和性虐待以及谋杀的暴行”，并指出“电影几乎没有对暴力行为的来龙去脉进行解释，不过在电影结尾提了一下两名袭击者逃脱后就被逮捕（一个巧妙的、让你丧失观看信心的剧透）”。审查局有关人员一本正经地说：“我们曾经认为这部电影的中心思想是反仇恨犯罪，但在最后我们发现，这点令人难以信服，而只会让一切变得更糟。”

其实在这么多电影背后，审查局的原则都是一致的：一部电影可能被删减或者被禁，不是因为它是烂片（审查局承认《异常》一片的制作水平很好），而是因为它有可能让观众堕落变坏，让他们滋生出邪恶的想法和画面，导致其道德观念（而非身体）出问题。诚然，这种判断很难说得准，就像医学上用症状而不是决定性的身体检查和化验证据来判断病情一样，而且人们对于道德是否败坏也没有一个绝对标准的测试方法。根据《录像制品法案》中那些令人多少有点费解的规定，英国电影审查局对“伤害”这一模糊的法律概念的解释，不只是“行为伤害”（观众效仿在屏幕上看到的情节和画面的可能性），还包括“隐藏在深处的风险，如道德败坏和可能导致的麻木不仁”。2008 年 1 月 24 日，法官在高等法院的一项裁决中阐明了“伤害测试”，该裁决只是让审查局“应该对可能给潜在观众造成的任何危害给予特别关注”，这一裁决也必须顾及《人权法案》中同样被模糊定义的“言论自由”。

你认为做一个电影审查员很容易吗？

现在，我们想暂时离开这个特殊的雷区，这样至少可以松一口气，来谈谈 20 世纪 70 年代臭名昭著的色情史诗电影《罗马帝国艳情史》。这部根据戈尔·维达尔（Gore Vidal）的剧本拍摄［灵感来源于苏埃的《十二恺撒生平录》(*Lives of the Twelve Caesars*)］的《罗马帝国艳情史》，许多参与制作的人一直以来都声明与其脱离关系，包括该片的编剧、导演［意大利 B 级片导演丁度·巴拉斯（Tinto Brass）］和众多大牌演员［包括马尔科姆·麦克道威尔（Malcolm McDowell）、海伦·米伦（Helen Mirren）、彼得·奥图尔（Peter O’ Toole）和约翰·吉尔古德（John Gielgud）］，而且这些远在审查局对其发难之前就发生了。这部电影被米伦明确描述为“有感染力的艺术和生殖器的杂糅作品”，它是一部富有哲理性的关于

“权力的狂欢”的电影。电影一开始，制片人兼男性杂志《阁楼》(*Penthouse*)的老板鲍勃·古奇奥尼（Bob Guccione）不顾巴拉斯的反对，插入了一堆色情场面，将它变成了一部享乐主义至上的、耸人听闻的“权力的狂欢”的情色闹剧。因为没有剪辑权，巴拉斯（和维达尔一样）要求把自己的名字从电影中去掉。经过几年的诉讼，《罗马帝国艳情史》最终在1979年的戛纳电影节上首映，收到了各种五花八门的词汇的评论，比如“令人作呕的、毫无价值的、无耻的垃圾片”（罗杰·艾伯特和“腐烂的泔水”[雷克斯·里德（Rex Reed）]。

1980年4月，当一部《罗马帝国艳情史》的拷贝被运到英国时，它立即被英

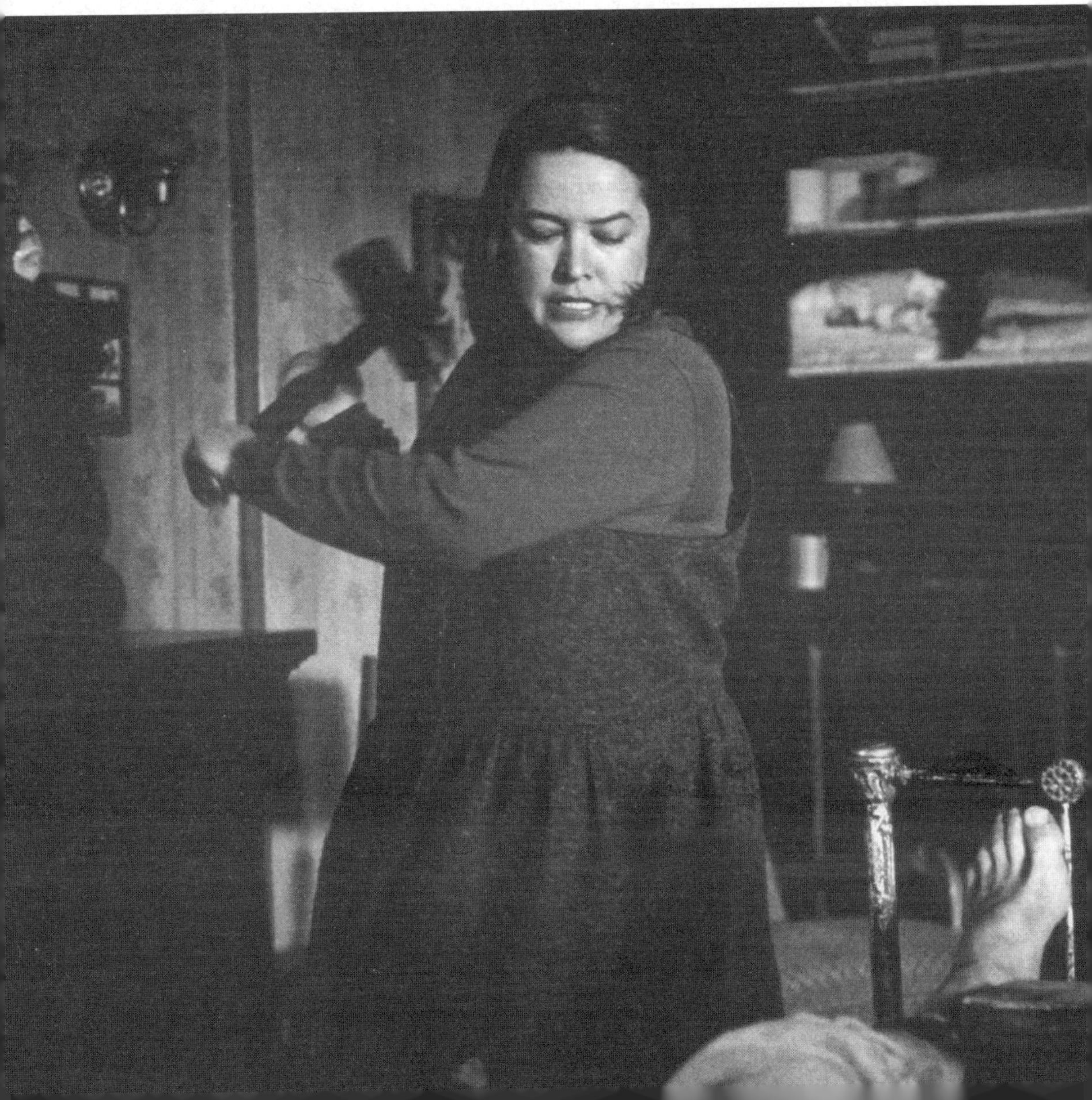

国海关税务局扣留，并且只允许相关人员将拷贝直接护送到电影分级委员会位于苏活区的办公室。在那里，委员会将着手剪掉电影中的所有淫秽场面（显然，这样的场面在这部电影里非常多）。在经过总共50多处删减（总共约11分钟）之后，最终委员会把它变成了一部可以划分为X级的电影。然而，即使有大量删减和海关颁发的“健康”准入证，《罗马帝国艳情史》在一些地区依然被认为是对观众道德健康的威胁。在加的夫、布莱克浦和朴次茅斯等地，地方议会为各自地区的民众的幸福着想，行使了自己的合法权利，禁止该片上映。

时间快进到2008年，曾经在20世纪80年代引起如此巨大的道德争议的未删减版《罗马帝国艳情史》居然又出现在了电影分级委员会的办公室。“30多年过去，这部电影的影响力已经大大降低了，”委员会在报告中写道，“在经过慎重考虑后，这部未删减版现在被分级为‘18禁’级电影，并准许公映。”

但是，我们如何看待那些英国海关税务局早在1980年就认为会造成社会道德败坏的性爱和暴力场面呢？这部电影真的对英国的纯洁观众不再产生消极影响了吗？显然不是。委员会指出：“尽管《罗马帝国艳情史》中还有一些场面可能会让部分观众感到震惊、被冒犯或者恶心，但这部电影的内容将不会对成年观众造成什么伤害，而且观众中的大部分人都很清楚这部电影充满争议，并且恶名远扬。”

因此，这部曾经被视为可能会引起社会道德败坏全面爆发的电影就这样被社会包容并且调和了。所以，在这个充满淫秽电影的世界里，电影治疗师们必须得出这样的结论：时间真的能治愈一切疾病。

THE MOVIE DOCTORS 第14章

理疗室

电影中的物理疗法

在影院里坐哪里和怎么坐，这个问题越来越重要，尤其当年龄的增加会对你的体力、听力和视力（我们只列举了年纪大的人常见的三个健康问题，还可能有更多的问题）产生影响时，电影治疗师们将在这方面为你提供帮助。在我们的理疗室里，我们为那些来做检查的电影明星和导演准备了各种必要的疗法。

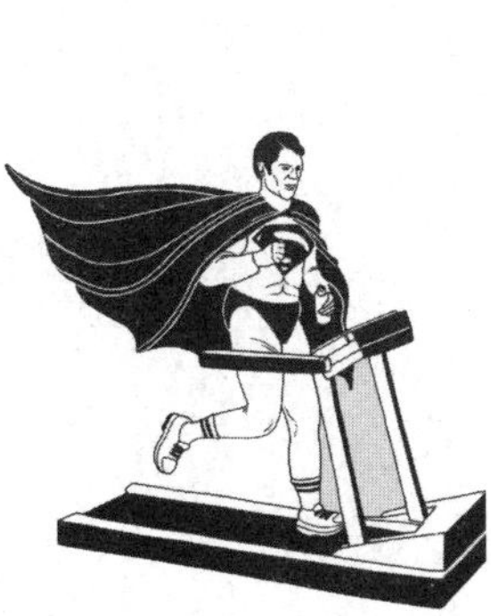

姿势诊所：观影时如何才能坐得舒服些

我们根据以下内容判断一些常见的与观影姿势有关的疾病。

脚伸前排座上型

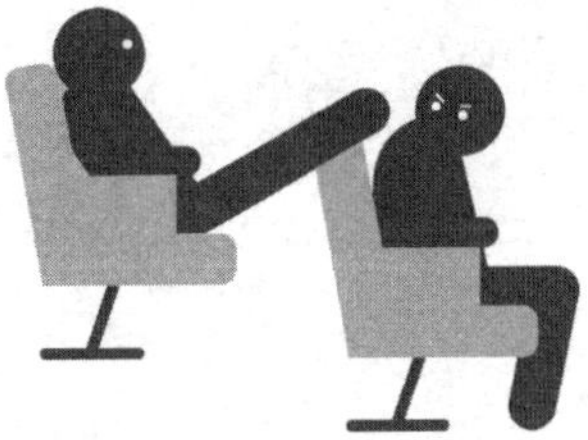

这会对你的下背部肌肉施加沉重的压力，还会引起坐在前排的人颈部肌肉紧张。

正坐占领扶手型

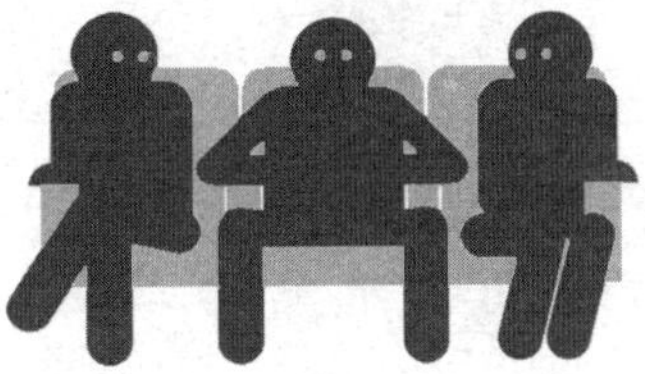

试着放松一点，和你的旁边的人共享空间。注意放饮料的规则：放饮料一边的扶手可以用。或者，你最好中了彩票把自己旁边的座位都买下，避免一切与陌生人不必要的接触。

猫着身子吃喝型

现在，一些影院会在放映时为观众提供食物和饮料。消化不良是影院观众都有的一个潜在的主要问题，因为他们并没有将电影看进去（你不能先暂停电影，再把半个汉堡放在地板上）。你的正确做法应该是先看电影，然后去餐馆。

累得瘫坐座位型

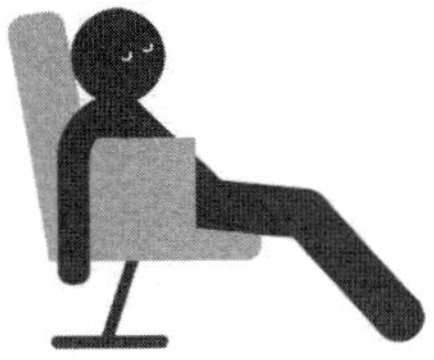

这种要么是对令人沮丧的电影体验逐渐形成的身体反应，要么是青少年的习惯性姿势。如果睡觉的人身高很高的话，他就会给后排的人造成很大的压力，尤其是碰到精彩场面的时候，他会突然惊醒，重新坐正，并且在关键时刻阻挡你的视线。

懒人沙发享受型

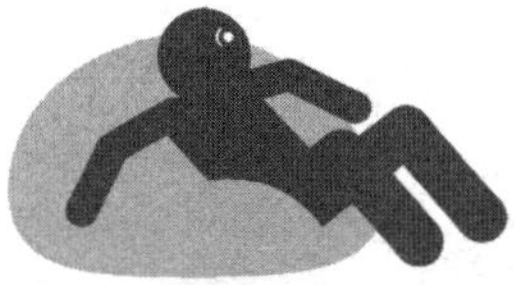

这是近几年在多功能豪华影厅都有的一种坐在前排的人专属的“新发明”。观众避免了坐立不安的感觉，但会因为太接近屏幕而感到眩晕头疼。超过 15 岁的人最好不要尝试。

尊贵卡座恐慌型

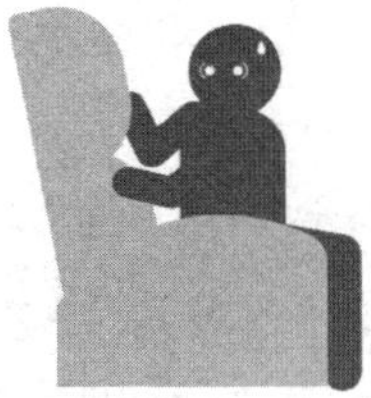

在影院中央的“皇帝座”上坐着而不用支付太高的费用，这会让你受宠若惊。坐在那里的人通常整场电影都在害怕自己会不会因为坐在错误的座位上，而成为电影史上第一个被人赶走的观众。

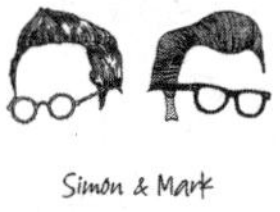

医生讨论中：电影中的物理疗法

梅奥医生：嗯，有一点要注意，你必须根据不同的影厅来调整选座策略，是不是？

克蒙德医生：是的。屏幕越大，你肯定越想往后坐。如果你在 IMAX 影厅，你就应该靠后点坐。如果你在看 3D 电影时坐得离屏幕很近，你的眼睛会很难受。在看 3D 电影时，你最好坐得足够靠后，你会发现自己看的是一场感觉完全不同的电影。

梅奥医生：你不是一直都对 3D 电影很有意见的吗，克蒙德医生？

克蒙德医生：不要逼我说这个……

梅奥医生：（打断）好，继续。我们回到坐在哪里看电影最舒服的问题。

克蒙德医生：好的。电影院最好的位置应该是你的头部在最自然的角度上，否则，就要用到电影治疗师使用的倾斜 – 长度法则。

梅奥医生：这是什么？

克蒙德医生：比如，我们都戴着眼镜。当我们坐下来看电影时，眼镜的顶部边缘应该与屏幕顶部对齐。如果你的头必须向后仰着看屏幕，那么你就应该看时长更短一点的电影，否则会很痛苦。《星际穿越》是一部很棒的电影，但如果你要一直仰着头看完它，你可以想象一下自己脖子抽筋的情景，这对健康很不利。

梅奥医生：这个建议非常有用。还有一些关于那个坐在你前排的家伙的问题。

克蒙德医生：是的。这个问题其实是一种医学综合征。

梅奥医生：我们就把这种病症称作“为什么在影院总有个戴高帽的人坐在我前面”吧。这是一种很著名的病症，不过我们恰好有一个受到多年前《诱人美食》（*The Goodies*，1970 年）所启发的建议。

克蒙德医生：我也记得很清楚。

梅奥医生：电影院应该引进“身高分配”系统，让矮的人坐在前面，否则高的人坐在矮的人前面的话，结果就是让他们有脖子疼和惨淡的观影经历。

克蒙德医生：还有一个不带有“身高歧视”的解决方法，就是选那些座位有斜度的影院。

梅奥医生：亵渎？你是指 18 世纪那些玩世不恭的花花公子的那种亵渎？

克蒙德医生：你听哪儿去了，我指的是倾斜度，那些座位根据一定倾斜度排列的影院。

梅奥医生：但是影院并不会用这个当作宣传点啊，没有电影院会宣传“来我们这吧，这里的影院有很棒的带倾斜度的座位”。

克蒙德医生：有些影院真的会宣传这些，类似这种宣传应该多一点。

梅奥医生：所以，最理想的座位倾斜度是多大?

克蒙德医生：完美的座位倾斜度就是前排人的头和你的膝盖差不多高。

梅奥医生：毕竟这种影院并不多见。还有其他的方法吗? 如果有钱的话，你可以把前面座位的票一起买了。

克蒙德医生：是啊，不过你如果想这样做的话，建议你买 5 张票，包括你的座位、前后排的座位和两边的座位。

梅奥医生：克蒙德医生，我怀疑如果真的是你买票的话，你肯定会买下整个影厅的票。

克蒙德医生：和往常一样，你真是太懂我了。

梅奥医生：这是那些拒绝跟外界沟通的人在电影院用的一种把因身体接触带来的不适降到最低的方法而已。

克蒙德医生：影院里还有那种所谓的“皇帝座”。

梅奥医生：这是不是精英主义?

克蒙德医生：实质上，是的，除非一个影院里所有的座位都是“皇帝座”。这种分类一般会在你买票时被问道：“你要不要看得比较舒服的位置？”或者“你要不要侧过身才能看清屏幕的座位？”实际上，影院里的每个座位都应该是平等的。

梅奥医生：你说的就是去电影院时可以减少身体接触不适最好的理疗建议了。

医生出诊包：电影治疗师在采访电影明星和导演时携带的关键工具包

听诊器

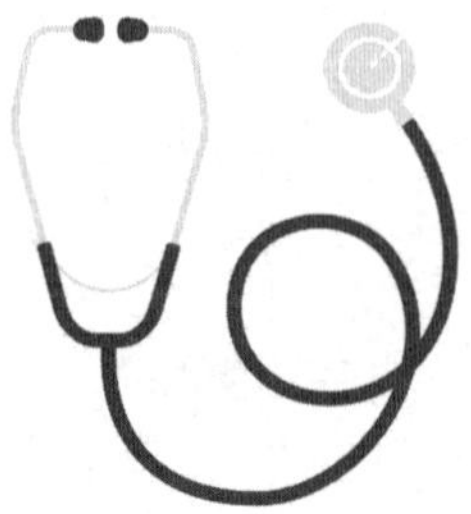

用来检查演员在长达 5 个小时的新闻发布会后是否还活着。

压舌板

当那些经过精心训练的电影推销商滔滔不绝、令人难以忍受时，它就派上用场了。

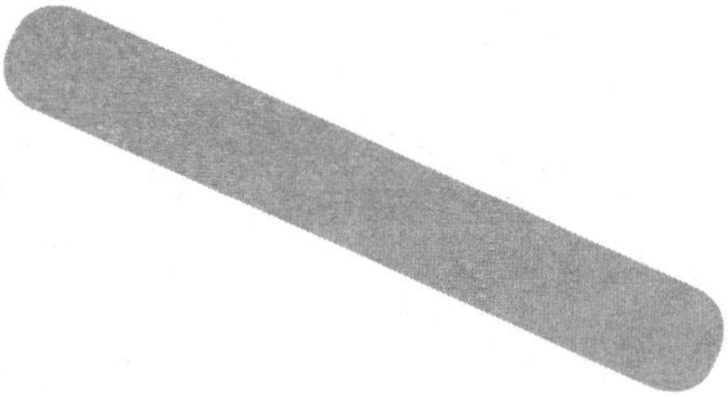

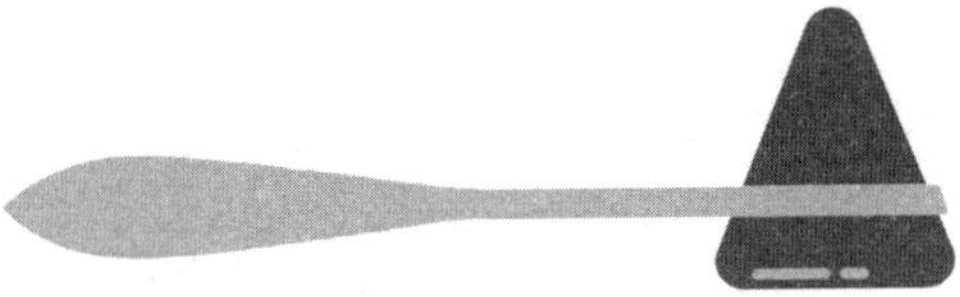

反射锤

用于让那些搭乘午夜航班奔波的人保持清醒，以方便进行采访的工具。另外，在运用它的时候请务必小心，你只有一次敲一位电影明星的机会。

注射器

使用麻醉剂来阻止电影公司公关部门的干扰。

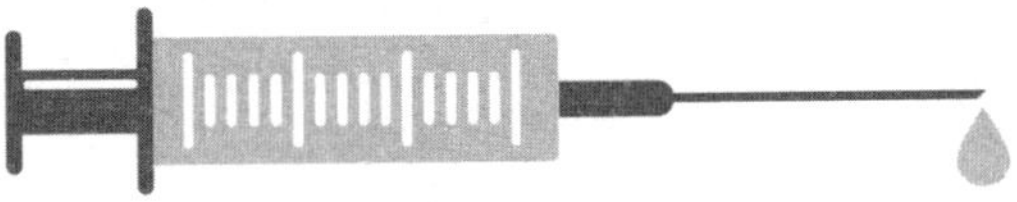

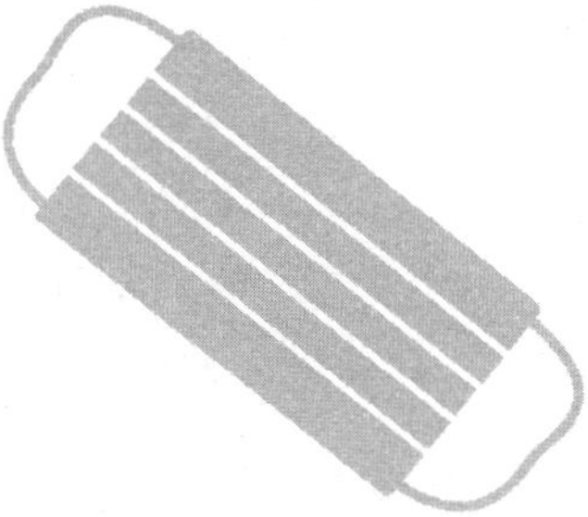

口罩

当明星们在讲述中说到连自己都不相信的、瞎编的那部分内容时，使用口罩可以隐藏他们的表情。

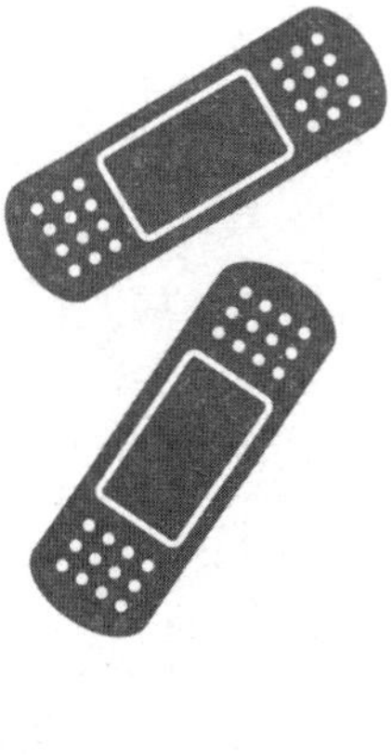

创可贴

在一次过火的采访中被明星揍伤后可以使用它。

THE MOVIE DOCTORS 第15章

普外科

为那些冗长的电影动一次外科手术

毫无疑问，无论哪种手术对病人来说都是一次痛苦和压抑的经历，他们有可能在手术过程中或之后（或者在特殊情况下，在手术之前）引起焦虑。即使他们拿着“剪刀”去观看电影（也被称作“剪辑”）也是一样。但就像真正的人类外科手术一样，人们有必要对电影进行剪辑，这对“病人”的健康也是有好处的。我们的普通外科将会阐述进行适当和及时的剪辑的重要性，对导演们来说，剪辑有时会让他们觉得难以解决。

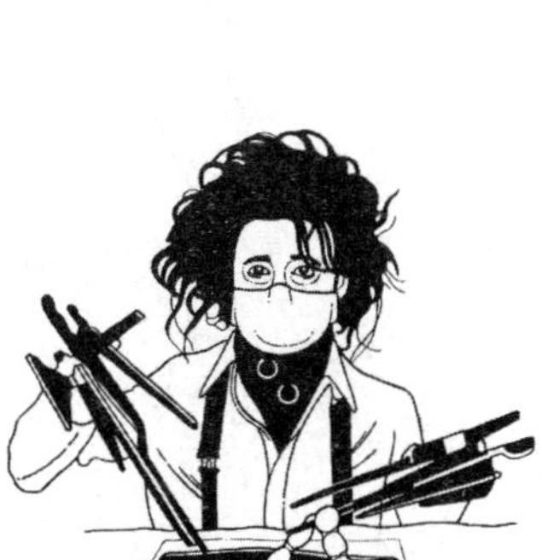

临床检查：时长过长

讽刺作家 P.J. 奥洛克（P.J. O'Rourke）曾经（用一种温和的讽刺方式）提到，有一项确凿的证据可以证明我们的文明正在进步而不是倒退，那就是可以察觉到那些糟糕的艺术作品的时长越来越短，而不是越来越长。20 世纪 90 年代中期，奥洛克写道："《瓦格纳的戒指》（*Wagner's Ring Cycle*）全部演完要 4 天时间，而在碰撞测试中假人表演的《嗯嗯嗯嗯嗯》（*Mmm Mmm Mmm Mmm*）只要不到 3 分钟。"就他而言，这就足以表明情况正在好转；而从音乐层面上来说，少即是多。

电影治疗师们认为，同样的准则也适用于电影。尽管不是大多数人所认为的那样，但其实电影的"体型"也很重要。比如，被吸引到三流诊所的年轻人络绎不绝，因为这些诊所向他们保证，他们身体的每个部分的长度都可以被人为地延长，但是人们给电影的"医疗服务"通常是让它们的长度缩短。想想看，曾几何时，你从电影院里出来说："哇，这部电影太棒了，但我总觉得它有点短。"即使是那些把电影当作心肝宝贝的虔诚影迷中的一员，电影治疗师们也很难回忆起自己何时在离开电影院时觉得电影的时长太短了。很多电影都有缺乏智慧、创新不足或视觉效果太差等缺点，但很少会有时长太短这个缺点，也很少有电影能完成这种难以想象的壮举。即使是我们最爱的电影，我们也很少想看更多片段，我们反而希望有些很好的电影时长再短点就更好了。

从电影存在的问题的角度来说，太过冗长这个问题就相当于普通感冒这种人人都经历过的痛苦；但对电影来说，这种"普通感冒"似乎没有确切的治疗方法。或者换种说法：我们能把一个人送上月球，但是我们为什么阻止不了昆汀·塔伦蒂诺（Quentin Tarantino）拍出沉闷的冗长电影？对昆汀来说，他显然让观众们"不要介意电影的质量，而要感觉到电影胶片的宽度"。有人怀疑，他对电影胶片如此痴迷的主要原因是电影胶卷比数字拷贝占的空间更大。塔伦蒂诺的电影可能是按胶片长度卖的。如果你问他，他的任何一部电影时长是多少，他可能会告诉你："经过增增减减，大约有三个小时吧。"

影评人一直对那些不知道什么时候该停的导演持怀疑态度。每次媒体放映开始时，评论界的大咖们都会在门厅集合，他们问的一个很明确的问题就是："时长是多少？"如果答案直接是89分钟，你几乎可以感觉到房间里的气氛从一种几乎毫无掩饰的杀气变成了欢乐、喜庆和愉悦。事实上，"四星时长"这个词语一直以来都是常看电影的影评人的行话，它用来描述和赞赏任何一部时长不到一个半小时的电影。出现这种隐藏准则的原因很简单：那些在电影放映室度过大部分工作时间的人，往往对任何不会挤爆膀胱的东西都更友善（"是的，我想再来一杯咖啡，这是第三杯了吧，谢谢！"）。相反，如果你要看的这部电影宣布"时长不到三个小时"（现在越来越常见）的话，就会导致气氛明显惨淡起来，影评人们都相互冷静地默默点头，就像第一次世界大战的法国军队在战壕里准备赴死那样。有些人甚至会在走向影院后排之前向你道别，他们希望自己能安静地熟睡，还能及时醒来看到电影的结尾字幕，并根据这些信息糊弄出一篇影评来。

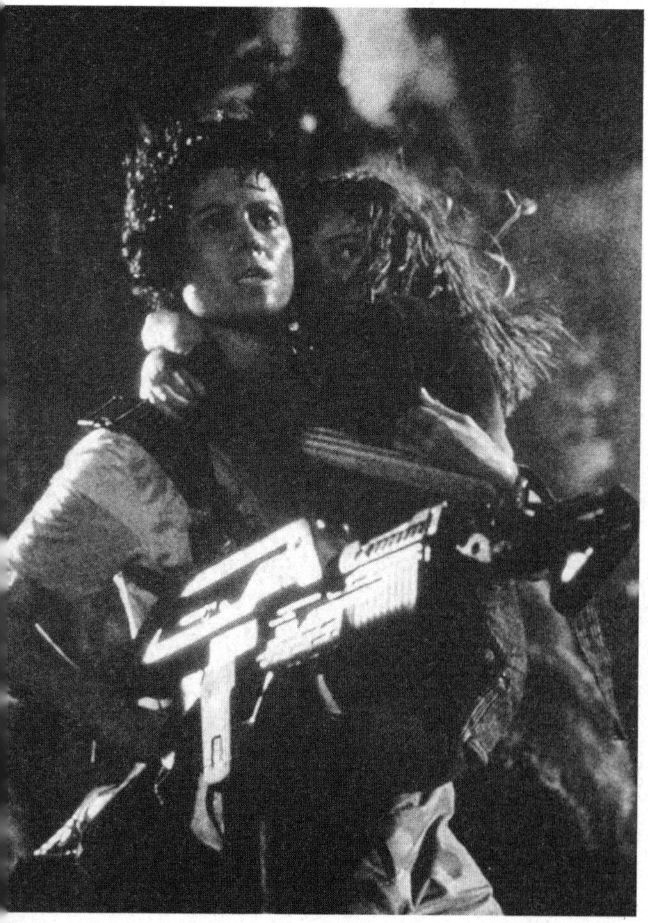

不仅影评人对过于冗长的电影嗤之以鼻，观众们也能明显感觉到超长的时长会带来各种问题。他们主要考虑到现在的电影院在播放正式内容之前，至少要用45分钟来播放所有电影的预告片和广告。所以，任何时长超过2小时的电影都将给那些空闲时间十分有限的人带来时间安排方面的大麻烦。

举个例子。比如，你要去看《变形金刚4：绝迹重生》（*Transformers: Age of Extinction*，2014年）。虽然任何愿意花钱看迈克尔·贝的电影的人都病得不轻，但是抛开这些不说，你现在试着算算，要看完这部电影需要花多少时间。我们从去电影院开始算起。在英国，从出发地到影院门口平均需要 20 到 40 分钟（对很多人来说，应该需要一个小时）。你到了电影院所在的商场，还要排上 10 到 15 分钟的队才能到兼卖爆米花的柜台买票。如果这是个大型连锁电影院的话，还会因为一些秘密的原因，你排队买票的时间可能会加倍（当然，你可以在网上购票，但你很有可能还是会花 15 分钟去爆米花柜台排队，因为大厅里的自助取票机可能出故障吞了你的信用卡）。然后，你再去对应的影厅，在那里花上 45 分钟看各种毫无意义的视频和烦人的反盗版公告之类，才能等到马克 • 沃尔伯格降临大银幕，用他的机灵、各种广告还有那个有关强奸罪的不恰当的玩笑刺激自己的神经（我们并不是胡编乱造，电影《变形金刚 4》改编自原作漫画的一个片段，其中就有关于未成年性行为的描述。这和原作相比已经很高雅了。想知道更多那些本不该被拍出来的电影的话，参见后面的内容）。

当这部电影的导演已经在巨型机器人相互殴打时欣赏够了它们的裙底风光时，它终于快结束了，而现在的你比开场时老了 166 分钟——那是你生命中宝贵的三个小时，再也要不回来了。“鼻青脸肿”“伤痕累累”或者感觉浑身沾了脏东西的你还得从电影院爬出来，安全回家，又要花费 20 到 40 分钟，这时的你整个人已经要累垮了。把你花费的这些时间都加起来，你完成看电影这个任务大概会用 4 个半小时到 5 小时。当然，如果你在回家的路上还要喝一杯烈酒平复一下你窥探完迈克尔 • 贝的邪恶灵魂后的心情，那么花费的时间就更长了。

现在假设你还带了个孩子，那么还要给他安排一个保姆，你看电影要花费 5 个小时，而雇保姆一小时要 5 到 10 英镑，那么总共算下来平均开销就是 37.5 英镑，而你只是为了给自己买到足够的时间去看一场电影。在电影院里，上涨的票价、一杯饮料还有（最烦人的）3D 眼镜只是为了让你在大屏幕上看沃尔伯格先生的表演。说实话，当你投入了这么多时间和金钱之后，电影制作人能做的就是说“谢谢你”。

这就是问题所在。因为一部电影如果有噩梦般的时长，原因就是电影制作人想要满足自己而不是观众的欲望。20 世纪 80 年代末，那时的克蒙德医生还是一个狂热的影迷，他宣称录像带（在那些美好的日子里的一种新奇的发明，参见前面“家庭治疗”的相关内容）的优点就是可以让电影创作人发行加长版的电影，加上那些在影院上映时因为其他因素不得不删减的片段。一个典型的例子就是 1986 年詹姆斯 • 卡梅隆（James Cameron）的电影《异形 2》（*Aliens*，电影里有句最有名的台词：“这一次，是战争！”）。这部电影在电影院上映的版本是删减版，而完整未删减的导演剪辑版则以录像带的形式发行，配以双关的宣传语："这一次，是更多！"（你懂这个梗吗？）在那时，克蒙德医生就觉得这是一个巨大的进步：导演终于不用再受电影时长的限制，再也不用被那些恨不得一天排满 5 场电影、希望休息时间足够兜售昂贵的糖果和难闻的汽水的影院连锁公司压榨了。在家里看电影的这种形式让导演们有机会摆脱电影被删减的束缚，用不计时长的作品进行自由的表达，但愿影院有一天也能这样吧。

20 年后，这个梦想终于实现了，那些为电影创作者的权利摇旗呐喊、认为只要创作者们愿意就可以把电影时长一再延长的人一直希望我们能闭上那张愚蠢的嘴。和预料中不一样的是，很少有电影能够在越过 120 分钟界线（曾经一个标准的时间限制）之后变得更好看。而事实也证明了，如果允许导演加长自己的作品来彰显地位的话，反而会对电影的质量产生相反的效果。就像 B 级片大师罗杰·科尔曼（Roger Corman）说过的一句著名的话一样："很难想象，有哪部电影会因为删掉 1/3 的时长之后质量受到损害（他觉得电影时长 82 分钟是最理想的长度）。"然而不知为什么，我们都站在了删减的对立面，而这种误解带来的一连串后果就是已经把现在很多电影变成了观众的一种忍耐测试。

这并不是说所有时间长的电影都是"不好的"。巧合的是，你看完迈克尔·贝那部糟糕的《变形金刚》的续集要花费将近 3 个小时的时间，而你看完导演理查德·林克莱特（Richard Linklater）的那部非常精彩的《少年时代》（*Boyhood*）也要花费差不多同样的时间。《少年时代》前前后后在 12 年的时间里共拍摄了 39 天，它是 2014 年最出色的电影之一。这部电影似乎很珍惜总长 166 分钟里的每一分钟，它力求每一秒钟都能给观众带来值得的感受。尽管《少年时代》的时长很长，但你很难在里面找到一个可以删掉而不影响电影整体的场景。这部电影可能很长，但这正是它需要的长度，而且给你的观影感受是时间过得很快。最重要的是，你永远都不会觉得林克莱特是在满足自己的愿望而让你看那么久；相反，他会利用好每一分钟，确保观众能从中得到最大的收获。

但对于很多（或者大多数）导演来说并不是这么一回事。对他们而言，冗长的电影背后可能更多的是一种骄傲或虚荣的表现，有时更可能是一种角力和攀比。当斯派克·李（Spike Lee）正在剪辑自己那庞大的电影史诗《黑潮》（*Malcolm X*，1992 年）时，保险公司（确保电影会按照协议顺利完成的公司）和制片厂同时告诉他，成片一定不能超过 2 小时 15 分钟。斯派克·李因为看到 1991 年奥利弗·斯通（Oliver Stone）拍的肯尼迪的传记电影《刺杀肯尼迪》（*JFK*）的时长超过了三个小时（189 分钟），他开始向奥普拉·温弗瑞（Oprah Winfrey）、比尔·科斯比

（Bill Cosby）和迈克尔·乔丹（Michael Jordan）等名人寻求帮助，有了这些人的投资，他得以按照自己满意的方式和想要的长度完成这部电影。他当时对媒体说的是："这部电影应该是什么样的，我就怎么拍。电影的时长应该会超过三个小时。"

他做到了。他完成了一部比斯通的电影还长 12 分半钟的电影。如果你注意到其中的逻辑而不是结果的话：结果是《黑潮》是一部非常优秀的电影，丹泽尔·华盛顿在电影里的演讲表演精彩至极。不过你会发现，里面有几处剧情即使你去上个厕所再回来看也没有任何明显的不连贯，完全可以衔接。不甘心被《黑潮》取代超长电影模板的位置，奥利弗·斯通决定自己的电影《刺杀肯尼迪》时长要更长，于是着手剪出了一个比李的电影还要长 4 分钟的加长版。哈！《辛普森一家》（*The Simpsons*）中有一集就曾拿这个调侃，给我们展示了《刺杀肯尼迪》导演剪辑版的一个简短版："倒回最开始那里，倒回最开始那里，倒回最开始那里……无限（《刺杀肯尼迪》的时长没有被打败。后来弗朗西斯·福特·科波拉用《现代启示录》来参赛了，这部电影的时长超过了《黑潮》，但没有超过《刺杀肯尼迪》的导演剪辑版）。"

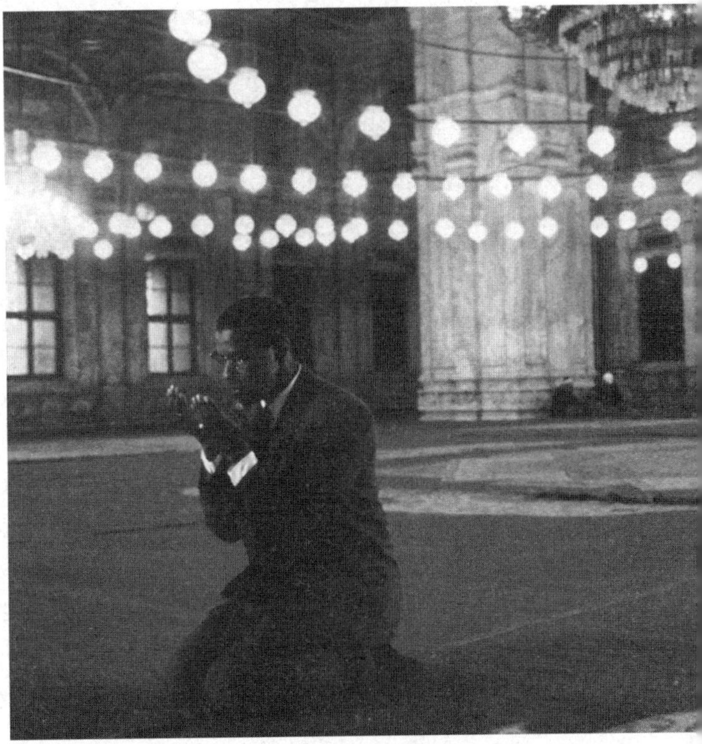

总的来说，当讨论电影时长时，我们喜欢用一个称为"2001 法则"的参考："如果斯坦利·库布里克可以在 142 分钟内从人类的诞生讲到一个新物种出现（首映版会更长，因为还有一个拖时间的中场休息），如果那些人还要用更多的时间讲完他们的故事的话，那么最好有一个令人信服的理由。"一般来说，他们没有理由。违反这个法则最主要的"罪犯"就包括前面提到的昆汀·塔伦蒂诺。在他的职业生涯中，他拍摄的电影越来越长，情节却越来越差。1992 年，他的《落水狗》（*Reservoir Dog*，仍然是昆汀最好的电影之一）时长只用了一个半小时，然而《被解救的姜戈》（*Django Unchained*）时长差不多三小时（时长将近是《落水狗》的两倍）。至于在电影《杀死比尔》（*Kill Bill*）中，塔伦蒂诺没有继续自己这种充满书呆子气的、只有粉丝才能理解的行为，而是成功地说服米拉麦克斯公司让他把这部电影拆成两部上映。两部电影加在一起差不多4个小时，但你却感觉时间甚至更长。坦白说，在看《杀死比尔》的第一部和第二部（2003年和2004年）的日子里，你都可以长出一排新牙齿了。看完塔伦蒂诺的电影，你不会问现在是几点，你会问现在是几号了？

那么，为什么没有人阻止他呢？为什么昆汀可以一次又一次地拍出这些用来测试观众耐心（或者他们的膀胱）又没有什么回报的电影呢？答案当然是缺乏剪辑把控。电影大亨哈维·韦恩斯坦把米拉麦克斯公司称作“昆汀建造的房子”，把韦恩斯坦公司称作“昆汀拯救的房子”。显然，在这两家公司里，没有人会对塔伦蒂诺的才能提出异议。哈维认为，与其到昆汀的剪辑室里拿着一个秒表和一根棍子对他指手画脚（他对其他很多导演都这样做过），不如给塔伦蒂诺永久的最终剪辑权作为对他前两部电影振兴公司的奖励。韦恩斯坦觉得自己亏欠了塔伦蒂诺很多，而他能回报就是给塔伦蒂诺自由的电影时长。因此，当其他电影创作人［包括马丁·斯科塞斯（Martin Scorsese）这样的传奇人物］不得不在每一帧画面上和公认的“哈维剪刀手”做斗争时，昆汀却可以自我膨胀、为所欲为、制作时长越来越长的电影，大叫“看我有多么重要”，仅仅因为他有这样做的自由。

结果呢？他的电影变得越来越糟。

那么，有什么解决方法吗？对于这个电影创作者的通病——短期自制力丧失，我们有没有什么治疗方法？或者，电影的时长注定会越来越长，或者说更糟？

答案就在制片人和剪辑师的手中，而后者是电影制作过程中最为重要的一员，也是最难默默无闻的一员。一个好的剪辑师可以丰富、挽救或糟蹋一部电影。需要证明的话，你不要错过电影剪辑师拉尔夫·罗森布拉姆（Ralph Rosenblum）的畅销书《拍摄结束时，剪辑开始了》（*When the Shooting Stops... The Cutting Begins*）。这本书讲述了他与威廉·弗里德金（William Friedkin）、梅尔·布鲁克斯（Mel Brooks）和伍迪·艾伦等人一起工作的经历，而这些人都需要一个强而有力的剪辑指导。在伍迪·艾伦的例子里，罗森布拉姆写道，当时导演已经着手在做一部叫《快感缺乏症》（一种无法体验快乐感的病）的有关大量冷门的哲学和宗教问题的电影，这部电影曾用了一系列的假名，包括

《必须是犹太人》(*It Had Be Jew*)和《我和我的非犹太朋友》(*Me and My Goy*)。第一次剪完，电影时长是 2 小时 20 分钟，这是一个大家都不满意的版本。“这不是一个爱情故事，”罗森布拉姆写道，“而是一个关于神经质的犹太喜剧演员的超现实和抽象的冒险故事，他一直在重复自己那种糟糕透顶的生活，还讽刺我们的生活文化。”然而，在筛选拍摄的数千英尺长的胶片素材时，艾伦和剪辑师罗森布拉姆偶然有所发现，于是这部电影（加上几周补拍）被剪成了《安妮霍尔》(*Annie Hall*)，这是一部被美国影评人罗杰·艾伯特描述为“几乎每个人都喜欢的伍迪·艾伦的电影”。这部新剪辑的电影（现在变成了一个爱情故事）不仅比艾伦或联合编剧马歇尔·布里克曼（Marshall Brickman）最初想象的故事还要好，而且时长更短了——只有 93 分钟。直到今天，电影治疗师们还没有碰到过任何一个想看《安妮霍尔》的加长版（原版）而要剪辑师把所有剔除的东西都放回去的人。毕竟，正如艾伦多次提到过的，他们把这些片段去掉的原因是它们根本没对整部电影做出什么贡献。时长短、但也许比其他任何电影的内涵都要多，《安妮霍尔》有力地证明了“少即是多”这个道理。

其他从“剪掉他们的自恋”中获益的导演还包括保罗·托马斯·安德森（Paul Thomas Anderson）。他最棒的电影《私恋失调》(*Punch-Drunk Love*，2002 年）是一部充满纯粹和疯狂美感的、紧凑的 95 分钟时长的电影。安德森的大部分电影[《不羁夜》(*Boogie Nights*，1997 年)、《木兰花》(*Magnolia*，1999 年)、《大师》(*The Master*，2012 年)] 都像是设定了标准，时长全是两个半小时左右。其中有几部电影甚至直接证明了这种想法，它们的时长正好是两个半小时。但《私恋失调》这部电影的时长却是纯粹完美的一个半小时，你没法去掉其中任何一场戏而不伤害到整个作品。

整个“手术”的关键所在，也是治疗“超时病”最有效的方法，就是强行要求导演将每一场戏看一遍（从他们最喜爱的地方开始），然后把这场戏剪掉，看看这部电影没有这场戏是否会散架。这个割爱的过程是残忍的，但残忍的目的是为了让电影更好，“杀不死我的只会让我更强”。但可想而知的是，大多数电影制作人都在回避这个过程。就像一个患有肿瘤的病人必须让一个握刀不眨眼的外科医生在自己身上开刀一样，大多数电影不需要溺爱和纵容，而是需要残忍的剪辑。如果你把这个原则应用到昆汀的电影中，他的大部分电影都不会超过 100 分钟，而且质量会更好。当然也有例外，《黑色终结令》(*Jackie Brown*，又名《危险关系》)这部电影可能还是会超过两个小时，但只有这次超时是值得的。总的来说，如果塔伦蒂诺的电影导演同意做手术的话，其中存在的问题都可以通过“吸脂手术”

得到明显的改善。

与此同时，观众也要自行判断：他们愿意给一部电影或者一个导演奉献多少时间。虽然导演们可能无法控制自己喋喋不休的毛病，但是观众可以用脚投票，让花钱去看的电影不要再浪费自己宝贵的时间。票房收入仍然是观众们影响电影制作的一把利器，如果我们中有足够多的人能直接拒绝这种在好莱坞电影中风行的“膨胀病”，那么或许现代电影还有救。

把“手术刀”递给我们吧。

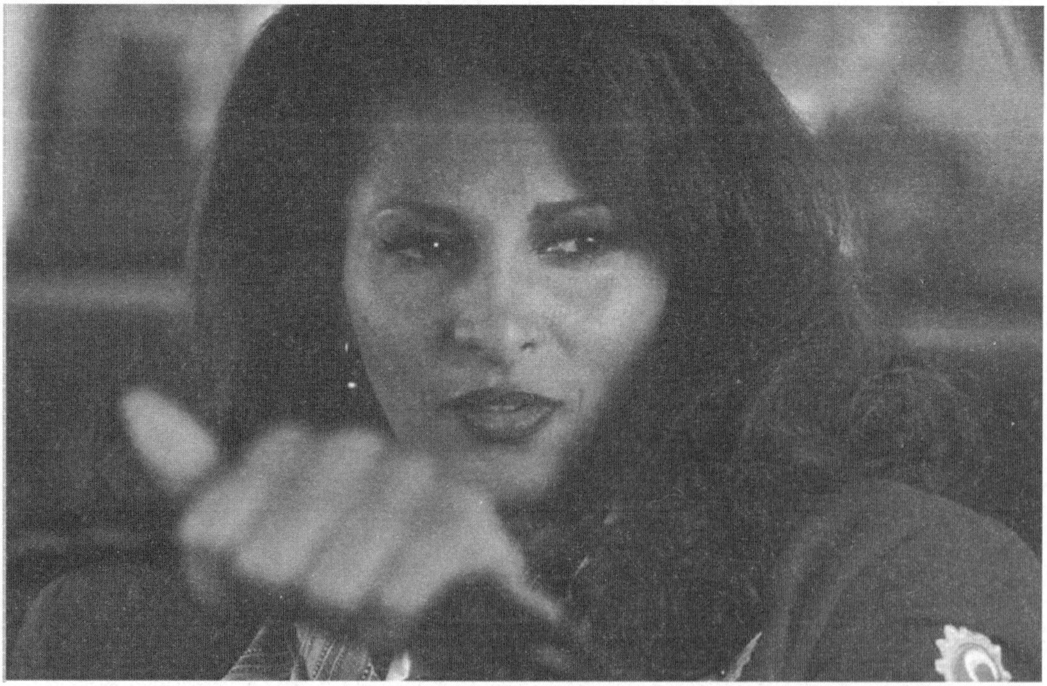

给我剪了！那些本该剪得更短的电影

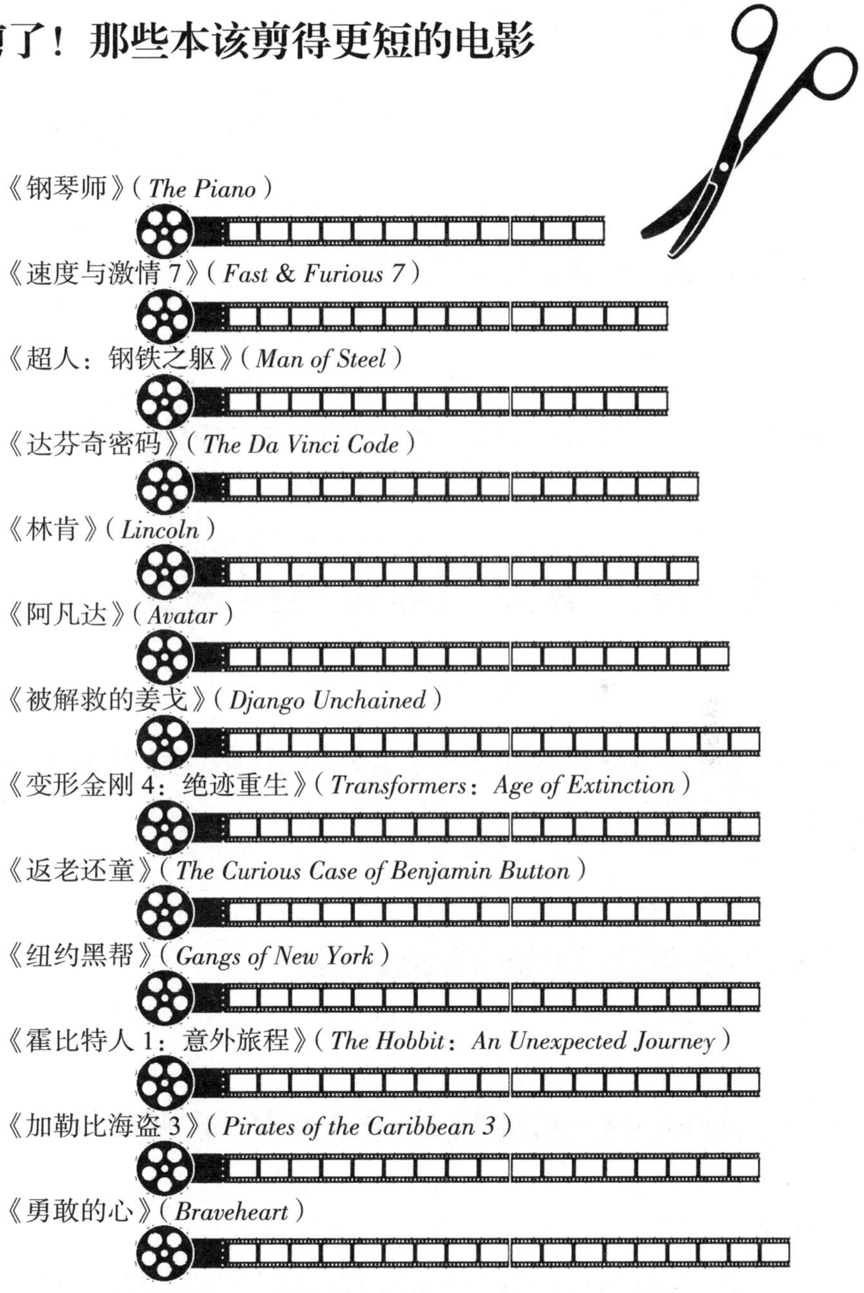

所有电影的时长都不应该超过 90 分钟，除非有教皇的豁免。

一个场记板代表 10 分钟

罗杰・科尔曼

被解放的昆汀·塔伦蒂诺专属瞌睡测量表

我们标注了昆汀在自己迄今为止的所有作品中最应该喊“到此为止！”的时间点的电影。

《落水狗》（*Reservoir Dog*，1992 年）

《低俗小说》（*Pulp Fiction*，1994 年）

《黑色终结令》（*Jackie Brown*，又名《危险关系》，1997 年）

《杀死比尔 1&2》（*Kill Bill 1&2*，2003 年 /2004 年）

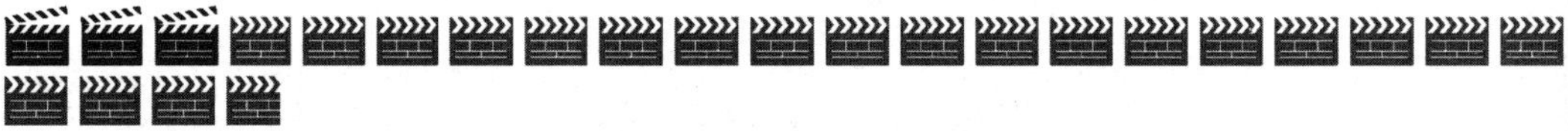

《金刚不坏》（*Death Proof*，2007 年）

《无耻混蛋》（*Inglourious Basterds*，2009 年）

《被解救的姜戈》（*Django Unchained*，2012 年）

一个场记板代表 10 分钟

一个关于电影的医疗游戏

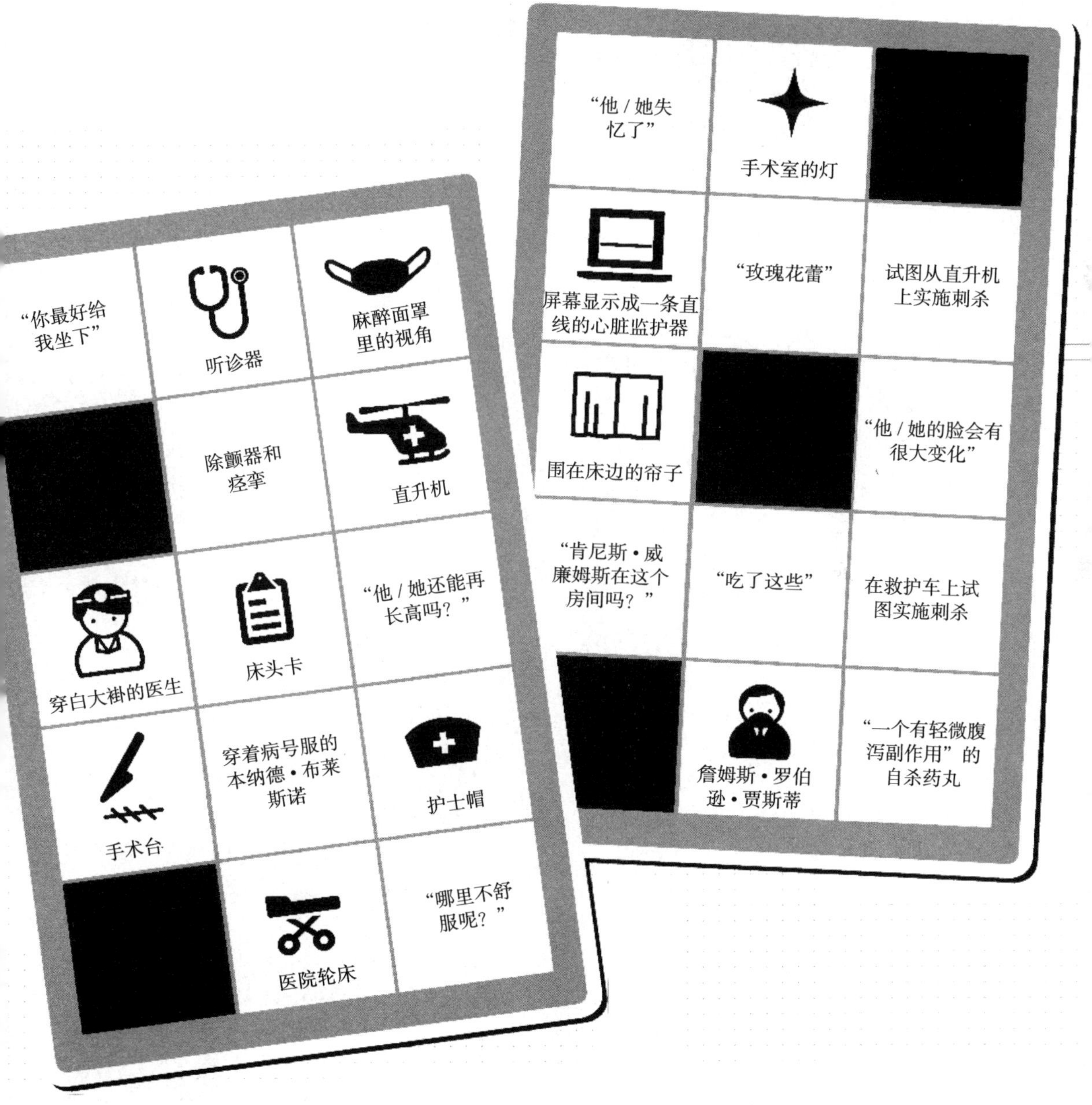

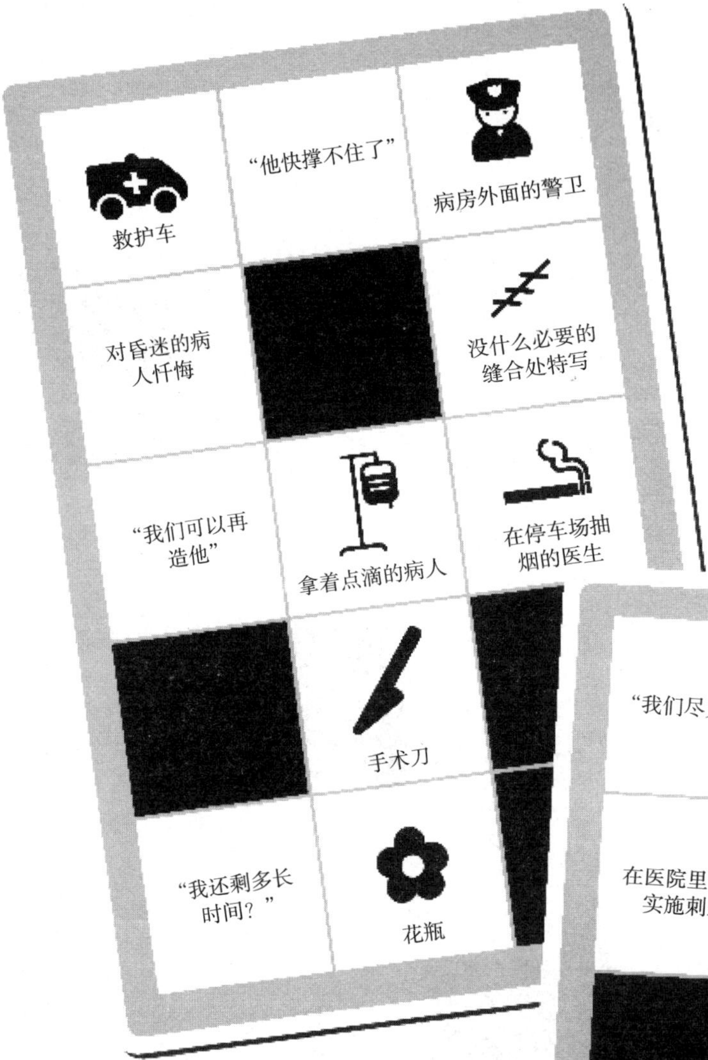
救护车
“他快撑不住了”
病房外面的警卫
对昏迷的病人忏悔
没什么必要的缝合处特写
“我们可以再造他”
拿着点滴的病人
在停车场抽烟的医生
手术刀
“我还剩多长时间？”
花瓶

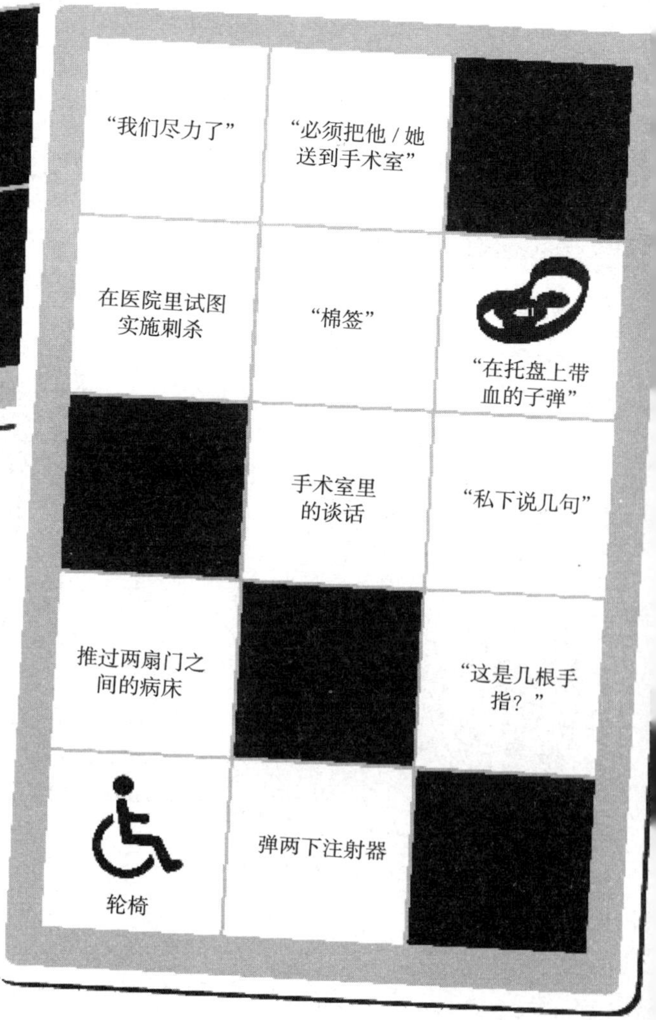
“我们尽力了”
“必须把他 / 她送到手术室”
在医院里试图实施刺杀
“棉签”
“在托盘上带血的子弹”
手术室里的谈话
“私下说几句”
推过两扇门之间的病床
“这是几根手指？”
轮椅
弹两下注射器

第16章

整容科
那些被整得面目全非的电影

不论是人类还是电影胶片，我们都想让其看起来最美。在好莱坞，想做到这点比过现实生活还要简单。电影治疗师的整容“沙龙”会帮助你识破外貌整容手术的陷阱。想想《烛台背后》(*Behind the Candelabra*)里的整容医生罗伯·劳(Rob Lowe)吧，他忙得都没时间睡觉。当病人担心整容可能不是一件好事时，罗伯·劳会安慰刚做完整容手术的李勃拉齐(Liberace，由迈克尔·道格拉斯饰演)说：“你能看到观众面对你最美的样子时会有什么反应！”在好莱坞，一切皆有可能，一切都会很好。

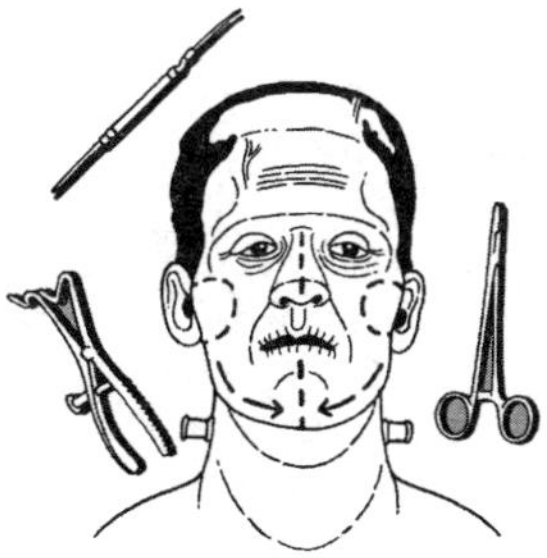

临床检查：被整得面目全非的电影

"真是个真材实料的好派对啊，哈布斯堡，"莱斯利·尼尔森（Leslie Nielsen）在《白头神探 2½：恐怖的气味》（*The Naked Gun 2½：The Smell of Fear*，1991 年）中说道，"我看到很多熟悉的拉皮手术的痕迹。"这句话已经在好莱坞圈子里流传了几十年，也等于公开承认"浮华城市"里一直以来都养着世界上收入最高的整形手术医生。的确，经常也有人劝我们应该放弃目前的工作，拿起手术刀。毕竟，做整容手术收入颇丰。然而，很少有演员愿意承认自己在脸上"动过刀子"。

尽管在电影院的大多数观众都看到某些人注射了肉毒杆菌或小心翼翼地做了整形手术（当一个人的脸放大到像一间房子那么大，你肯定会注意到），我们还是经常听到公关人员解释：明星们的外貌发生变化只不过是受到特殊的健身计划和均衡饮食的影响。为什么蕾妮·齐薇格（Renée Zellweger）突然变得谁也认不出她曾经主演过《BJ 单身日记》？原因一定是她吃的那些营养十足的蔬菜。为什么米基·洛克的脸看起来像遭遇过 20 世纪 90 年代初的一场火灾？他一定花了无数个小时在健身房打拳。至于雪儿，电影治疗师们清楚地记得在苏活区的一个小影院里看过她演的一场《滑稽戏》（*Burlesque*），还担心银幕上的她如果笑得太卖力，她的整个脸就会掉下来砸到前排的人。

我们十分清楚那些好莱坞明星们迷恋整形带来的小"帮助"：在一个奉行"年轻胜过一切"，并且因为变老而会被嫌弃的地方［除非你是朱迪·丹奇（Judi Dench），参见后面"在好莱坞变老"的内容］，任何想在 30 岁以后还能接到工作的人最好给自己找一个友好的整容医生。女演员的压力比男演员更大。在跨过青春期后，大牌女明星们就会迫于压力进行唇部和皮肤手术。然而，像罗伯特·雷德福（Robert Redford）这样不动刀的坚定分子，即使他的脸已经肿得像馒头一样，他还是可以出演爱情电影的男主角。但总的来说，明星们都极其讨厌"衰老"这个自然过程。这也意味着我们能在好莱坞电影里看到更多看起来像芭比娃娃的人（无论男女），任何过了 29 岁的人都会觉得自己就像活在现实生活版的《逃离地下天堂》（*Logan's Run*）的世界里。

其实，不仅人类需要做这些再普通不过的整容手术，电影本身也常常需要做“妆容调整”，但它们通常隐瞒的不是年龄，而是它们整体存在的价值。直率的专栏作家莫丽·艾文斯（Molly Ivins）可能会将迈克尔·杰克逊说成是“一个贫穷的黑人男孩长大后变成了一个富有的白人女性”，但在精彩的电影世界里，这种剧烈的转变并不少见。

以近期的英国电影《骄傲》（*Pride*）为例，这部电影是 2014 年最优秀的电影之一，除了那些最愤世嫉俗和心胸狭窄的人，它带来的温暖能把所有观众的心都融化。这部电影改编自一个比小说更离奇的真实故事［史蒂芬·贝雷斯福德（Stephen Beresford）出色地完成了编剧工作］，讲述了在撒切尔执政时期最黑暗的一段日子里，风马牛不相及的两个团体——罢工的威尔士煤矿工人和勇敢站出来的伦敦同性恋者之间的一次合作。电影讲述了这个筹款团体（尽管它有个不太高雅却很准确的名字“男女同性恋支持矿工”）LGSM 组织崛起的过程，这一振奋人心的事件让英国观众都备受鼓舞，因为这些人生轨迹完全不同的非典型英雄们在一场为所有人争取平等和正义的斗争找到了共同的目标。克蒙德医生曾经作为一名在矿工罢工时期的曼彻斯特托派分子，他清楚地记得 LGSM 组织的轰动及其产生的巨大影响。即使那些没来得及亲眼看见这场斗争的年轻人在看到这部电影后，也会深受触动。尽管这部电影具有明显的文化独特性，但它讲的的确是一个有普遍意义的故事——一个关于老百姓参与的一场“大卫对抗歌利亚巨人”般的和资本主义国家的不作为机构进行对抗的故事。你不一定是一个打心底里热爱电影的人，只要你有一颗跳动的心，就能理解这部电影（如果《骄傲》不能让你感受到激情，我们会推荐你去我们的心脏病科室看那些能让你心跳加速的电影，参见前面的内容）。

2014 年 9 月，当《骄傲》在英国上映时，它得到的几乎全是好评。但当这部电影来到美国，发行商粗略地看完电影后，就认为《骄傲》需要一个非常彻底的改造。它们并不是要改变电影本身的内容，只是觉得它的形象在竞争激烈的市场中需要“重新定位”。然而它们“重新定位”的方式就是抹掉这部电影原有的宣传和广告词，这样可能会让观众知道电影的内容和同性恋有关，给电影放映带来一些阻碍。简而言之，他们想兜售一部关于“男女同性恋支持矿工”的电影，但又想把“男女同性恋者”的标签去掉，假装这只是一部关于矿工的电影。

因此，美国的买家们收到了印有主人公们在伦敦桥上举办活动的封面图的DVD。在图片中，在充满活跃气氛的抗议行动中，他们的拳头举到空中。但与原图不同的是，他们抗议用的LGSM横幅被人用修图工具给擦除了，取而代之的是一片蔚蓝的天空和雄伟的大本钟。而DVD后面的简介把这部电影描述为“一群‘在伦敦的’积极分子（而不是伦敦的同性恋积极分子）决定要帮助一个‘小小的威尔士村庄’”。显然，出现任何“同性恋”的字眼都有可能让选购这部电影的顾客放弃购买DVD的念头，让他们产生极其疯狂的恐同情绪并尖叫着从商店里跑出来。21世纪，这种恐同态度仍然存在，这已经够让人沮丧的了，但是一个发行商试图掩盖一部公开宣扬同性恋历史上关键事件的电影中的“同性恋主题”，这种做法实在令人难以理解。他们觉得会发生什么？这样能骗那些喜欢矿工题材却不是同性恋群体的人把这部电影的DVD买回家吗？随这些异性恋男人们一同买回他们神圣的家中的，还有电影里艾美达·斯丹顿（Imelda Staunton）饰演的角色使用情趣用品自慰的画面。

想象一下下面的画面：

“玛莎，你是不是准备去音像店？”

“是啊，亲爱的汉克，让我给你淘点电影碟？”

“当然，买些好看的、正常人看的电影。我们可以在这间精致又安全的异性恋屋子的庇护下一起看电影。”

“好的，汉克。你有什么推荐吗？”

“你选吧，亲爱的，看到喜欢的就买。不过，不要讲同性恋的电影，也不要关于辛勤的劳动工人充满激情的电影。”

30分钟后：

“汉克！我回来啦！我买了一些很棒的燕麦粉和新出的《基督教科学箴言报》（*Christian Science Monitor*），还买了一部新的英国电影，它讲的是一群看起来非常‘正常’的、‘在伦敦的’的积极分子帮助威尔士矿工争取权利的故事。”

“哇，这听起来不错啊，玛莎。只要这部电影没有那些同性恋就行，我整天都能在福克斯新闻里听到有关同性恋的消息，烦死了。来吧，把光盘放到碟机里。”

5分钟后：

“啊啊啊啊啊啊啊啊啊，玛莎！你犯了个非常严重的错误！你把这些可怕的同性恋带到我们这个神圣的异性恋家里来了！一切都被毁了！”

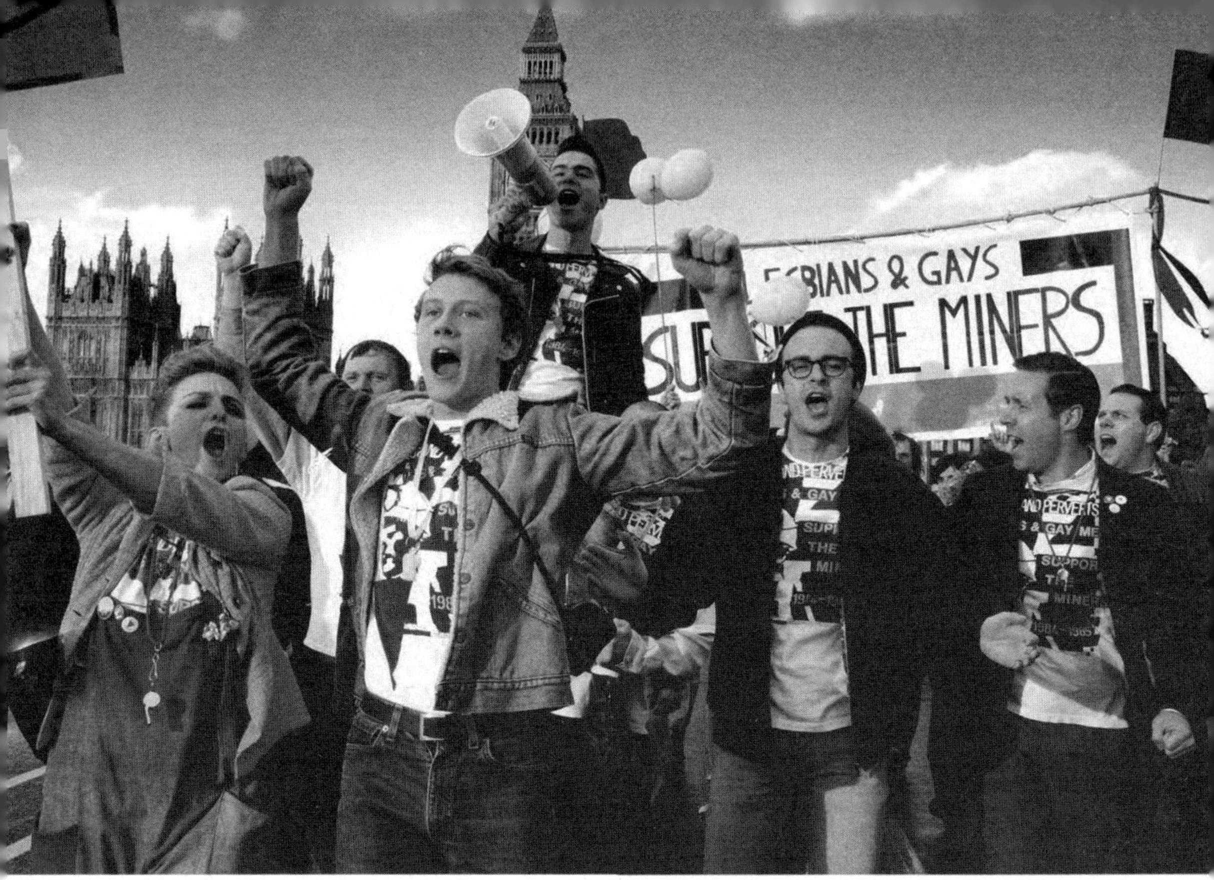

“啊，汉克，真对不起！我不知道‘在伦敦’的人是这样的！”

“天啊，玛莎，你没听过‘都市恋者’吗？”

“你说的是伦敦这种都市和同性恋者的组合吗？”

“看来是这样，玛莎！快给我拿把枪，我要崩了这屏幕。”

在谈到《骄傲》在美国被“改造”一事，连导演马修·沃克斯也认为，这种装作异性恋题材的电影“整容”是“既愚蠢又恶劣的”。他补充说：“电影的名字都叫《骄傲》了，我不知道他们如何说服观众让其觉得这部电影和经常参加‘骄傲游行’的同性恋毫无关系。”但他也对美国发行商试图“尽可能消除观众的认知障碍，避免这部电影被误解为纯粹的同性恋电影”的做法表示理解。他强调，他希望自己的电影不仅对冥顽不灵的人有说教的作用，重要的是还能吸引非自由主义阵营的观众，而且他坚信这部电影会得到观众的支持。这部电影的问题主要在于其整个发行过程中，发行商们像是突然患上了“同性恋恐惧症”，而这正是电影本身强烈反对的。

人们给如今的电影做“整容手术”的根本原因是电影制片方可能会欺骗观

众看一部他们通常不太可能去看的电影。以科幻史诗大制作《异星战场》/《约翰·卡特》(*John Carter*，2012 年)为例。这部电影改编自类型片之王埃德加·赖斯·巴勒斯(Edgar Rice Burroughs)的小说《火星公主》(*A Princess of Mars*)，导演安德鲁·斯坦顿(Andrew Stanton)最初本来给这部电影命名为《火星的约翰·卡特》(*John Carter of Mars*)，想要表示电影里的大部分事件都发生在火星上。然而，随着拍摄的开展，预算急剧上升，迪士尼公司的高层们开始担心，不想在一部科幻电影中投这么多的钱，因为他们觉得(他们的数据分析师坚持认为)这类电影不再是市场的宠儿。当迪士尼公司的市场营销主管 M.T. 卡尼(M.T. Carney)看到 2011 年的动画电影《火星救母记》(*Mars Needs Moms*)是部彻头彻尾的失败之作之后，他决定将这部电影的宣传中大至跟科幻小说有关的线索、小至“火星”的字眼统统删掉。迪士尼公司认为，这样做对这部花了其 2.63 亿美元制作费、以火星为背景的(无论你觉得是不是)科幻电影更好。

据安德鲁·斯坦顿说，市场部门坚持要把片名改成《约翰·卡特》(史上最无聊的电影名)，因为他们觉得这个片名能够吸引观众的注意，观众们想知道这个约翰·卡特是谁，而不会刚看到带“火星”的片名就被吓跑。实际上，他们想的是，通过缩短原来的片名，就能成功骗那些不喜欢科幻小说或火星的人到影院看一部科幻小说改编的、有火星场景的电影。想象一下，在电影播放了大约 20 分钟时，卡特先生躲在亚利桑那州的一个洞穴里，他突然就被神秘地转移到了火星上，而且接下来的故事都发生在那里。你能想象观众们惊讶和不解的神情。然后你可以预料到，这个诡计失败了。

2012 年 5 月，迪士尼公司宣布了其惨淡的季度财报：营业收入下降 1.61 亿美元，亏损 8400 万美元。这在很大程度上都是因为《异星战场》的失败。这个例子似乎说明：做再多的“整容手术”也不能提高这部电影对观众的吸引力。

其实，电影制作人的这种欺诈行为并不是第一次了。蒂姆·波顿(Tim Burton)一直注重在《理发师陶德》(*Sweeney Todd*)的早期预告片中，将这部电影描述成疯狂的、充满激情的、哥特风格的复仇主题电影，约翰尼·德普也以一个挥舞着血淋淋的剃刀的形象出现。但这些预告片里没有明显提到的这部电影里有歌舞的戏份。这点很重要，因为《理发师陶德》很明显是一部音乐剧。《理发师陶德》改编自斯蒂芬·桑德海姆(Stephen Sondheim)和休·惠勒(Hugh Wheeler)的托尼奖获奖作品，它通过歌曲讲述了一个关于谋杀和仇恨的寓言故事。这些市场营销天才们又一次决定，最好把这些明显和音乐有关的细节隐藏起来。因为他们觉得，一旦观众花钱看这部电影，他们就会接受这样一个事实：每个人都在不停地唱歌。事实上，他们不接受这个事实。在英国，民众对《理发师陶德》中所有演员一直在唱歌的愤怒成了全国性的头条新闻。一些观众抱怨说，他们被“虚假宣传”骗进了电影院。他们认为发行商故意隐瞒或歪曲了这部电影的主要元素，发布了一部误导性的预告片，让大家认为这部电影不是一部音乐剧。

现在，人们对电影官方发布误导性预告片的抱怨越来越多。2011 年，密歇根州居民莎拉·戴明（Sarah Deming）试图起诉尼古拉斯·温丁·雷弗恩（Nicolas Winding Refn）这部极具个人风格的动作惊悚片《亡命驾驶》（*Drive*）的发行商和放映商，因为它们把这部电影宣传包装成一部类似《速度与激情》系列这样成功的爆米花大片。很明显，《亡命驾驶》并不是这样的电影，它没有不停地拍那些迷人的肌肉跑车在高速公路上疾驰并让你全身兴奋的画面，而是一直沉浸在一种哀伤的阴郁气氛中，花了大部分时间讲述瑞恩·高斯林（Ryan Gosling）饰演的神秘兮兮的特技驾驶员和凯瑞·穆里根（Carey Mulligan）饰演的孤独母亲之间的关系。是的，电影里还有一些动作场面（抢劫那场戏的场面十分紧张，也是经过精心设计的），但最令人不齿的场景是高斯林在电梯里把一个躺在地上的敌人的脑袋踩得血淋淋的——这可不是戴明女士希望的那种爆炸性的动作场面。

不过，戴明起诉的主要原因是电影中没有足够多的开车场景。她在奥克兰州第六法院递交的诉讼中抱怨道，《亡命驾驶》“和那种飙车追逐的动作电影相比几乎没有相同的地方”。很明显，她应该来我们电影治疗师的急诊室，那里有足够多的汽车追逐戏来满足任何一个飙车迷。然而，她的抱怨并不只这一点。这部电影不仅未能实现戴明的飙车梦，还进一步惹恼了她，（她声称）电影里充斥着“极端的、毫无意义的、非人性的针对犹太教徒的种族主义行为，这些鼓励和促进了针对犹太教徒的暴力犯罪”。戴明希望将自己的投诉转化为集体诉讼，让那些发现自己突然看了一部跟电影宣传内容毫不相干的电影的美国观众也加入进来。

作为回应，被起诉的电影院说，如果戴明女士直接向他们投诉，他们愿意退还票钱。其实，直接向影院投诉的案例在如今的电影市场上也不少见。

2014 年初，一家美国电影院在上映《华尔街之狼》（*The Wolf of Wall Street*）时，居然直接在大厅里放了一块巨大的告示牌，上面写着：

《华尔街之狼》恕不退票

一些人可能会因为电影里某些比较“直率”的对白和场面而感到不适，而马丁·斯科塞斯先生则是一名很棒的导演，他的作品和思想也获得不少业内专家的称赞。

这只是一个比较委婉的说法，他们真正想说的是：“嘿，比你聪明得多的人都说这部电影真的很精彩，所以不要因为在屏幕上看见乔纳·希尔（Jonah Hill）挥舞情趣用品就到我们这里来发飙撒泼。好吗？”

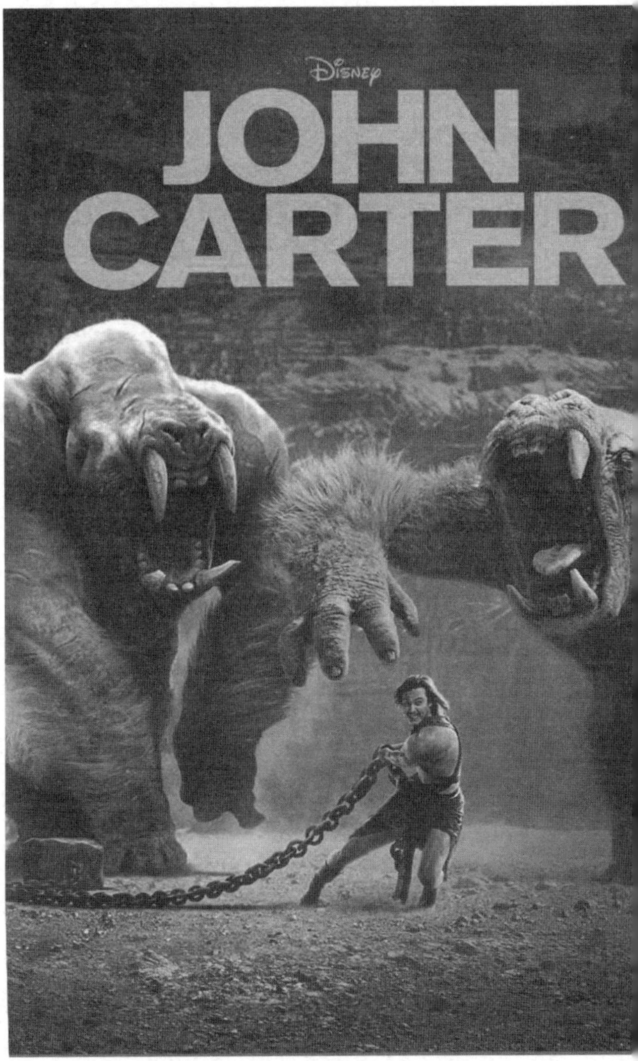

说实话，没人预料到在电影《华尔街之狼》中会看到从头到尾都充斥着各种令人羞耻的情色和颓废的场面。这部电影是根据可恶的金融流氓乔丹·贝尔福特（Jordan Belfort）的真实回忆录改编而成的：贝尔福特靠着剥削美国劳动人民为自己取得了名誉（也有对他的审判和被判监禁）后，他每天过着纸醉金迷的生活，左拥右抱、嫖娼吸毒。当大家认为他的糜烂生活会这样继续下去时，他这种大规模的敛财方式导致了雷曼兄弟公司帝国的衰落。关于脏话和情色场面，这部电影在宣传和评论中都对此说得非常清楚，实际上对于许多人来说，这还是一个主要的卖点。斯科塞斯已经凭借 2006 年那部相对温和的惊悚片《禁闭岛》（*The Departed*）获得了奥斯卡最佳导演奖，但对于很多熟悉他故事风格的人来说，他们知道《出租车司机》（*Taxi Driver*，1976 年）中有高潮的暴力场面，知道《基督最后的诱惑》（*The Last Temptation of Christ*，1988 年）中有宗教争议，知道《好家伙》（*Goodfellas*，1990 年）中有令人震惊的吸毒、贩毒的场景，但他们都很难挺起胸膛说自己已经对《华尔街之狼》里的场面做好了充足的心理准备。所以，这些抱怨仍在继续。

最后，电影治疗师们得出了这样的结论：任何一个声称被虚假宣传"骗"到电影院的人都是因为事前没有做好功课。在当今这个时代，互联网的出现让每个人只需点击几下手机屏幕就能了解一部电影及其最突出的特点，甚至还能在电影开拍前读完整个剧本。所以，能说出"我在事前都不知道电影里会发生什么"这种话的人，他们真的怪不得别人。

其实有一点很重要：误解和曲解电影是人们的一项"优良传统"，其历史可能和电影本身一样悠久。所有"中招"的人怪不得别人，只能怪自己。罗杰·科尔曼曾经让年轻导演乔·但丁（Joe Dante，帮科尔曼剪辑电影的电视版预告片）"润色"一段特别无聊的预告片。但丁没做其他的工作，而是加进去一段直升机爆炸的画面。结果，科尔曼觉得这个预告片变得非常好。关于新加的画面是否合乎道德的问题，科尔曼对此只是简单地回应："没有法律规定预告片里出现的画面都必须在电影里出现！"这件事让人们突然顿悟：电影应该采用怎样的营销方式才能最大程度地吸引观众。我们是否应该同情那些被吸引到电影院看史蒂夫·麦奎因（Steve McQueen）的电影《为奴十二年》（*12 Years a Slave*，2013 年）的欧洲观众？《为奴十二年》大肆宣传有布拉德·皮特参演，他也是这部电影的制片人之一，但他在电影里的真正戏份可以说是一闪而过。我们该不该同情他？其实，用搜索引擎查一下这部电影很难吗？网络会告诉你，电影主角实际上是切瓦特·埃加福特（Chiwetel Ejiofor），因为这部电影改编（非常忠实地改编）自所罗门·诺瑟普（Solomon Northup）的回忆录，所以主角不太可能由金发碧眼的皮特饰演。

回到 20 世纪 80 年代，不少看录像带的观众都被《恶灵岛》（*Savage Island*，1985 年）的封面图吸引而租下这部电影。其封面图上是演过《驱魔人》的明星琳达·布莱尔（Linda Blair），她衣着暴露，在恐怖的热带丛林中挥舞着机关枪，但是实际上，布莱尔女士在整部电影里都没怎么出场，而且她出场时穿得很多，也从未去过什么小岛或者碰到过什么野蛮人。事实上，布莱尔只是被雇来拍 10 分钟的戏份，制作者用这些录像重新包装了一个拙劣的意大利 B 级片，而她的明星效应不过是一个廉价的把戏。但是有人起诉这部电影吗？真是见鬼了。说到电影营销，电影治疗师们得出的结论是：任何相信这些营销手段被骗去看挂羊头卖狗肉的电影的人只能自认倒霉。

那些越过大西洋后就换了个名字的电影

发行年份	英国名字	美国名字	理由
1946 年	《生死攸关》(*A Matter of Life and Death*)	《平步青云》(*Stairway to Heaven*)	制片厂说在美国上映的电影标题一般不能用和“死”相关的字眼。这部电影恰好是在第二次世界大战之后上映的
2005 年	《一个荒诞的故事》(*A Cock and Bull Story*)	《项迪传：一个荒诞的故事》(*Tristram Shandy: A Cock and Bull Story*)	确保观众知道这部电影是由文学著作改编的，而不是由其他类型片改编的
2009 年	《摇滚之船》(*The Boat That Rocked*)	《海盗电台》(*Pirate Radio*)	这部电影在英国的票房成绩并不理想，所以到美国给它换了个名字
2007 年	《宁壮烈死勿苟且生》(*Live Free of Die Hard*)	《虎胆龙威 4》(*Die Hard 4.0*)	“宁壮烈死勿苟且生”是美国新罕布什尔州的口号，而这个口号除了美国国内很少有人知道。克蒙德医生觉得这部电影的英国译名也可以叫作《虎胆龙威 4 之没啥意义》
2001 年	《致命玩笑》(*Joy Ride*)	《惊心之旅》(*Road Kill*)	这部电影的原英文名“Joy Ride”在英国有其他的意思——偷车贼，而且这还是 Roxette 乐队的一张专辑名
1950 年	《双凰夺鸾》(*Young Man with a Horn*)	《热情狂想曲》(*Young Man of Music*)	原片名中有个单词暗含不好的意义
2012 年	《复仇者联盟》(*The Avengers*)	《漫威复仇者大集结》(*Marvel Avengers Assemble*)	换片名主要是防止英国的观众问：这部电影里为什么没有帕特里克·麦克尼（Patrick Macnee，出演英国电视剧集《复仇者》系列）

有好莱坞特色的另类法律诉讼

《宾虚》（*Ben-Hur*，**1907 年**）

侵犯版权。电影版史上首例没有版权就对故事进行改编的电影诉讼。原告赢得了胜利，这也成了先例，警告以后所有的电影公司必须先获取故事版权才能开展剧本创作。

《库根法》（*The Coogan Act*，**1939 年**）

这部电影又名《加利福尼亚州保护童星法案》（*The California Child Actors Bill*），《库根法》是以童星杰基·库根（Jackie Coogan）来命名的。1921 年，杰基·库根曾经在卓别林的电影《寻子遇仙记》（*The Kid*）中担任主演并赚了不少钱。但他在成年后才发现，父母挥霍掉了他所有的钱。

《小台灯》（*Luxo Jr.*，**1986 年**）

侵犯台灯样式版权。一个挪威制造商声称皮克斯台灯（它第一次出现在电影《小台灯》中）侵犯了自己的商标。这个诉讼案的最终结果是制造商和皮克斯达成庭外和解。

《超级巨星卡朋特》（*Superstar:The Karen Carpenter Story*，**1987 年**）

理查德·卡朋特（Richard Carpenter）起诉青年导演托德·海因斯（Todd Haynes），称其未经允许使用了卡朋特乐队的歌曲（他居然没有因为电影中他和妹妹都是由芭比娃娃扮演的而生气）。原告胜诉，市面上所有的电影拷贝都被召回，但我们还能在视频网站上面找到全片。哈哈！

《波拉特》（*Borat*，**2006 年**）

多宗诉讼。来自罗马尼亚村庄的人起诉这部电影，声称电影中把他们描绘成“愚蠢的乱伦”的形象；同性恋者起诉这部电影对其诽谤；一名来自亚拉巴马州的礼仪教师和一名来自马里兰州的驾校教练都抱怨，电影中塑造的礼仪教师和驾校教练的形象对他们造成了很大影响。所有案件的起诉均被驳回。

《阿凡达》（*Avatar*，2009 年）

电影中使用了虚拟的植物设计。平面艺术家罗杰·迪恩（Roger Dean）声称自己设计的 14 款植物都被这部电影的导演詹姆斯·卡梅隆抄袭，并用在他设计的潘多拉星球上。这个案件的起诉被驳回。

《宿醉 2》（*The Hangover Part II*，2011 年）

侵犯文身图案版权。密苏里州文身艺术家 S. 维克托·惠特米尔称，他的一款文身设计在未经许可的情况下被用在这部电影中拳王泰森的文身上。这个案件达成了庭外和解。

《泰迪熊》（*Ted*，2012 年）

一家名为 Bengal Mangle Productions 的制片公司声称，电影中“泰迪”的形象非法抄袭它们的原创角色“查理”，而后者已经拥有网络剧集《残暴熊查理》（*Charlie the Abusive Teddy*）的版权。这个案件的起诉被驳回。

《菲利普斯船长》

（*Captain Phillips*，2013 年）

和这部电影中的剧情不一样，船员声称事实的真相是船长为了省钱、省时间，故意将船驶入已知有海盗的水域中。这个案件仍在审理中。

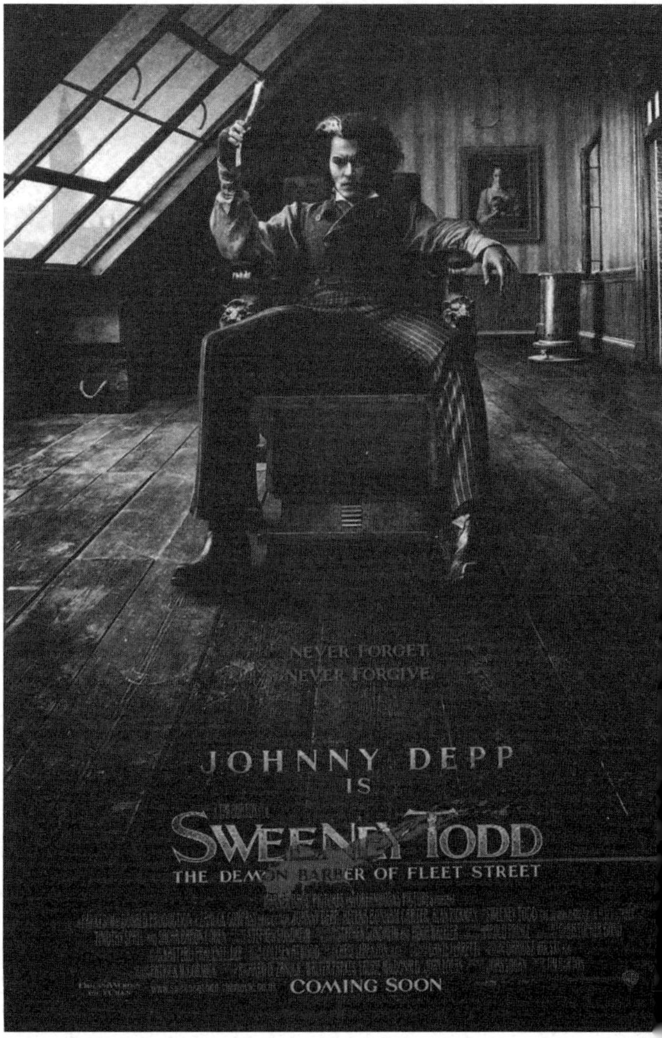

THE MOVIE DOCTORS 第17章

老年病科

献给那些和电影一同老去的影迷们

和好莱坞不一样，在我们的老年病科室，所有年事已高的演员都会得到应有的尊重。在这里，你会看到那些让你欣然接受年龄增长的电影，我们会盘点一下那些仍想留住青春形象的演员们，还有一个关于电影中描绘“老年生活”的检查。

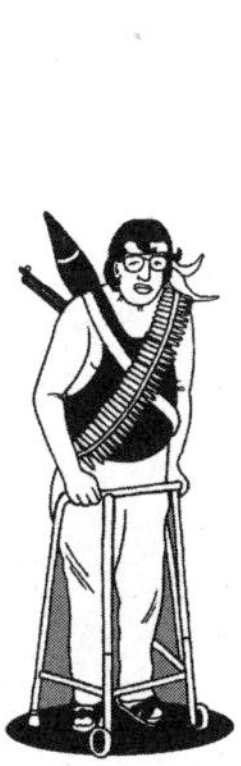

电影怎样助你度过变老的过程

你可能会觉得我们诊所的这块区域（这一节的内容）不适合你，但是你错了。据科学数据表明，你现在恐怕已经到了身体的巅峰状态。当你快到30岁的时候，你的身体已经在走下坡路了。但有些东西，有些你至今为止仍然缺乏的东西可能还会增长，比如智慧、风度和节制力。但你的身体状态呢？它一直都往一个方向走，这点你是清楚的。

电影治疗师的衰老自查表：

- 下楼梯的时候，你是不是感觉浑身都在动？
- 当你看到电影中的厨房场景时，第一个想到的是不是你家的厨具电器和这些比哪个更好看？
- 你是否注意到自己长得和爸爸或者妈妈越来越像？或者，换个有点恐怖的说法，你长得像他们长相的综合体？

如果你对以上问题的回答有一个“是”的话，你就是在变老。从今以后，你再看电影可能就是另外一回事了。

从现在开始，那些关于无政府主义的、浪荡年轻人的喜剧可能会让你觉得很烦。在你眼中，那些放学之后在街上闲逛、寻找刺激的疯狂的年轻人就像不负责任的危险分子，需要家长严加看管。派对上那些“热舞”的场景似乎会让你感觉心很累。这是不是让你简直难以置信？但这就是人变老的过程。你可能会觉得电影就是个残忍的情妇，就这样抛弃了变老的你。

如果你是个演员的话，那么你的未来就是，曾经那些不会找你演的角色现在都来找你演了：流浪汉、巫婆、男族长、女族长、主教、上帝、在石板上躺着的死人、圣诞老人、老女巫、邪恶的后妈等。对于影迷来说，这将会是个全新的世界，他们会体会到之前从未有过的情绪。你在说什么？在一部“残酷”的电影里，孩子被绑架和凄凉的景色会让你觉得，这是在寓意全球化让我们产生了异化？还有连姆·尼森？算了吧，你都有画面感了。

但其实，你并没有失去什么。幸运的是，变老的一个常见的副作用就是你觉得自己也没那么穷（如果你没有这种感觉，请看下面的内容）。这意味着你的钱给了你力量。如果电影行业还想让你把钱花在买电影票和爆米花上（他们真的在这样做），他们就会拍一些还能吸引你的电影，那就是老年题材的电影。下面，电影治疗师选了一些能够鼓励你、支持你的电影，给那些和你一样正在老去的影迷们。

《为黛茜小姐开车》（*Driving Miss Daisy*，1989 年）

这不只是一部缓解焦虑和压力的电影。我们在这部电影中得到的启发来自黛茜小姐——杰西卡·坦迪（Jessica Tandy）。尽管她的表演早在 1932 年就赢得了人们的赞赏，但直到她 80 岁时，她才完成了被认为是她表演生涯中最精彩的表演。罗杰·艾伯特称，这是“我在电影中见过的对老年状态最彻底的诠释之一”。

这是一个极高的评价和鼓励。想象一下，你已经 80 岁了，快要走到人生的尽头。你可能不能像以前那样喝完一大杯伏特加，如果被问起的话，你现在其实更喜欢喝一小杯甜雪利酒。但是，你还能在奥斯卡颁奖典礼上拿到最佳女演员奖。这就是为什么我们坚信最好的还在前面（而且到现在为止，你还没有记多少笔记）。

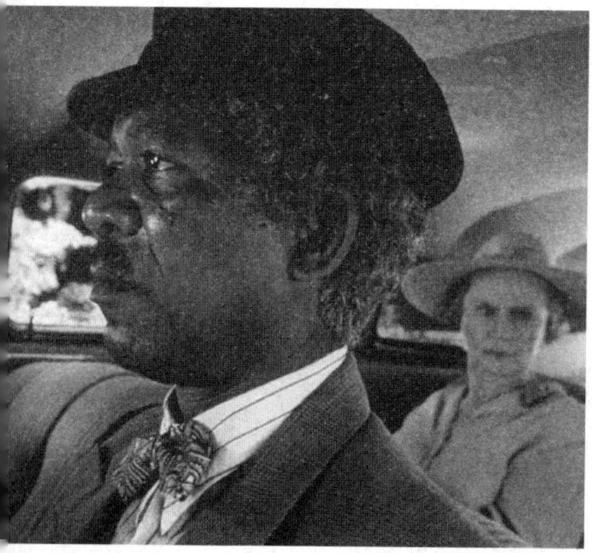

《教父》（*The Godfather*，1972 年）

变老有时也会让人备感压力。你开始担心一切。你的状态看上去已经不是最好的了：你的脸有点肿，你的下巴也许在说话时几乎不怎么动。实际上，现在你更喜欢在耳边细语而不是正常说话，这样会更方便，看着也更阴险。你看着自己的孩子们，你想知道他们的能力有多强。你已经尽了最大的努力给他们树立了一个好榜样。你投身社区项目，提倡忠诚（你很擅长这个），慷慨地回报那些有价值的人和物。你已经做出了不少牺牲，但你还是会担心一切。

谁可以担起家族企业的大任，并且能够妥善管理？你一直都有自己的标准，但现在，这些标准貌似已经有点过时了。孩子中的老大有点急性子：他可能会用枪打爆自己的嘴，还有可能惹恼顾客和竞争对手（还有警察）。你最喜欢的儿子太年轻，有着年轻的、未谙世事的面庞（只是现在，他的疤是后来才有的），但是他对老一套的公司管理模式完全不感兴趣。这部电影的主人公和你一样，都很关心自己的家庭。除了没有免费的笔，这部电影就是迈克尔·帕金森（Michael Parkinson）保险广告的电影版（有关旅行和生活方式的建议：不要去小型意大利餐馆、按摩场所、旋转门、台阶、医院、桥梁、妓院、教堂、电梯和西西里）。

《魔茧》（*Cocoon*，1985 年）

这部拿下两顶奥斯卡奖、朗·霍华德（Ron Howard）导演的电影肯定会被入选老年影迷的必看片单。任何一部在阳光海岸养老院和圣彼得堡飞镖俱乐部拍摄的电影都必须列入老年影迷的必看片单。也许吧。这部电影里有一群老人［唐·阿米契（Don Ameche）、威尔福德·布利姆雷（Wilford Brimley），还有杰西卡·坦迪］在老人之家过着老年生活和进行着老年人的活动。电影中有个事件是他们闯入了隔壁的房子，那里有一个室内游泳池。这个游泳池不收费，水温宜人，又没有恼人的熊孩子、情侣调情或烟酒味。但是这个房子已经被一些化身为人类的、友好的外星人租下来了，他们想用这个泳池存放自己的魔茧，每个魔茧里都有一个涂满粉底的、等待重生的外星人。当这群老人在这个泳池里泡温泉时，这些魔茧会释放一种神奇的生命力，而这种力量对这些擅自闯入的老人来说很有帮助，他们仿佛变年轻了，而且重新焕发了活力：他们可以爬树，可以战胜癌症，还可以在水里重温激情。

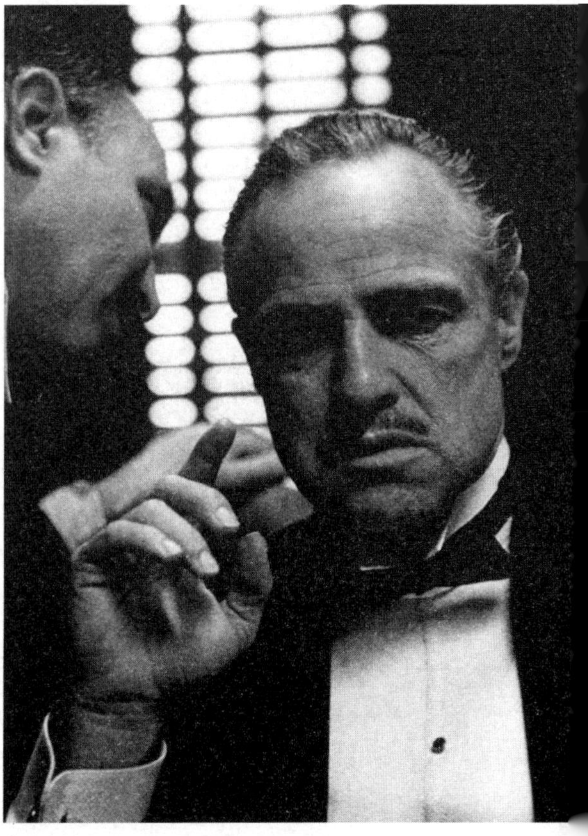

这些外星人应该是全宇宙中最和蔼可亲的人（我们猜想），因为他们提出可以带 30 个人去他们的星球——安特利亚。这是

一个很诱人的提议，因为在那个星球上，他们不会生病、不会死亡或者被工作人员殴打。

我们承认，这部电影入选还是有争议的。因为它是一部让老年人自欺欺人而不是顺其自然的电影。但是，我们之所以把它选进来，就是让你感觉如果游泳时的池水太暖，你并不会觉得是别人在泳池里撒尿，而是因为安特利亚人的魔茧散发出来的魔力。

《圣诞颂》（*A Christmas Carol*，1951 年）

大名鼎鼎的亚伦派森实验乐团唱过一首歌叫《智者老矣》（*Old and Wise*），它表达了充满智慧的老年生活是快乐的，在未来的那个阶段，你所有的悲伤和痛苦都会变淡，所有指责的话语都能被看轻。我们再来听一下尤赖亚·希普（Uriah Heep）乐队的《智者》（*Wise Man*），这首歌通过笨拙、滑稽搞笑的像四年级学生写的诗歌那样的歌词，把老年人和智慧联系在一起。灰色头发 = 所罗门智者，正常的头发 = 安德鲁王子。

我们可能会认为自己现在的判断力比年轻时要好，我们可以做出更好的选择、有更好的品味，吃的薯片也比以前少得多。然而遗憾的是，我们中的一些人也会误入歧途：做出错误的选择，走错了路，吃了太多的垃圾食品。埃比尼泽·斯克鲁奇（Ebenezer Scrooge）就是一个误入歧途的人（很明显，除了我们，狄更斯笔下的大多数人都“走错路”来到了伦敦）。

救赎总是远在天边近在眼前。你可以求助于《圣诞欢歌》（*The Muppet Christmas Carol*，1992 年），看着迈克尔·凯恩（Michael Caine）扮演的历史上最著名的吝啬鬼的角色。你可以看《孤寒财主》（*Scrooged*，1988 年），对比尔·默瑞（Bill Murray）的表演喝倒彩。就连迪士尼版的史高治·麦克老鸭（Scrooge McDuck）也有粉丝。但实际上，最好的一版讲述老年人救赎的故事是标题中提到的布赖恩·德斯蒙德·赫斯特（Brian Desmond Hurst）的那部电影。

这部让人感觉像“原版”的电影实际上最早的版本是 1901 年由 W.R. 布斯（W.R. Booth）导演的《圣诞颂歌》（*Scrooge or Marley's Ghost*），他用五分钟讲完了整个故事。20 世纪 50 年代的观众们可能觉得这个五分钟的版本太短了，所以就有了布赖恩·德斯蒙德·赫斯特导演的这部长达 85 分钟的版本。

我们之所以选择这个版本有很多理由。这部电影里有帕丁顿熊的配音者迈克尔·霍尔德恩（Michael Hordern），他饰演雅各布·马利（Jacob Marley）；有后来成为“复仇者”的帕特里克·麦克尼（但他没有去漫威那里），他饰演年轻的马利；还有乔治·“亚瑟·戴利”·科尔（George 'Arthur Daley' Cole）饰演年轻的斯克鲁奇。但我们主要是为了阿拉斯塔尔·西姆（Alastair Sim），他比所有的对手都演得好（尽管其他人也演得很好）。他告诉我们，尽管我们领悟到自己之前在所有事情上都做错了，但我们仍然可以寻找生活中的小确幸。

《毒药与老妇》（*Arsenic and Old Lace*，1944 年）

对许多人来说，储蓄养老金是一件很复杂的事情，它让人很心烦。养老金手册就是一堆可笑的小册子，据说能够保证你过上轻松的、无忧无虑的退休生活。应该怎么办理养老金呢？你得好好浏览养老金手册上的内容，然后签署表格（你在这些过程中慢慢老去），最终得到一份年收入 36.5 英镑的养老金。

像斯克鲁奇那样在忏悔中找到儿时快乐的方法并不是人人都适合，所以选择在晚年时做坏事也是一种另类的生活方式。导演弗兰克·卡普拉（Frank Capra）拍摄了这部电影，由约瑟芬·赫尔（Josephine Hull）和吉恩·阿黛尔（Jean Adair）饰演“樱桃杀手”艾比阿姨和玛莎阿姨。她们和一个疯疯癫癫的侄子住在一起，他负责把尸体搬到地窖里。至于她们的另一个侄子加里·格兰特（Cary Grant），他正在寻找这一切的真相。在疗养院里，对生命渐渐终结的恐惧会笼罩在每个人的头上，让老人们感到绝望和崩溃。我们不知道疗养院里的生活是什么样的，但我们猜疗养院里肯定没有泡着外星人魔茧的室内游泳池。电影里隐含的另一个重要信息就是要当心自家酿的酒。

演员年龄和角色年龄的差别

演员	角色	电影	角色年龄	实际年龄	差距
莱斯利·卡隆（Leslie Caron）	琪琪（Gigi）	《金粉世界》（*Gigi*，1958 年）	15 岁	26 岁	11 岁
奥黛丽·赫本（Audrey Hepburn）	霍莉·戈莱特（Holly Golightly）	《蒂凡尼的早餐》（*Breakfast at Tiffany's*，1961 年）	18 岁	32 岁	14 岁
加里·布格霍夫（Gary Burghof）	沃尔特·奥古恩斯·奥莱利下士（Corporal Walter Euguence O' Reilly）	《陆军野战医院》（*MASH*，1970 年）	18 岁	26 岁	8 岁

演员	角色	电影	角色年龄	实际年龄	差距
苏珊娜・约克（Susannah York）	简・爱（Jane Eyre）	《简・爱》（*Jane Eyre*，1970 年）	18 岁	31 岁	13 岁
马尔科姆・麦克道威尔（Malcolm McDowell）	阿历克斯（Alex）	《发条橙》（*A Clockwork Orange*，1971 年）	17 岁	28 岁	11 岁
茜茜・斯派塞克（Sissy Spacek）	嘉莉（Carrie）	《魔女嘉莉》（*Carrie*，1976 年）	17 岁	26 岁	9 岁
斯托卡特・詹宁（Stockard Channing）	贝蒂・里佐（Betty Rizzo）	《油脂》（*Grease*，1978 年）	17 岁	34 岁	17 岁
奥莉维亚・纽顿－约翰（Olivia Newton-John）	桑迪・奥森（Sandy）	《油脂》（*Grease*，1978 年）	18 岁	29 岁	11 岁
芭芭拉・史翠珊（Barbra Streisand）	燕特尔（Tentl）	《燕特尔》（*Tentl*，1983 年）	26 岁	41 岁	15 岁
迈克尔・J. 福克斯（Michael J. Fox）	马丁・麦克弗莱（Marty Mcfly）	《回到未来 3》（*Back to the Future Part* 3，1990 年）	17 岁	29 岁	12 岁
斯塔茜・达什（Stacey Dash）	迪翁（Dionne）	《独领风骚》（*Clueless*，1995 年）	17 岁	28 岁	11 岁
艾玛・汤普森（Emma Thompson）	埃丽诺・达什伍德（Elinor Dashwood）	《理智与情感》（*Sense and Sensibility*，1995 年）	27 岁	35 岁	8 岁

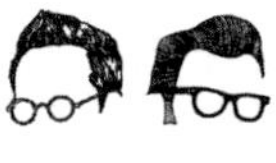

Simon & Mark

医生讨论中：在好莱坞变老

克蒙德医生： 你知道吗？朱迪・丹奇直到 64 岁才凭借《布朗夫人》（*Mrs Brown*）得到演员生涯上的第一次奥斯卡提名，而现在，她成了奥斯卡提名最多的演员之一。

梅奥医生：你想说什么?

克蒙德医生：我在想，或许，好莱坞正在改变，以前那些对“成熟”女演员的桎梏正在消失。电影《前妻俱乐部》(*The First Wives Club*)里说过，在好莱坞，女人只能演三种角色：宝贝、律师还有“黛茜小姐”。

梅奥医生：你不觉得《金盏花大酒店》(*The Best Exotic Marigold Hote*)和《国王的演讲》(*The King's Speech*)这类片子获得成功，证明了人们关注老年观众还是值得的?

克蒙德医生：嗯，你知道还有那种针对老年群体的电影放映吗?

梅奥医生：老年群体……过去，人们都叫他们“老古董”。

克蒙德医生：对，这种放映一般会提供免费的茶水和点心。不过你得小心，因为一旦茶水和点心吃完了，场面可能会相当混乱。我知道，因为我办过这种放映。

梅奥医生：我想你说的“相当混乱”指的是他们“轻微的抗议和在过道哼哼”吧。

克蒙德医生：应该是的，至少他们不会像1955年看《黑板丛林》(*Blackboard Jungle*)时那样把座位扔向屏幕了。其实我想说，无论是年老的明星还是观众，他们现在的待遇都比以前好了。

梅奥医生：我们也很快就能享受这样的待遇了，因为我们现在正往“成熟的巅峰”冲刺呢。

克蒙德医生：不过说来也是，“电影院是年轻人去的地方”这个观点是现代才有的。在过去，电影院是一个适合所有年龄段的人的场所。1963年上映的《粉豹》(*Pink Panther*)可以算得上是第一部老少皆宜的全年龄段电影了，它有着各年龄段都喜欢的元素，开头是一段给孩子们看的动画，然后有一点给成人们看的动作冒险场面，甚至还有一些音乐元素吸引更多来看电影的人。但随着电视的出现，好莱坞就开始将电影院的观众按年龄分段了：2~8岁，8~12岁，12~15岁，15~21岁，21~30岁，还有其他年龄段。这种分段让人备感压力：这意味着过了30岁，你就老了!

梅奥医生：直到这几年，关注老年观众的电影才重新在市场上出现。平心而论，我觉得随着年龄增长，你的电影口味也会发生变化。这就像是去游乐园一样。记得我还是个小孩时，我会去玩最大型的过山车和最刺激的转盘，而且玩了一次又一次。但是现在，我只看一眼过山车和转盘都会想“不了，那些让我感觉不太舒服”。然后，我只会坐坐旋转木马，对我来说，这就已经算是很勇猛了。

克蒙德医生： 说得对。我到现在都坚持认为，大家都有看未删减版《魔屋》(*The Last House on the Left*) 的权利，但现在，我也不像自己十六七岁时那样想看这部电影了。其实，根本原因是你想从电影里收获的东西变了。

梅奥医生： 虽然整个世界一直以来都很残酷，但我现在也不太想看讲世界残酷的片子了。

克蒙德医生： 我还记得自己在看《人体蜈蚣 2》时一直在想：我现在太老了，肯定干不了这种事。

梅奥医生： 嗯，你是挺老的了。不过实际上，不论我们有多年轻，都没人想受《人体蜈蚣 2》里的那种罪。

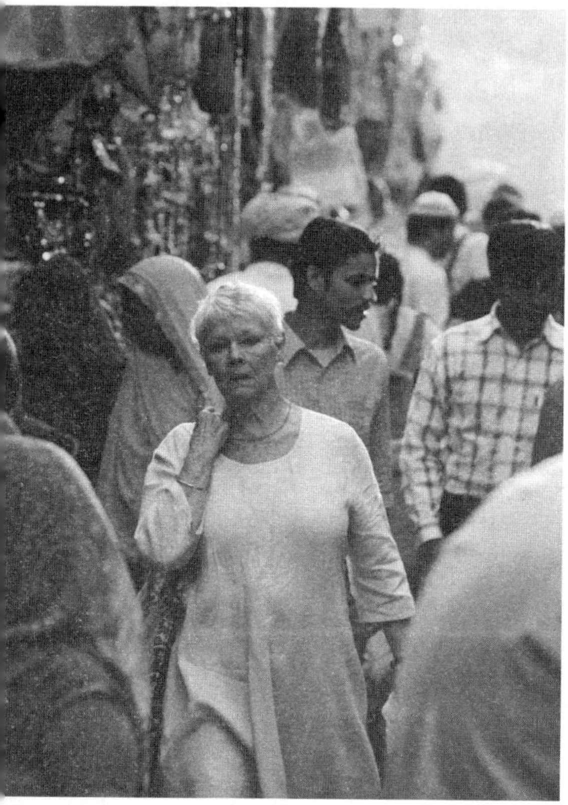

THE MOVIE DOCTORS

第18章

器官移植科
那些被移花接木的电影

有时候，为了挽回颜面或者赚钱，我们需要进行一些“大型电影手术”。尽管某个演员和剧本的某个角色看起来简直是完美契合，但到你开机以后才会发现并不是你想的那样。有时候“动手术”纯粹就是因为出错了，而不是想跟风最近某部票房成功的大作。不过大多数时候，你会想问一句：那些人到底是怎么想的?

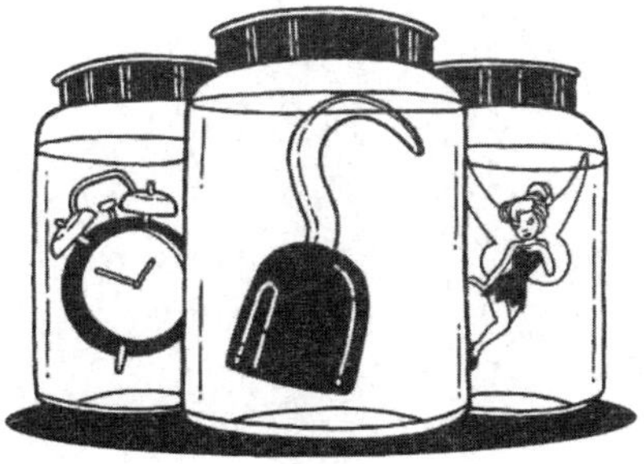

临床检查：全脸（或者全身）移植

“我不知道你比较讨厌我拥有你身体的哪个部位，你的脸或是你的身体？”1997 年，吴宇森的惊悚片《变脸》（*Face/Off*）中有一场匪夷所思的变脸手术，换脸的双方是恐怖分子凯斯·特洛伊［Castor Troy，由尼古拉斯·凯奇（Nic Cage）饰演］和美国联邦调查局探员肖恩·亚瑟［Sean Archer，由约翰·特拉沃尔塔（John Travolta）饰演］。这种手术虽然是“实验性”的，但结果显然是完美的：没人能够认出变脸后的本人。

尽管最近在现实中，面部移植手术取得了一些进展，但电影治疗师们还是可以说，杰森·斯坦森在电影《女间谍》（*Spy*，2015 年）中提到的搞笑的“变脸机器”仍然只停留在想象中。所以，吴宇森在拍摄这部充满各种爆炸场面、讲述身份互换的电影时，他不可能真的把两位男主角的脸撕下来再巧妙地移植给对方（希区柯克有句名言“应该像对待畜生那样对待演员”，但他也不会想要给演员做这种手术）。因此，演员们只能通过自己的表演技巧来表现这种医学幻觉，努力地在屏幕上假装成对方的角色。因此，约翰·特拉沃尔塔在假装成约翰·特拉沃尔塔扮演的尼古拉斯·凯奇的同时，尼古拉斯·凯奇也在假装成尼古拉斯·凯奇扮演的约翰·特拉沃尔塔。他们演得相当好。

这种令人眼花缭乱的场景和令人脑袋发晕的逻辑，差点让陷入极度困惑的评论家们喘不过气。美国评论家罗杰·艾伯特写了一篇关于凯奇［凯奇一直主演这类动作电影，包括 1996 年的《勇闯夺命岛》（*The Rock*）和 1997 年的《空中监狱》（*Con Air*）］给角色带来独特的逻辑乐趣的文章。他写道，在电影中，当凯奇第一次看到特拉沃尔塔的女儿时，他（凯奇）会说“这下事情变复杂了”，但实际上是特拉沃尔塔看到了自己十几岁的女儿，因为特拉沃尔塔在扮演凯奇。在整部电影中，你会发现自己对每个场景都有全新的诠释，因为你意识到“另一个”角色正在扮演对方。

电影编剧麦克·韦柏（Mike Werb）和迈克尔·科拉里（Michael Colleary）谈到了 1949 年由詹姆斯·卡格尼（James Cagney）主演的经典黑帮电影《歼匪喋血战》（*White Heat*）和 1966 年有面部互换情节的怪异片《第二生命》（*Seconds*），这两部电影作为他们的灵感来源，启发他们写出了《女间谍》这部叫好又叫座的现代动作惊悚片。你很容易就发现它和《第二生命》之间的联系。《第二生命》讲的是约翰·兰道夫（John Randolph）饰演的一个对生活失去信心的人，他为了开始新生活而接受全面部手术，重生为英俊的罗克·赫德森（Rock Hudson）的故事。其实，还有一部与《女间谍》联系密切的电影，它就是乔治·弗朗叙（Georges Franju）的法语恐怖片《没有面孔的眼睛》（*Les Yeux Sans Visage/Eyes Without a Face*）。这部令人震惊的黑白电影一度是许多人的噩梦，它讲述的是一个发疯的医生为严重毁容的女儿寻找新面孔的故事。皮埃尔·布拉瑟（Pierre Brasseur）扮演的詹尼西尔教授因女儿发生的事故心怀内疚，于是，他开始绑架有着完美面孔的年轻女性，并对她们进行面部手术，试图偷走她们的脸。与此同时，他的女儿[由爱迪丝·斯考博（Edith Scob）饰演]，终日孤独地坐在房子的走廊上，整个脸除了眼睛都被一个诡异的白色头套罩着，这个造型也启发了 1978 年约翰·卡朋特划时代的电影《月光光心慌慌》中演员的造型[他还让比利·爱多尔（Billy Idol）为这部电影写了一首轻柔的摇滚民谣《没有面孔的眼睛》（*Eyes Without a Face*），不过我们对这首歌还是少说为好]。

如果你从来没有看过《没有面孔的眼睛》，那么我们推荐你去看（最近英国电影协会又重新发布了这部电影的蓝光和 DVD 版本）。这部电影确实是电影史上最伟大的十部电影之一，而不仅因为电影里的面部移植手术是有史以来最令人不安的电影场景之一。1960 年，这部电影在爱丁堡电影节上放映时，有 7 名观众晕倒了。弗朗叙抛出了一句讽刺的评论："现在我知道为什么苏格兰人穿裙子了。"然而更重要的是，从我们电影治疗师的角度来看，这部电影完美地展现了我们长期以来的一个幻想——用一个人的脸代替另一个人的脸这个怪异的过程。但电影制作人在制作电影时，经常会发生这种情节。

在吴宇森确定拍摄电影《变脸》之前，它的剧本已经来回改了好几年了。而在这段时间里，许多演员都曾被认为是主角的可能人选。1993 年，在拍摄完卖座电影《终极标靶》（*Hard Target*）后，吴宇森对再次和"来自布鲁塞尔的肌肉"尚格·云顿（Jean-Claude Van Damme）合作犹豫不决。迈克尔·道格拉斯（他得到了制片人的强烈推荐）看起来也是主角的潜在人选。当凯奇和特拉沃尔塔签约时，他那张出名的脸的照片只不过是一组演员试镜照片中最新的一张，这组照片里的脸都是非常合适的。

不同的演员在一部电影中试镜后退出，这在好莱坞是司空见惯的事，《变脸》的主角约翰·特拉沃尔塔最清楚这一点。事实上，多年来，特拉沃尔塔和理查·基尔似乎在现实生活中上演了真实的换脸大戏，特拉沃尔塔拒绝了一系列角色，而这些角色似乎之后都被基尔拿下并贡献了精彩的表演：他在泰伦斯·马力克导演的《天堂之日》（*Days of Heaven*，1978 年）里扮演比尔；在保罗·施拉德（Paul Schrader）导演的《美国舞男》（*American Gigolo*，1980 年）里扮演朱利安·凯耶（Julian Kaye）；在泰勒·海克福德（Taylor Hackford）导演的《军官与绅士》（*An Offir and a Gentleman*，1982 年）里扮演扎克·梅奥（Zack Mayo）；在罗伯·马歇尔（Rob Marshall）导演的《芝加哥》（*Chicago*，2002 年）里扮演比利·弗林（Billy Flynn）。所有这些角色都曾经找过特拉沃尔塔出演，但最终却都被基尔收获囊中。有人认为，如果特拉沃尔塔在职业生涯中做出更好的选择，那么理查·基尔永远都不会成为一个电影明星。看看基尔从"周末夜狂热"（Saturday Night Fever）特拉沃尔塔先生手中继承的这些大热角色的人名单，你很难反对这种说法。

特拉沃尔塔还在不经意间给汤姆·汉克斯（Tom Hanks）提供过一次帮助，他拒绝了像《美人鱼》（*Splash*，1984 年）和《阿甘正传》（1994 年）这样的项目，后者为汉克斯赢得了第一个奥斯卡小金人，让特拉沃尔塔承认放弃这部电影是一个错误。至于汉克斯，他的脸最初出现在《梦幻之地》（1989 年）、《肖申克的救赎》（1994 年）和《甜心先生》（*Jerry Maguire*，1996 年）中，而他对《甜心先生》的评价是："我想让你现在就看这部电影，主角除了汤姆·克鲁斯之外不可能是其他人了。"（在命运的巨轮中，《甜心先生》的剧本曾经让休·格兰特看过。格兰特回忆："我给经纪人打了个电话，说这一定是弄错了，因为你给我送来了一个好剧本。"）

我们还有一些演员在电影开拍之前就进行"面部移植手术"的著名例子，其中包括哈里森·福特"空降"到 1981 年的电影《夺宝奇兵》顶替了原定的汤姆·塞立克（Tom Selleck）的角色，因为塞立克已经答应参演电视剧《夏威夷神探》；还有肖恩·康纳利（Sean Connery）拒绝了彼得·杰克逊导演的《指环王》中的甘道夫一角，因为他没看过托尔金的书，也不了解"霍比特人"。20 世纪 80 年代末，在布莱恩·德·帕尔玛（Brian De Palma）的惊悚片《铁面无私》（*The Untouchables*）中，因为导演说服罗伯特·德尼罗参演，据说被顶替的鲍勃·霍斯金斯（Bob Hoskins）得到了近 2 万英镑的赔偿。"我又接到他的电话了，"霍斯金

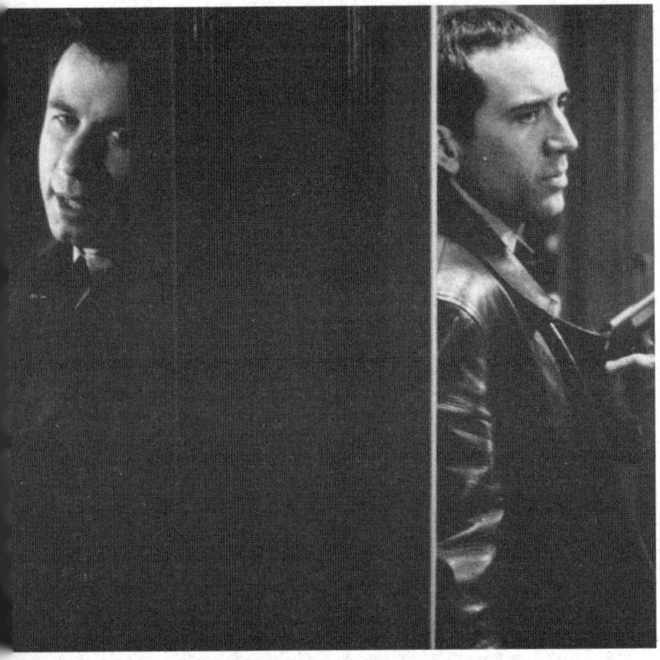

斯回忆自己收到这张支票后的情景，“我和导演说，‘莱恩，如果以后你的电影不想让我参演的话，只要给我打个电话就行了！’”

然而更罕见的例子是：一部电影在开始拍摄后替换演员，这种替换不可避免地会大损整个剧组的元气，伤疤甚至要花上好几年才能愈合。以《绿野仙踪》（*The Wizard of Oz*，1939 年）为例，这是一部经久不衰的经典之作，因为电影院的复兴和家庭观影影院雨后春笋般的发展，这部电影被一代又一代的观众所喜爱。许多（如果不是大多数）观众都非常清楚地记得《绿野仙踪》，它的每一帧画面和各种怪异的幻觉魔法的场景都深深地印在他们的脑海里。然而，就像许多经典电影一样，这部电影也经历了很大的换角风波。有一段时间，秀兰・邓波儿正在为桃乐丝（Dorothy）这个关键的角色做准备，她一直厚着脸皮在媒体前重复那句经典台词——“没有一个地方可以和家相提并论！”在朱迪・嘉兰穿上那双红宝石鞋之前，埃德・韦恩（Ed Wynn）和 W.C. 菲尔德（W.C. Fields）都曾入选扮演魔法师奥兹的名单，但据报道，他们相继卷入各种有关金钱和名誉的纠纷，最后都为弗兰克・摩根（Frank Morgan）的登台铺平了道路。与此同时，盖尔・桑德加德（Gale Sondergaard）本来要扮演邪恶的西方女巫，但她的角色在开机前几天突然被玛格丽特・汉密尔顿（Margaret Hamilton）替换。

最让人头疼的莫过于“铁皮人”一角，原扮演者巴迪・艾布森（Buddy Ebsen）在开机前 10 天被替换，原因是他对角色的铝粉妆产生了严重的过敏反应。艾布森原来被签下演稻草人一角，但后来又和雷・博尔格（Ray Bolger）互换角色，因为后者自从 1902 年看到弗雷德・斯通（Fred Stone）在舞台上的表演后，就特别喜欢这个脑袋塞满稻草的角色。由于博尔格非常渴望演这个角色，他说服了制片人梅尔文・勒罗伊（Mervyn LeRoy）重新帮他安排角色，让艾布森“升级”演著名的铁皮人。但仅仅在开拍两周后，艾布森的肺就因吸入过多的铝粉而不得不住进医院。当杰克·海利（Jack Haley）被请来代替艾布森继续演铁皮人时，他天真地以为上一任演员只不过是被炒鱿鱼了，因为没人告诉他原来的演员实际上是因为演这个角色中毒了！至于演西方女巫的玛格丽特·汉密尔顿也因为在幻境爆炸的一场戏中被烧伤而住院好几周，比艾布森幸运的是，她不用因为这个丢掉角色。

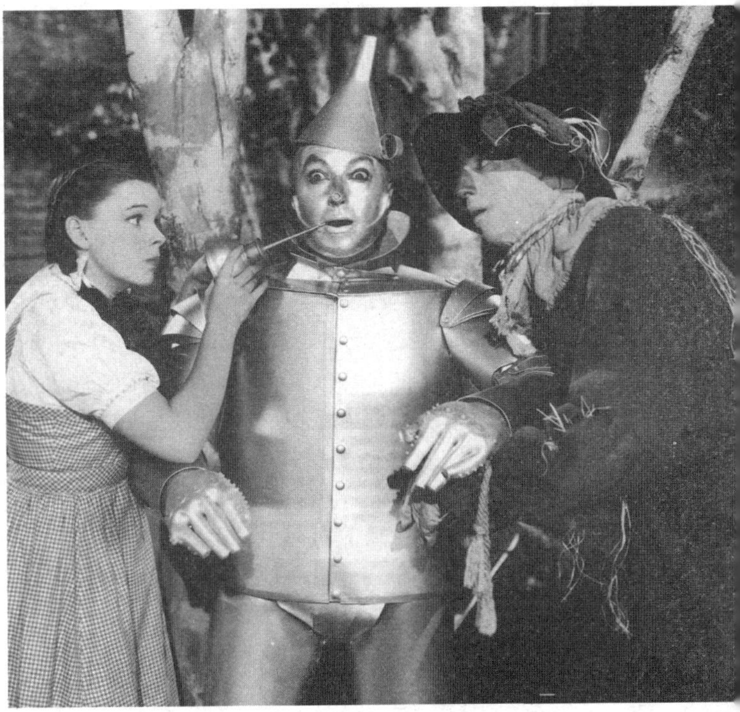

不过在其他例子中，演员被替换的理由倒是没有那么严重。1987 年，伍迪·艾伦受契诃夫启发拍摄了电影《情怀九月天》（*September*），原来的演员包括山姆·夏普德（Sam Shepard）、莫琳·奥沙利文（Maureen O' Sullivan）和查尔斯·德恩（Charles Durning），然而导演随后又不喜欢这个阵容了，所以最后又换成了萨姆·沃特森（Sam Waterston）、伊莲妮·斯楚奇（Elaine Stritch）和丹霍姆·艾略特（Denholm Elliott，当电影完成后，艾伦被问到对这部电影的看法，他说自己想重新再拍一次）。1976 年，在弗朗西斯·福特·科波拉导演的《现代启示录》中，故事的讲述者——威拉德准备带我们寻找那位马龙·白兰度扮演的疯狂的上校科茨，并一路带我们深入黑暗的剧情。众所周知，威拉德这一角色原来的扮演者是哈威·凯特尔，但后来被替换了。科波拉最初试图说服史蒂夫·麦奎因担任这一角色，但这位明星似乎并不想离开美国工作［他也因为同样的原因拒绝了威廉·弗里德金的电影《千惊万险》（*Sorcerer*，1977 年）中的主角］。阿尔·帕西诺（Al Pacino）曾经参演科波拉的《教父》和《教父 2》，但他也不想去菲律宾，尤其当他看到科波拉似乎在打造一部很容易脱离预算计划的史诗级电影时（这部电影最后艰难地从 1976 年 9 月拍摄到了 1977 年 5 月）。最终，科波拉决定起用凯特尔，因为他喜欢凯特尔在《穷街陋巷》（*Mean Streets*，1973 年）里的表演。尽管科波拉也很想让马丁·辛（Martin Sheen）来演主角，但最终还是把他放在了凯特尔之后的第二选择（或者第三选择）中。在丛林里拍摄时，尽管凯特尔很努力地遵循科波拉的指导，但他还是演不出导演想要的感觉。科波拉看到拍摄的样片后，就对凯特尔的表演完全失去了信心。于是，他回到好莱坞，决心找马丁·辛来替代凯特尔。

“在《现代启示录》中，威拉德这个角色的本质作用其实就是让观众通过他的眼睛看清整件事情，”剪辑师沃尔特·默奇（Walter Murch）后来这样解释道，“从生物学的角度简单来说，马丁·辛有一双大眼睛，这更有看清这个世界的感觉，而凯特尔的眼睛相对来说就小了点。”按照默奇的理论，因为到那时为止还没有移植眼睛的成功案例，所以凯特尔输给马丁·辛完全是因为他的“心灵窗户”太窄了［其实在《现代启示录》的成片里还能看见凯特尔的身影，它在一个船离开码头的直升机的航拍镜头里，并且放在了电影开头。默奇说：“这是一个长镜头，但是（凯特尔）他也留在了电影里！”］。

几年后（也许是《现代启示录》带来的直接后果），凯特尔发现自己又卷入了解雇的漩涡：有谣言说，他在 1999 年斯坦利·库布里克导演的最后一部电影——一部不太成功的色情惊悚片《大开眼戒》（*Eyes Wide Shut*）中被炒鱿鱼了。据说他在片中饰演维克多·西格勒（Victor Ziegler），而他在电影拍摄中途就离开了剧组，原因是他在一场与妮可·基德曼的床戏中“表演过度”而被炒了鱿鱼。后来证实，这个谣言不过是个恶作剧（原剧本中都没有这样的情节，就更别提电影里了），但鉴于这个谣言的影响力过大，凯特尔不得不站出来公开辟谣。当被问到这个由作家杰森·马特罗夫（Jason Matlof）编造出来的故事时，凯特尔回应：“胡说，一派胡言。我离开剧组的真正原因是库布里克在停拍的时候，片方想让我白等几个月却没有报酬，这点我做不到。”结果，凯特尔退出了剧组，这就意味着他参演的所有戏份都必须重新拍摄。电影制作人西德尼·波拉克（Sydney Pollack）接替他出演了齐格勒的角色。“这是一种侮辱，”凯特尔开玩笑说，“我的角色不仅被替换了，还是被一个导演替换的！”

如果凯特尔知道《现代启示录》和《大开眼戒》的事态发展结果会是这样，他现在可能非常想学《回到未来》的主人公那样跳上一部德罗宁跑车，穿越时光回到自己签约这两部电影之前的时间。可怜的埃里克·斯托尔兹（Eric Stoltz）可能也有同样的想法，因为他参演拍摄《回到未来》5 周左右，导演罗伯特·泽米基斯（Robert Zemeckis）最后决定换个人来演马丁这个角色。制片方本来想让迈克尔·J. 福克斯（Michael J. Fox）出演这个角色，但他因为要参演电视剧《亲情纽带》（*Family Ties*）没有档期，所以片方只能不情愿地找了替代的人。

因为福克斯无法出演这个角色，而电影也开拍在即，所以制片方找到埃里克·斯托尔兹来出演。斯托尔兹这时候刚拍完彼得·博格丹诺维奇（Peter Bogdanovich）的奥斯卡奖大作《面具》（*Mask*）。尽管《面具》直到 1985 年 3 月才上映，但是泽米基斯了解到斯托尔兹在电影里饰演一个患有颅骨骨干发育异常（或发育不全）的少年，他的表演很特别。尽管他饰演的角色的面部造型十分怪异，他却赋予了洛基·丹尼斯（Rocky Dennis）这个角色温情、智慧和独特的魅力，这个角色也让他拿到了金球奖的提名。泽米基斯这部弗洛伊德式的科幻电影讲述了一个孩子穿越时空回到过去，并奇怪地卷入父母十分尴尬的第一次约会中。而作为一颗冉冉升起的新星，斯托尔兹看起来似乎也有能力演好这样的少年角色。

预算仅为 1400 万美元的《回到未来》注定是一项大制作。电影原定的一个在内华达州沙漠中拍摄的原子弹爆炸的结局也因为费用过于昂贵而被取消了。但是在第一个月拍摄结束后，泽米基斯就陷入了预算困难，因为这部电影不够搞笑，所以拉不到什么投资。一天比一天更担心的泽米基斯找到了执行制片人斯皮尔伯格，并给他放了这部电影的样片。斯皮尔伯格也觉得样片比实际的电影少了很多笑点，必须要进行大改。于是，尽管要给已经不堪重负的预算再加 300 万美元，但片方还是决定放弃现在的男主人选，重新洽谈第一选择——迈克尔·J. 福克斯。

回过头来再看当时斯皮尔伯格、泽米基斯和联合编剧鲍勃·盖尔（Bob Gale）的采访录像，他们回忆当时决定及时止损，并将斯托尔兹从主角人选中移除，这个决定无论对片方还是这个年轻的演员来说都是一场痛苦的灾难。实际上，斯托尔兹本来一直都对自己是否适合这个角色表示怀疑，并且明确向片方表示过自己不适合出演这部电影。然而，被一部电影的片方"解雇"这件事肯定会给演员的声誉造成无法挽回的损失。"这是我做过的最艰难的一个决定。"泽米基斯承认，他那时"正对此感觉十分烦恼。斯托尔兹是一个很棒的演员，但是他表演的喜剧风格显然不是我和编剧鲍勃想要的感觉，我们根本没有办法把这部电影成功地拍出来"。据斯皮尔伯格说，泽米基斯觉得斯托尔兹只是因为"表演太夸张"而不适合这个喜剧角色，而编剧鲍勃觉得斯托尔兹在滑板上的表情很不自然。而迈克尔·J. 福克斯就不一样了，他大方地承认："高中时，我就是在整天滑滑板、泡妞和玩乐队。"所以，他们最后成功构建了一个复杂的拍摄计划，让泽米基斯可以在福克斯拍摄《亲情纽带》的空档期还能重新拍摄《回到未来》，而斯托尔兹就这样消失了，就像电影里马丁从他在时空旅行中一直携带的护身符一样的照片中消失了一样。

斯托尔兹自己对这段《回到未来》的拍摄经历一直保持高度的冷静，他经常说并没有后悔自己这个角色被替换。不过的确，他的事业生涯就算没有马丁·麦克弗莱（Marty McFly）这个角色也挺顺畅［而电影中原来扮演马丁情人的梅罗拉·哈丁（Melora Hardin）则要忍受换人事件的苦果了，因为她的身高比福克斯高太多，只能随着斯托尔兹一同被片方解雇］。

然而，让人感到更奇怪的是《回到未来2》中发生在克里斯平·格洛弗（Crispin Glover）身上的事：制片方被控告试图"偷走"格洛弗的脸。在《回到未来》中，格洛弗扮演马丁的父亲——乔治·麦克弗莱（George McFly），他一直像个未知因素，尽管他的角色在续集中仍然存在，但格洛弗却没有出现在续集的演员名单上。这当中究竟发生了什么，大家仍然众说纷纭，但制片人之一鲍勃·盖尔坚持说格洛弗被解雇是因为他想要和福克斯一样高的薪水，而演员本人对这点表示否认。格洛弗说自己被解雇的真正原因是在拍摄《回到未来》时，他和泽米基斯对电影的结尾有所争论。格洛弗认为，电影的结尾在传递一种不好的价值观，因为它把马丁家庭条件的改善等同于他的道德胜利。"我和泽米基斯对这个问题讨论过，"格洛弗在2012年回忆道，"如果主角最后有钱了、富裕了，这就是个坏消息，他不应该因此得到什么好处。"他说，马丁进行时间旅行的奖赏应该就是发现父母从此"幸福美满地生活在一起"，而不是得到一辆崭新的卡车。这是格洛弗很欣赏的结局，但这很显然"惹怒"了导演。

所以，当拍摄续集的时候（第二部和第三部连续拍摄），格洛弗发现制片方似乎在有意减少他的戏份，并给了他奚落人的低薪水［只有12.5万美元，应该比莉·汤普森（Lea Thomson）得到的薪水还要少］，还很清楚地说他们"不想让我参加拍摄"。他们只不过想让格洛弗露一下面而已，而他并没有什么戏份。"他们早就想让另外一个人来演主角，我只不过是露脸的替身而已，"格洛弗解释道，"他们觉得这样很有趣，可以在经济上和精神上（这种蠢方法）双管齐下地折磨我。这肯定是不合法的，我敢肯定，他们在背后偷偷嘲笑我。"

不出所料，格洛弗拒绝签署这份合同，所以制片方不管他，直接就开拍了。杰弗里·韦斯曼（Jeffey Weisman）扮演马丁的父亲乔治，但是使用了一种脸部化妆技术（鼻子、下巴和颧骨）让他看起来像格洛弗。制片方使用的其他技术包括将乔治放在一个场景的背景中或者将他倒挂起来（故意弄伤背部），还使用了一些上一部电影中没有用到的素材。这些技术的效果看起来倒也很可信，还混淆了原演员没有出演续集的事实。直到今天，许多观看《回到未来2》的观众都认为格洛弗在电影中扮演了一个重要的小角色。实际上，是片方"偷走"了他的脸。现在，他想把它要回来。

格洛弗声称，电影制作人在未经他允许的情况下强行盗用他的肖像，并对此提起诉讼。这场官司的裁决结果成了美国演员工会的一项里程碑。“我的这起诉讼是关于侵犯版权，”在 2011 年 5 频道直播的电影评论节目中，格洛弗告诉梅奥医生和克蒙德医生，“他们把第一部电影中拍到的我的脸替换给了另一个演员，还将那个演员的表演和我在第一部电影中的一小部分表演拼接在一起，让观众误认为我出演了这部电影。他们可以拥有他们所写的角色，但他们不能冒充我、用我的脸。”格洛弗抗议道：“这项诉讼的结果让美国演员工会出台了新的规则，不允许现在的演员和导演这样做。所以我能自豪地说自己站出来了，确保不会再发生同样的事情，因为这是不对的。”

当然，格洛弗的诉讼并不意味着演员的脸在未经他们允许的情况下永远不可能被使用，特别是如果演员不在世也不能对此提出什么异议的话。20 世纪 90 年代初，在电影《乌鸦》（1994 年）的拍摄期间，布兰登·李（Brandon Lee）因事故去世，他的脸就被数码技术移植到其他人的身体上；2000 年，奥利弗·里德（Oliver Reed）的脸经过特效移植后，也在雷德利·斯科特（Ridley Scott）导演的奥斯卡获奖电影《角斗士》（*Gladiator*）中短暂露面；保罗·沃克（Paul Walker）在《速度与激情 7》（*Fast & Furious 7*，2015 年）中扮演的角色由他的兄弟凯莱布（主要为了还原演员的身型和言谈举止）和科迪（主要为了还原演员的眼睛）完成，并由来自新西兰 Weta 工作室的“三相机”团队进行了一个简单的“脸部替换”。显然，这是个有前景的产业。2015 年 4 月，《卫报》（*The Guardian*）报道称李小龙的亲人正在寻求法律援助，禁止他以特效数码的形象出现在即将上映的动作电影《叶问 3》（*Ip Man 3*）中。与此同时，有消息称，罗宾·威廉姆斯（Robin Williams）也一直致力于“让他的形象或者与他很像的任何形象在他死后至少 25 年内都不能被使用”。这些限制阻止人们“对演员死后进行剥削，无论是通过使用 CG 让他在《窈窕奶爸 2》（*Mrs Doubtfie 2*）中复活，还是让他在舞台上演喜剧，这些都是随着科技进步越来越有可能发生的事情”。

在这样一个“脸部移植技术”日益发达的时代，人们在《变脸》中看到的情节或许真的会在日常生活中发生（也许杰森·斯坦森说对了），而电影里发生的“换脸”情节似乎也比从前更频繁了。

那些逃掉的导演和他们没有执导的电影

瑟吉欧·莱昂（Sergio Leone）觉得执导《教父》（*The Godfather*）是“一个自己可以拒绝的条件”，因为他更想拍《美国往事》（*Once Upon a Time in America*）。

乔治·卢卡斯（George Lucas）曾经问大卫·林奇（David Lynch）要不要执导《星球大战 6：绝地归来》（*Star Wars Episode VI: Return of the Jedi*），不过林奇还是去拍了《沙丘》（*Dune*）。

昆汀·塔伦蒂诺（Quentin Tarantino）曾经收到《生死时速》（*Speed*）和《黑衣人》（*Men in Black*）的执导邀请，但是结果很明显。

詹姆斯·卡梅隆（James Cameron）在《终结者 3》（*Terminator 3: Rise of the Machines*）中“终结”了自己所有的参与。

特里·吉列姆（Terry Gilliam）非常勇敢地拒绝了梅尔·吉布森（Mel Gibson）让他执导《勇敢的心》（*Braveheart*）的邀请。

丹尼·博伊尔（Danny Boyle）拒绝执导《异形 4》（*Alien: Resurrection*），但他却制作了短片《外星人三角恋》（*Alien Love Triangle*）。

吉尔莫·德尔·托罗（Guillermo del Toro）因为“太忙”而没时间执导《星球大战 7：原力觉醒》（*Star Wars Episode VII: The Force Awakens*）。他还拒绝执导《霍比特人》（*Hobbit*）系列。

大卫·柯南伯格（David Cronenberg）拒绝执导《本能 2》（*Basic Instinct 2*，尽管他试着改编了剧本）。

斯坦利·库布里克（Stanley Kubrick）拒绝执导《驱魔人》（*The Exorcist*），然后拍了《闪灵》（*The Shining*）。

约翰·保曼（John Boorman）拒绝执导《驱魔人》，但之后拍了《驱魔人 II》（*The Exorcist 2*）。

那些电影演员和角色不搭的电影

当受体排斥移植的器官时，器官移植有时会出问题。在电影里，也会发生这样的情况。

在《生死豪情》（*Courage Under Fire*）中，梅格·瑞恩（Meg Ryan）饰演一个直升机驾驶员。

在《铁面无私》（*The Untouchables*）中，肖恩·康纳利（Sean Connery）饰演一个“爱尔兰人”。

在《侠探杰克》（*Jack Reacher*）中，汤姆·克鲁斯（Tom Cruise）饰演的杰克·理查尔（Jack Reacher）是个身高很高的人。

在《亚历山大大帝》（*Alexander*）中，科林·法瑞尔（Colin Farrell）饰演亚历山大大帝（某位影评人说这部电影“充满亮点，而亮点都在科林·法瑞尔的头发里”）。

在《历劫佳人》（*Touch of Evil*）中，查尔登·海斯顿（Charlton Heston）饰演一个墨西哥人。

在《触不到的恋人》（*The Lake House*）中，基努·里维斯（Keanu Reeves）饰演一个建筑师。

在《剩女也疯狂》（*The Back-Up Plan*）中，詹妮弗·洛佩兹（Jennifer Lopez）找不到男朋友（对，你说得都对）。

在《奔跑·脱单》（*Run for Your Wife*）中，丹尼·戴尔（Danny Dyer）饰演一个可爱的重婚罪者。

在《怒犯天条》（*Dogma*）中，阿兰妮斯·莫利塞特（Alanis Morissette）饰演上帝［艾玛·汤普森（Emma Thompson）本可以演得更好］。

在《致命化身》（*Mary Reilly*）中，茱莉亚·罗伯茨（Julia Roberts）饰演一个“爱尔兰人”。

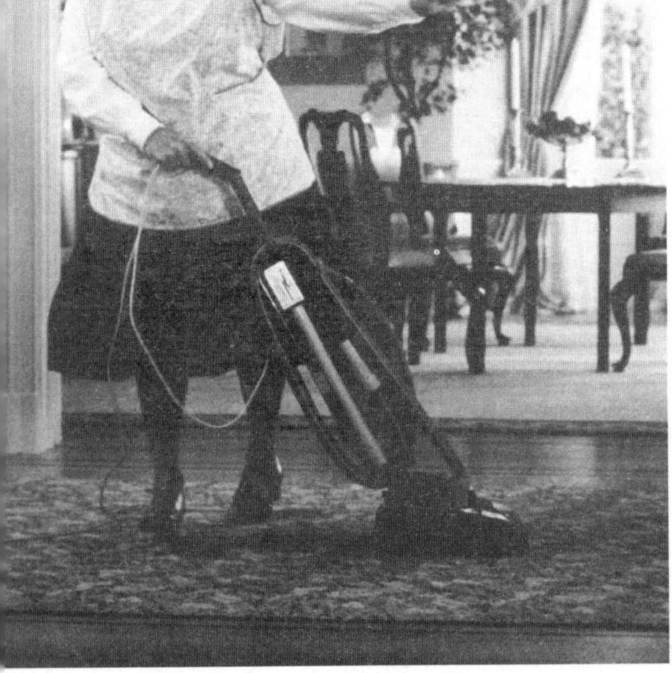

有声电影：配音移植

现在，不仅演员的脸可以替换。2014年，科林·费尔斯出人意料地宣布，他将不在新版《帕丁顿熊》里担任那只特效加强的帕丁顿熊的配音，他声称自己的声音和这只熊“很明显不搭”。“令我悲喜交加的是，我是看着这个可爱的小家伙一天天成长的，但同时也让我逐渐意识到，它用的不该是我的声音。”费尔斯以一种很华丽的方式宣布退出《帕丁顿熊》的配音。但他的离开是对的，这让本·卫肖（Ben Whishaw）完成了电影史上最成功的“声音移植”。同样，萨曼莎·莫顿（Samantha Morton）也对自己退出斯派克·琼斯（Spike Jonze）的电影《她》（*Her*，2013年）的配音感到庆幸。这部电影讲述了杰昆·菲尼克斯（Joaquin Phoenix）爱上了自己的电脑智能操作系统，在制作期间，莫顿扮演的是“萨曼莎”，她只需要在画面外（有时是一个隔音的房间）朗读自己的台词，和杰昆互动、搭戏，引导他的表演。但导演把电影拿到剪辑室时，他突然决定“萨曼莎”需要一个新声音，并让斯嘉丽·约翰逊（Scarlett Johansson）以一种典型的、迷人的声音重新录制了所有台词。结果电影大获成功，但也有一些人（包括电影治疗师）想听听莫顿原来这个角色的配音表演。

THE MOVIE DOCTORS 第19章

太平间

那些见光即死的电影和新奇离世的电影角色

当一切都结束时，你已经摆脱了一切，正走在你相信的任何地方（如果你还没有决定的话，见后面“死了以后还能看电影吗”的内容）的路上。你会在太平间里待上一段时间。在这里，你能看到一些完全看不到白天光线的电影，还有一些以惊人的方式离世的电影角色。

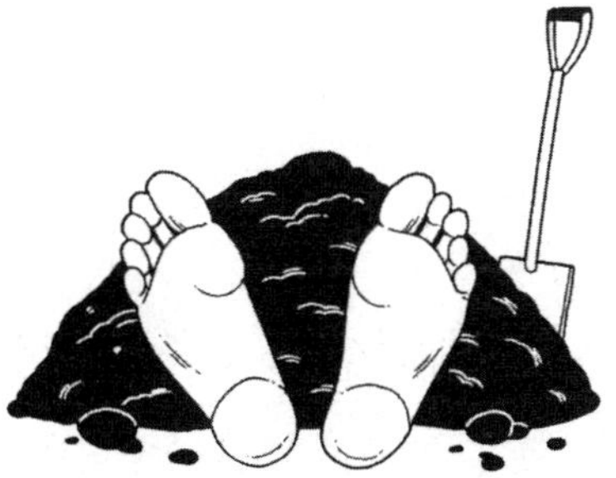

那些本就不应该拍出来的电影

《长征万宝山》(*Paint Your Wagon*，1969 年)

你会听到李·马文（Lee Marvin）唱“我出生的时候，一颗流星划过”，或者再考虑一下，你别再看了？

《驱魔人 II》(*Exorcist II:The Heretic*，1977 年)

理查德·伯顿（Richard Burton）趴在蝗虫的背上飞到了非洲，一个人扮的豹子吐出了一个樱桃，然后美国的房子倒塌了。剧终。

《1941》(1979 年)

你会觉得史蒂文·斯皮尔伯格在各方面已经做得非常好了（动作、情节、悬疑、悬疑揭晓、历史权谋等），但你不会想到“喜剧”这个词。

《神秘失踪》(*The Vanishing*，1993 年)

荷兰导演乔治·斯鲁依泽（George Sluizer）根据自己的原版电影《神秘失踪》（*Spoorloos*，1988 年）重新拍摄的美国版，把原版讲述的平庸、可恶的故事变成了一个平庸且更可恶的故事。

《双龙一虎闯天关》(*An Alan Smithee Film: Burn Hollywood Burn*，1997 年)

《艳舞女郎》（*Showgirls*）的编剧乔·埃泽特哈斯（Joe Eszterhas）为这部电影编剧，讲述了一个导演想放弃一部糟糕的电影的署名权的故事，而本片导演阿瑟·希勒（Arthur Hiller）也想放弃这部电影的署名权。这是双关还是其他什么？

《临别狂想曲》(*Parting Shots*，1999 年)

胖胖的、留着胡子的 MOR 艺术家克里斯·里亚（Chris Rea）出演了迈克尔·温纳（Michael Winner）执导的连环杀手“喜剧”，讲述的是一个被诊断患有癌症的男人决定进行一场像电影《猛龙怪客》(*Death Wish*) 里那样幽默版的杀人狂欢，电影里还穿插着各种低级玩笑。

《98 惊魂记》(*Psycho*，1998 年)

想要致敬阿尔弗雷德·希区柯克（Alfred Hitchcock）的原版经典《惊魂记》，还有什么方法能比得上让格斯·范·桑特（Gus Van Sant）用一个个镜头准确翻拍吗？而且拍出来的电影是彩色的！

《谁与争疯》(*Ali G Indahouse*，2002 年)

原作是一部挺受欢迎的电视剧系列短片，短小精悍才是它的优点。不过，将它拓展成 90 分钟的电影还能烂到哪儿去呢？

《午夜凶铃》(*The Ring*，美版，2002 年)

你觉得中田秀夫（Hideo Nakata）执导的 1998 年的日本恐怖片《午夜凶铃》有什么遗憾吗？没有！所以，居然有人让戈尔·维宾斯基（Gore Verbinski）用英文将它重拍了一遍！

《土豆人的性生活》(*Sex Lives of The Potato Men*，2004 年)

英国电影委员会明明有各种方法可以毙掉这部关于薯片和性交的电影，但是他们居然缴械投降了！如果你不想看见一个男人对着鱿鱼果酱三明治自慰，那就赶紧看别的电影吧。

《欲望都市 2》(*Sex and the City 2*，2010 年)

这部电影又名“消费主义色情片来到了阿布达比”。

《电影社会主义》(*Film Socialisme*，2010 年)

新浪潮达人让－吕克·戈达尔（Jean-Luc Godard）想看看到底多烂的电影才能突破影评人的底线，让他们觉得导演纯粹是在胡扯，答案是，还有很长一段路。

《爸爸的好儿子》(*That's My Boy*，2012 年)

亚当·桑德勒(Adam Sandler)用这部面向大众市场、节操全无的喜剧讲述了一个有关法定强奸罪的故事。

《明星伙伴》(*Entourage*，2015 年)

电影讲述了一群充满仇恨、厌恶女人的混蛋在洛杉矶四处游荡，还想让我们为这种没有灵魂的搞笑恶行大笑和欢呼。这部电影有多烂？制片方让皮尔斯·摩根(Piers Morgan)客串一个自以为是的小配角已经是这部电影里最小的问题了。是的，别怀疑自己，它就是有那么烂。

电影中经典的死亡终结画面

好吧，没办法了。总是有各种人在电影中死去，我们电影治疗师也不能避免谈及死亡这个话题。有些地方专门为多愁善感、非常悲伤的人提供咨询服务，但你会庆幸这里不是那种地方。但是的确，多聊聊、把感觉分享出来会对你很有帮助。基于这种想法，我们想和你分享一下我们在电影中看到的那些经典的生离死别，希望你能从中找到自己度过困难时期的希望和方法，积极面对未来的挑战(除非你已经死了，如果是这样的话，请参见后面“死了以后还能看见电影吗”的内容)。

《星球大战》(*Star Wars: Episode IV – A New Hope*，1977 年)**——欧比 - 旺(Obi Wan)**

大卫·普劳斯(David Prowse)和亚历克·吉尼斯(Alec Guinness)对打。大卫 42 岁，穿着属于坏人的坏衣服——黑色斗篷和代表邪恶的头盔；亚力克 61 岁，穿着属于好人的好衣服——奶油色长袍和一件褐色的粗布衣。戴夫说［用的是詹姆斯·厄尔·琼斯(James Earl Jones)的声音］：“我一直在等着你，我们终于见面了。”亚历克不太喜欢听这个，但至少他的光剑是代表正义的蓝色，与大卫代表邪恶的红色光剑形成了鲜明的对比。

他们都不是我们见过的最灵敏的剑客，但他们都有自己的招式。他们挥剑进攻，持剑躲避。亚历克一个转身，大卫一个致命的前进，仅此而已。在进行这样一场最没活力的光剑战斗之后，他们似乎都很累。亚历克看到年轻的马克·哈米尔(Mark Hamill)来了，觉得自己已经受够了这种绝地武士似的负累。他幸福地微笑起来，把他的剑放在胸前然后被击倒，他的身体消失了，他的长袍也自动折叠起来。

经验教训：如果你是一个绝地武士大师的话，你会变得更强大，而且迟早还会回来。所以，死亡并不是件大事。享受其中，记得摘下兜帽。

《哈利·波特与火焰杯》（*Harry Potter and the Goblet of Fire*，2005 年）——塞德里克·迪戈里（Cedric Diggory）

哦，多么令人痛苦！哦，多么让人心疼！不要这样！悲哉，我们可怜的塞德里克［由罗伯特·帕丁森（Robert Pattinson）饰演］，我们光荣的赫奇帕奇学院冠军死在了黑魔王的手中［其实是蒂莫西·斯波（Tim Spall）扮演的角色杀了塞德里克，但他只是在服从拉尔夫·费因斯（Ralph Fiennes）饰演的角色的命令而已］。但在这一刻来临之前，一切是那么不同：他赢下了三强争霸赛，和哈利一起握住了火焰杯，他的团队精神战胜了肮脏的新撒切尔主义精神和个人利己主义。

但那个火焰杯只是一个门钥匙（肯定有问题），我们的冠军们被转移到了一个墓地上。哈利曾经梦到过这个地方，当他看到汤姆·里德尔（Tom Riddle）的坟墓时，他就知道大事不妙了。就在此时，小矮星彼得［Peter Pettigrew，由蒂莫西·斯波（Tim Spall）饰演］和夹在他胳膊下、长得像腹语表演者带的木偶的伏地魔出现了。尽管伏地魔的声音很尖、很嘶哑（如果你只有一个头的话，估计也会这样叫吧），但他那声“把闲杂人等杀了”的处决命令仍然让人听得心惊胆战。

小矮星在空中用魔杖划出 S 形，念出“阿瓦达索命”后，对塞德里克施了夺命咒。一道绿光围住了塞德里克，他立即向后飞出去，倒在地上。赫奇帕奇学院失去了他们的冠军，而演员罗伯特·帕丁森可以动身去拍下一部赚钱的系列大片了。

经验教训：被夺命咒杀死其实并没有那么惨。诚然，这个死亡的过程有点突然，但就义者仍然很有魅力和英雄气概。

《蝙蝠侠 2：黑暗骑士》（*The Dark Knight*，2008 年）——无名罪犯（Unknown Hoodlum）

哥谭市的黑帮已经成了杂草一样的存在。他们曾经在城里横行霸道，而现在，他们只能在蝙蝠的标志下畏缩不前，这就是他们现在的惨况。他们聚在一起，讨论着接下来坏人该干的计划，但这却被一个颜料涂面的滑稽小丑［由希斯·莱杰（Heath Ledger）饰演］打断了。因为这个小丑不在参加讨论会议的名单中，所以一个无名的黑帮老大说“我会让手下把你的脑袋拧下来”。

化着比以往任何一次都要好的妆的小丑提出要变个戏法。他拿起一支铅笔，把它的尖端往桌子上插。根据科学经验，这支铅笔最后肯定会被毁掉。但在电影里，小丑用的可能是 9H 铅笔，它成功地嵌入了桌子里。现在，这支铅笔的橡胶头朝上，小丑在它周围挥着手，他就像一个滑稽的魔术师。

“我可以让这支铅笔消失。”小丑说。这时，那个黑帮老大的手下开始靠近小丑，小丑把手下的头猛地砸到那支铅笔上，这支铅笔果然消失了，消失在那个人的头颅里。

“噔噔！”

这个可怜的手下成了自 1977 年以来第一个“橡皮头”，然后就跌出了我们的视线。

经验教训：死得很简单，但很触目惊心。

《异形》（*Alien*，1979 年）——凯恩长官（Officer Kane）

指挥长官凯恩［由约翰·赫特（John Hurt）饰演］感到肚子很饿，这可能是他出生以来最饿的一回。他刚刚度过了一段艰难时光，要去一个从未去过的星球，还碰到从未见过的、具有攻击性的虫卵。然后不幸来了，他被一只血液含有强腐蚀酸液的八脚抱脸虫袭击，它的导管插进了他的喉咙里。无论怎样，现在一切都过去了，而他只想吃一大块肉，然后和“诺思特罗莫”号太空飞船的其他船员一起回到休眠舱。

在凯恩开始咳嗽之前，他享受了意大利面和香烟。正如我们在书中其他地方讲过的，电影中没有人会无缘无故地咳嗽，这通常意味着你会在电影结束前死去。凯恩甚至还没喝上咖啡，他感到窒息，一路晃晃悠悠地跑到桌子上，翻滚扭动着身体，然后胸部炸开，溅了惊恐的船员们差不多一公升的血。凯恩的手开始痉挛和抽搐，这时，那个著名的外星生物从他的内脏破体而出，那个“异形”（片中这样亲切地叫它）在整个系列中发出了唯一的笑声。用已故的珀西·爱德华兹（Percy Edwards）的动物的模仿方法来描述的话，它发出的微弱的尖叫就像一头患了哮喘病的獾。随后，它用一种类似布偶科米蛙或者刚佐的风格退场了。船员们开始追捕它，他们还以为在追一个布偶呢。最后，这个布偶赢了（差不多吧）。

经验教训：内部寄生的生物无论怎样都要活下来的。你的死是光荣的：为了科学，为了跨外星物种融合研究，你奉献了自己的身体。

《小鹿斑比》（*Bambi*，1942 年）——斑比的妈妈（Bambi’s Mother）

对于一个时代孩子来说，他们的童年看的是《企鹅家族》（*Pingu*）的第 4 集（《临时小邮差》中，Pingu 和它的父亲给一只领养老金、泪流满面的企鹅送了一份

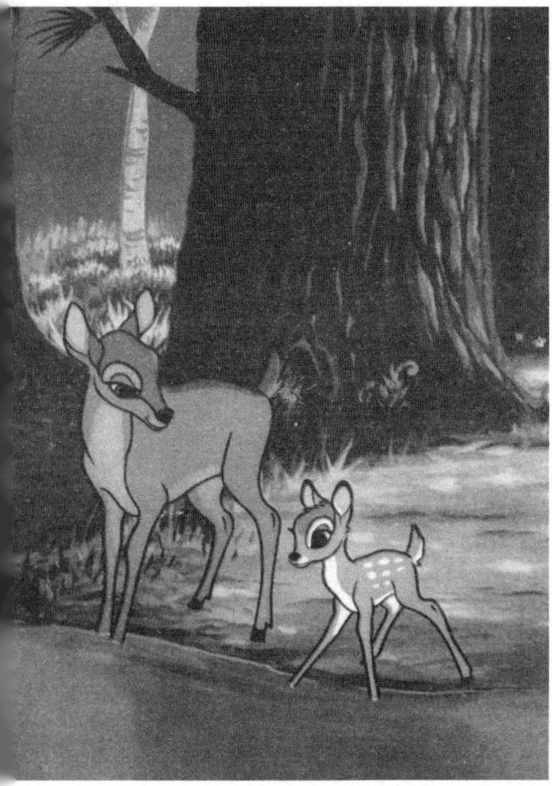

黑边电报）。对另外一个时代的孩子来说，他们的童年看的是《变形金刚》(迷乱什么时候杀了爵士，是在碎骨魔撕开眩晕的时候吗？有谁知道呢？又有谁在乎呢？)。但对许多人来说，他们第一次接触到死亡这回事是这部电影里猎人杀死小鹿斑比的母亲。

从音乐变化的那一刻起，我们就知道小鹿斑比的母亲有麻烦了。前一分钟，斑比和母亲正在快乐地吃着春天刚长的新草（管弦乐队这时演奏“田园牧歌”)；下一分钟，斑比的母亲就从风中闻到了什么（管弦乐队这时演奏“有臭味的猎人来了”)。它们跑到灌木丛中，斑比跑在前面，母亲让它“继续跑，不要回头看！”然后就是两声枪响。可怜的小鹿斑比以为它们已经成功逃走了，但后来它意识到，只剩下自己了。下雪了，整个森林也暗了下来，一只老牡鹿出现了（它们就喜欢在这样的时刻出现）。森林里的巨人王子说：“你的妈妈再也不能陪伴你了。”这一幕实在太过分了，我们当时都哭得歇斯底里。我们的世界仿佛也暗下来了，也许永远也回不到从前了。

经验教训：不要太在意电影画面外的死亡，没人喜欢哭哭啼啼，优雅和平静地接受死亡这个事实吧。

《雌雄大盗》(*Bonnie and Clyde*，1967 年）——邦妮和克莱德（Bonnie and Clyde）

这部电影中的男女主角还很年轻，他们很相爱，并且还杀过人。这部奥斯卡获奖电影（获得最佳女配角和最佳摄影奖）由费・邓纳薇（Faye Dunaway）和沃伦・比蒂（Warren Beatty）主演，他们会抢劫任何一个会动的东西，还会羞辱警察和射杀银行经理。他们做了这些坏事，肯定不会有好下场。

然而，这部电影的最后一幕简直是电影史上最长的死刑之一。邦妮和克莱德直接闯进了已经精心策划好的一场埋伏中。他们以为要帮助一个助手的父亲修理轮胎，于是把车停了下来，克莱德从车里出来上前帮忙。当老人们四处跑动寻求掩护、鸟儿在灌木丛中发出“咔嗒”声时，我们和他们一样，都知道末日要来了。

他们只有换上一副“我知道我们即将被子弹打遍全身，但不管怎样，我还是爱你”的样子，然后一切炸开了锅。五个埋伏好的警察向邦妮和克莱德开火，并用汤普森冲锋枪足足射击了22秒，他们被子弹击中的时候就像木偶一样跳跃着。克莱德倒在地上，向车的方向爬过去；邦妮则倒在乘客座位上。执法者们跑出来检查他们的“杰作”，几位老人和两名路过的农场工人加入了围观。其实有一部分观众还希望看到克莱德滑稽地说上一句“我还没死”，或者邦妮像007那样拿出武器继续开火弄死所有的警察。但电影银幕就这样黑下去了，大家知道“一切都结束了”。

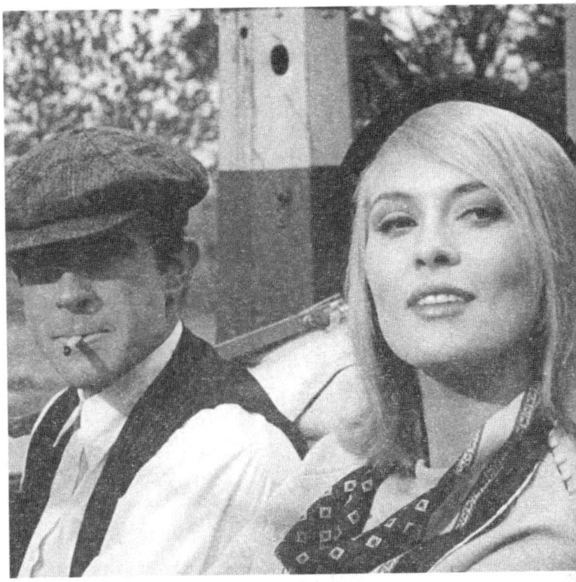

经验教训： 这是一场令人印象深刻、艳丽夺目的瞬间死亡，场面很传奇，还配有一首乔吉·费莫（Georgie Fame）为电影两位主角写的冠军单曲。只要把这场戏拍好，我们就会忽略他们是可恶的残忍杀手，忽略是他们的违法行为导致了自己的死亡。

《侏罗纪公园》（*Jurassic Park*，1993年）——厕所里的律师

如果你是一名律师，那么对你来说看电影有时可能是一件很难受的事情。除非你看的是由约翰·格里森姆（John Grisham）改编后的剧本（约翰，告诉我们吧，最近你写的律师主角战胜邪恶的公司并挽救了一切的故事）拍的电影。编剧、制片人和导演们很有可能已经受够了因为各种事情而把自己辛苦赚来的钱送给律师。这意味着，降临到你身上的正义可能是很残酷的。

在约翰·哈蒙德［John Hammond，由理查德·阿滕伯勒（Richard Attenborough）饰演］居住的伊斯拉努布拉岛上，各种史前巨兽正在暴走中。一只霸王龙正在试图吃掉一辆载有约翰的两个孙子莱克斯和蒂姆的吉普车。在这头霸王龙快要碰到吓坏的孩子们的时候，它被信号弹（而不是20世纪70年代的喇叭裤）吸引了注意力，然后就开始追着混沌理论学家伊恩·马尔科姆（Ian Malcolm）博士［由杰夫·高布伦（Jeff Goldblum）饰演］。霸王龙在追赶的路上拆掉了一个厕所，我们发现，哈蒙德的律师把裤子脱到脚跟正在如厕。这位律师就是岛上给哈蒙德投资的老板们的代表唐纳德·格纳罗（Donald Gennaro），他现在直直盯着一只7

吨重野兽的眼睛（之后盯着它的鼻子、喉咙）。早些时候，我们听到他对复活恐龙充满敬畏和惊叹的“我们将用这个赚一大笔钱！”不过，我们马上就明白你的意思了：（1）他不会赚到一分钱；（2）他会在下一秒被恐龙的牙齿切成两半。想想伍迪·格瑟（Woody Guthrie）的歌里的那句歌词吧：“有些人用一把六发枪抢劫你，而有些人则用钢笔抢劫你。”我们会意地点点头，知道正义得到了伸张。

经验教训：在户外如厕可能是致命的。大家小心点。

《虎豹小霸王》（*Butch Cassidy and the Sundance Kid*，1969 年）——智多星布奇与太阳舞小子

这也许是我们列举的这么多电影场景中唯一一个没有人死亡的。我的意思是他们本可以逃走的，不是吗？100 多名玻利维亚士兵齐刷刷地开火，但子弹可能都被他们躲过了。这部电影中这么多声“开火！”的命令意味着结尾可能是这些军队在自相残杀，而不是主人公布奇和太阳舞小子就这样被射死了。我们都知道，那些南美人的军队是多么地不守纪律！

这个空无一人的房子里最后的时刻，出现了一些闪闪发光的、让人印象深刻的对白［由威廉·戈德曼（William Goldman）编写］。在这段对白中，受伤的牛仔们讨论了澳大利亚有多么吸引人。布奇说澳大利亚的马、银行和女人看起来都很棒，而且每个人都说英语。太阳舞小子则希望不要到了澳大利亚才发现那里很臭。他们把所有想法都抛在脑后，休息了一会儿，然后迎着最后一缕阳光向天开枪。镜头定格在布奇和太阳舞小子冲出来的画面，士兵们的枪声响起，画面逐渐变淡，变成了黑白两色。这不是一个差劲的退场。他们很可能被几十支军队开枪炸飞了，但我们永远不会知道到底发生怎么了。

经验教训：在人生的最后时刻多聊聊人生哲学之类，那是你最后的退场，所以一定要让它看起来有价值。

《银翼杀手》（*Blade Runner*，1982 年）——罗伊·巴蒂（Roy Batty）

既然我们说到人生的最后时刻应该说的话，那么就来看看电影中最荣耀的退场之一吧。如果生硬的玩笑不合适你，那么就试试莎士比亚式的自言自语吧。你可以提前想好说什么，或者像鲁特格尔·哈尔（Rutger Hauer）在电影里扮演的仿生人罗伊·巴蒂那样即兴发挥。他有编剧汉普顿·范彻（Hampton Fancher）和大卫·皮普尔斯（David Peoples）帮他写各种对白，还有雷德利·斯科特这个一流导演指导他，但他也有自己的一些想法。

这个快死的仿生人刚刚救了从一座建筑物上摔下来的德卡［Deckard，由哈里森·福特（Harrison Ford）饰演］。他们已经厮杀了一段时间了。罗伊意识到自己要去参加下一步讲什么是“命运之枪”的电影了，所以他饰演的这个角色的生命走到了尽头。在范吉利斯制作的背景音乐下，他在霓虹灯照亮的倾盆大雨中坐了下来，开始了他的独白。

“我见过的事物，你们人类绝对无法置信。我目睹战舰在猎户星座的端沿起火燃烧，我看着C射线在唐怀瑟之门附近的黑暗中闪耀。所有的这些终将流逝在时光中，就像（小咳嗽一声）一滴眼泪消失在雨中一样。死亡的时刻到了。”

电影的拍摄片场掌声和眼泪齐飞，大家拥抱在一起，还有一些人在查“唐怀瑟之门”。

经验教训：如果可以的话，你把最后几句话放在坐着的时候讲。当你快死去时放飞一只鸽子，让每个人都知道一切已经结束了。

《歼匪喋血战》(*White Heat*，1949年)——柯弟·贾勒特

没人会像詹姆斯·卡格尼（James Cagney）那样死去。电影《雌雄大盗》中费和沃伦可能已经算得上是死得风光灿烂了，但比起卡格尼来说反而有点正经了。在电影中，他饰演柯弟·贾勒特（Cody Jarrett），一个有点“恋母情结”、彻头彻尾卑鄙的黑帮头子。他娶了薇拉［由弗吉尼亚·“奶奶！”·梅奥（Virginia ‘Granny!’ Mayo）饰演］，他只有坐在母亲的大腿上时才能吐露心声。

贾勒特和同伙在一次抢劫化工厂员工的工资时失手了。贾勒特逃到了一个看起来预示凶兆的大油箱的顶部，中了警察好几枪。要是换作其他小演员早已经倒下了，或者他们意识到“游戏”已经结束，他们可以选择威士忌和左轮手枪作为死亡的陪伴。但贾勒特并不是这样。他意识到电影里出现油箱是有原因的，于是他向油箱射击。当熊熊火焰从破裂的油箱中跃出时，警察们都跑开找掩护去了。卡格尼快被火焰和浓烟吞没时，他手臂张开，兴高采烈地喊道：“我做到了，妈妈！我站在了世界之巅！”油箱也及时帮了他一把。

经验教训：不要自己一个人孤独地死去。

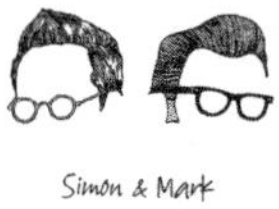

电影治疗师的个案记录：附身

电影治疗师的科室

克蒙德医生穿着一件哈灵顿夹克（浅灰色），以及卷边的 DM 款李维斯牛仔裤（今天不用上电视）。梅奥医生穿着羊毛衫（跟以往一样的蓝色羊毛衫），适用于上电台 2 频道节目的牛仔裤和短靴（感觉他每天都不用上电视节目）。

克蒙德医生：早啊。

梅奥医生：怎么了？

克蒙德医生又露出一副“好了好了，你不要看起来像个 15 岁的孩子或者是从布朗克斯区来的人”的表情。

梅奥医生（耸肩）**：**这下开心了？

克蒙德医生：从 X 级电影划分规则发生改变起，我就从来没有真正开心过。

（一个头发蓬乱的中年妇女走了进来。她看起来很担心，有点惊慌。）

梅奥医生（浏览着他的病人名单）**：**你好，特拉弗斯太太。请坐。

克蒙德医生：你哪里不舒服呢？

特拉弗斯太太：我的女儿好像被恶魔帕珠珠附身了。

梅奥医生：好，来吧。

克蒙德医生（身子前倾，挺感兴趣的）**：**你最近出过国吗？

特拉弗斯太太：算不上吧，我只是去伊拉克进行考古挖掘了。

克蒙德医生（脸色变得苍白）**：**那你都挖到什么了？

特拉弗斯太太：嗯，一个诡异的小雕像，但我不觉得……

（梅奥医生想要从窗户跳出去，但被克蒙德医生拉住了。）

特拉弗斯太太（向梅奥医生点头）：他也被附身了？

梅奥医生：不是，我只不过不想再听到任何和《驱魔人》有关的故事！

特拉弗斯太太：你确定我需要一个驱魔人吗？我想催眠大师保罗·麦肯纳会给我提供个 APP 下载或者其他什么参考。

克蒙德医生：你为什么会觉得你的女儿被附身了？

特拉弗斯太太：她总是在骂别人。

克蒙德医生：嗯嗯。

特拉弗斯太太：这种声音很恼人啊，医生。你的音调里充满了怀疑，但你表面看起来却很相信我。

梅奥医生：这是常有的事情……

克蒙德医生（继续）：你的女儿还做过其他看起来像被附身的事情吗？

特拉弗斯太太：她整天都躺在床上。

克蒙德医生：床是在地上吗？

特拉弗斯太太：大多数情况下是这样。

梅奥医生：大多数情况下？

特拉弗斯太太：她的床有几次会飘到空中。她的头有时候能转到 180 度。啊，她有时候还会倒着说话。

梅奥医生：好的，我觉得我们能够看到这样的画面了。克蒙德医生，有想法吗？

克蒙德医生（微笑）：当然。我想我们应该让英国有远见者联合会（医疗机构）来处理这件事，你觉得对不对？

THE MOVIE DOCTORS

第20章

小教堂
电影中关于死后的选择

电影治疗师的小教堂对所有人都开放。在你需要的时候，我们为你提供了一个可以摆放蜡烛、充满宁静的空间，在那里，你可以有各种美好的想法，而不用担心任何宗法神学的压迫。在这里，我们会讨论“死后的选择”、那些可以陪伴你爱的人离去的歌曲以及做好的配乐被禁等烦恼事。这里有新鲜的水果和小酒，它们能让你感觉好受点。进来坐坐吧，我们会帮助你的。

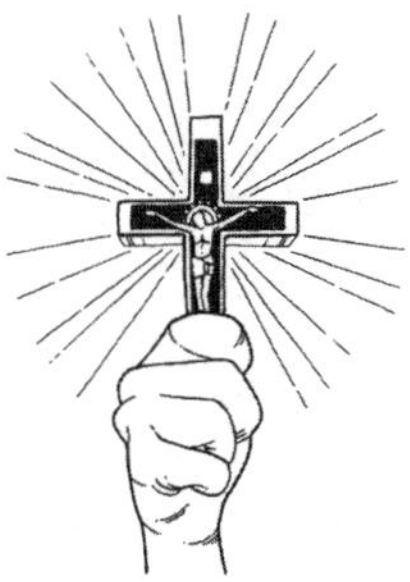

死了以后还能看电影吗

偶尔，电影治疗师们需要在自己的专业领域之外工作。严格来说，我们会试着把自己的工作范围限制在世俗事务上：通过电影的力量来治愈和照顾病人。但有时，我们也会被问到“接下来发生什么了？”如果“那种不幸的事情”发生了，你将会去哪里？这些年来，你肯定会注意到有些人对这种问题相当在乎。但是，对这种事情妄加评论并不是我们的工作。事实上，我们应该公开声明：我们觉得有关这方面的所有想法和信仰都是一样的（即使它们并不相同）。无论你信仰什么，你都会在下面的内容中找到支持它们的东西。看这些并不会感到尴尬，只会强化你的信仰。

你相信的——就这样了，什么也没有了

你应该看——《超时空接触》（Contact，1997 年）

由杰出的天文学家、宇宙学家和作家卡尔·萨根（Carl Sagan）参与撰写的顶级科幻巨作改编的电影。朱迪·福斯特（Jodie Foster）饰演一名寻找外星生命的天文学家，马修·麦康纳（Matthew McConaughey，在麦康纳复兴之前）则是一位精神领袖，他希望能和朱迪一起进行一些高质量的探索研究。她经常会说这样的话：“什么是更有可能的呢？一个全能的、神秘的上帝创造了宇宙，却没留下任何证明自己存在的线索？或者，他根本就不存在，而是我们创造了他，这样我们就不会觉得自己是如此渺小和孤独了？”她继续沉浸在太空旅行中，然后遇到了外星人（可能），但这都是在无神论的基础上发展的。

你相信的——真的有天堂

你应该看——《天堂真的存在》（Heaven is for Real，2014 年）

格雷戈·金尼尔（Greg Kinnear）在这部“根据真实故事改编”的电影中担任主演，他饰演托德·波普（Todd Burpo），一个牧师兼两名孩子——科尔顿和凯西的父亲。在参观蜘蛛保护区时，科尔顿的意识开始模糊，然后他被送到医院进

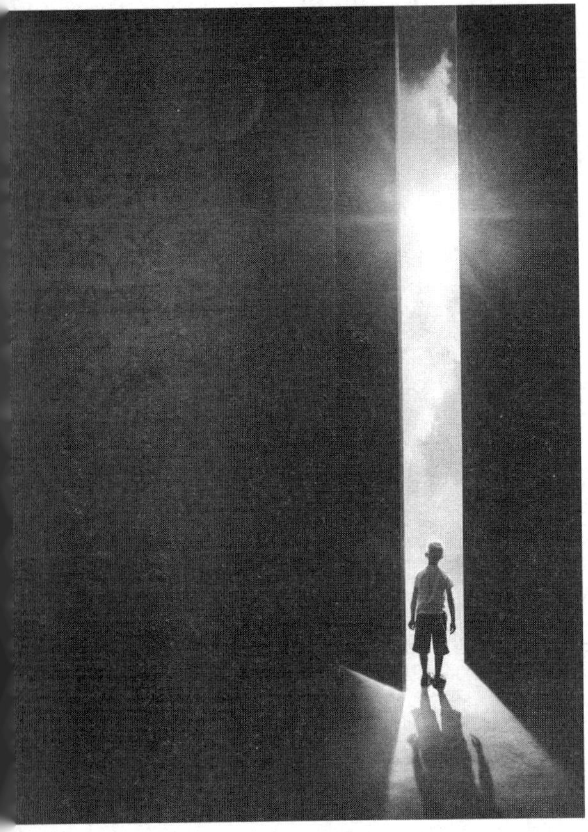

行修复盲肠破裂的紧急手术。在此期间，他有过濒死体验。他告诉父母，他见到了耶稣（耶稣穿着白袍，系着紫色的饰带），并在天堂里游览了一圈。当父母打算把这些看作孩子生病昏迷产生的幻觉时，他却说在天堂里遇见了自己的“另一个妹妹”，而这个孩子正是母亲多年前流产的孩子。父母很惊讶，因为他们从来没有告诉过儿子这件事。然后他们（和你）开始相信，也许科尔顿真的去了天堂。不相信的人估计从来都没有听过科尔顿·波普（Colton Burpo）这个名字。

你相信的——“被提”会到来，末日四骑士会审判那些未受洗的人等

你应该看电影《灾难被提》（*Defending Your Life*，1991 年）

编剧和导演都是迈克尔·托尔金［Michael Tolkin，其实，应该署名联合编剧，因为还有一个编剧叫圣约翰（John the Divine）］。主演是咪咪·罗杰斯（Mimi Rogers）和大卫·杜楚尼（David Duchovny）。事实证明，《启示录》里所有的内容都是千真万确的。末日不是快要到来，而是就在眼前！而且，为了尽可能让大家清楚这件事，人们用上喇叭进行提示。人们到处“被提”，但咪咪却因为上帝杀死了大卫而生气，所以决定永远待在炼狱里（见前面坎维岛的相关内容）。

你相信的——轮回转世

你应该看电影《云图》（*Cloud Atlas*，2012 年）

电影界喜欢用转世这个概念。这是因为所有的电影大亨们都知道，不能因为某件事物已经死亡就意味着它不能重生了。从神学上来说，大卫·米切尔（David Mitchell）的书都是杰作，但大家都清楚其中的内容很难用电影展现出来，但如果有人能做到展示这种轮回，那就是沃卓斯基姐弟。这部电影里有六个故事，还有庞大的演员阵容，其表现的概念是我们都被联系在一起，我们所做的每一件好事或坏事都影响着我们的未来（迈克尔·贝表示“担心，非常担心”）。这部电影让休·格兰特扮演了六个不同的角色，比他之前在职业生涯中扮演的角色还多了五个。

你相信的——不太确定，但我已经尽所能做到最好了……

你应该看电影《阴阳界生死恋》（*Defending Your Life*，1991 年）

这部由艾伯特·布鲁克斯（Albert Brooks）和梅丽尔·斯特里普（Meryl Streep）主演的喜剧里有句著名的对白。“第一个真实的故事讲述了你死后会发生什么”，它告诉我们在开车时试图换碟是件很危险的事情。仅仅因为不能忍受《(我所做的一切）都是为了你》（*Everything I Do*）这首歌的前奏，你就驾车一头闯进了卡车里，这是完全没有道理的。

不管怎样，艾伯特去的地方并不能完全说是天堂，而应该说是审判之城，它有点像天上的一个假日旅馆，在那里，他要为自己在地球上的作为负责。这一切来得有点突然，因为他在那里还必须穿着白色长袍和戴着奶油色的装饰。幸运的是，梅丽尔·斯特里普也得这么穿。所以，他们自然而然地坠入爱河，并发现这些没有卡路里的食物给了他们所需的全部能量。

医院电台：死亡歌单

年轻的梅奥医生在那些黑胶唱片还流行的日子里曾经在医院电台工作。在那个用耳机听歌的时代、在流行的电影原声音乐中，有很多歌曲你是听不到的，因为它们被认为是“没有用的”。这是因为这些歌的主题太痛苦了，它们直接、间接地提到疾病或死亡，或者谈论你所爱的人在另一个人的怀抱里这种事。看看所有这些“千万别听”的歌曲名单：

- 《不要害怕死神来临》（*Don't Fear The Reaper*）——《月光光心慌慌》（*Halloween*，1978 年）；
- 《一勺糖》（*A Spoonful of Sugar*）——《欢乐满人间》（*Mary Poppins*，1964 年）；
- 《令我屏息》（*Take My Breath Away*）——《壮志凌云》（*Top Gun*，1986 年）；
- 《电车之歌》（*The Trolley Song*）——《火树银花》（*Meet Me in St Louis*，1944 年）；
- 《你藏我肌肤之下》（*I've Got You Under My Skin*）——《为舞而生》（*Born to Dance*，1936 年）；
- 《沾血的手》（*Blood Hands*）——《分歧者》（*Insurgent*，2015 年）；
- 《行走的活死人》（*Dead Man Walkin'*）——《死囚漫步》（*Dead Man Walking*，

1995 年）；

- 《我心永恒》（*My Heart Will Go On*）——《泰坦尼克号》（*Titanic*，1997 年）；
- 《我要觉醒》（*I Need to Wake Up*）——《难以忽视的真相》（*An Inconvenient Truth*，2006 年）；
- 《活着》（*Stayin' Alive*）——《周末夜狂热》（*Saturday Night Fever*，1977 年）；
- 《我走啦》（*I'm Checkin' Out*）——《来自边缘的明信片》（*Postcards from the Edge*，1990 年）；
- 《又有一个人倒下啦》（*Another One Bites The Dust*）——《钢铁侠 2》（*Iron Man 2*，2010 年）；

所有的乡村音乐。

临床检查：关于配乐的那些遗憾事

2015 年春天，皇家阿尔伯特音乐厅举办了克里斯托弗·诺兰的电影《星际穿越》的原声音乐特别放映，由一个 60 人的管弦乐队现场演奏配乐。相比之下，电影治疗师这边的小教堂可能只有一个 Bontempi 牌电子风琴，但作曲家汉斯·季默却充分利用了阿尔伯特大厅的大风琴，罗杰·塞尔（Roger Sayer）演奏了那强而有力的电影主题配乐。如果你认为《星际穿越》在电影院放映的声音效果不错（这是我们治疗耳鸣的原因之一），然后听着英国第二大管风琴的伴奏再看一遍电影，那种感觉“只应天上有”。

这场《星际穿越》音乐会是近年来观众们蜂拥去看的一系列现场配乐表演中的最新作品。2014 年，这个系列的亮点之一是由一支 25 人的管弦乐队在皇家节日音乐厅现场演奏米卡·莱维（Mica Levi）的神秘音乐，配上乔纳森·格雷泽（Jonathan Glazer）那令人毛骨悚然的科幻恐怖片《皮囊之下》（*Under the Skin*）的配乐。同年早些时候，乔尼·格林伍德（Jonny Greenwood）和伦敦当代管弦乐团合作，演奏他为《血色将至》（*There Will Be Blood*，2007 年）创作的激动人心的配乐。“我居然曾经怀疑一个现场管弦乐队演奏的音乐会不会和影院扬声器播放的音乐没有明显的不同，”《独立报》（*Independent*）的评论家完全被这种感觉震撼住了，他描述自己几乎喘不过来气，“这感觉太棒了。”

这样一场现场配乐演奏可能给电影的观感额外增加了一个维度，这其实是一回事，但我们总是对给电影配上一场全新的音乐会这种玩法的前景很感兴趣。几年前，英国摇滚乐队 65daysofstatic 为道格·特朗布尔在 20 世纪 70 年代创作的开创性科幻电影《宇宙静悄悄》创作并表演了原创配乐，并说他们这样做绝不是对现有配乐感到不满和批评，而是一种有趣的"另类"替换玩法。特朗布尔因为在电影《2001：太空漫游》中负责构建各种迷乱离奇的视觉特效而享誉电影圈，而在他的设想中，《宇宙静悄悄》绝对是看了库布里克那部缺乏感情的杰作的一剂解药。这部令人伤感的作品讲述了一个男人为了拯救地球上的最后一片森林而奋斗的故事，其催人泪下的情节中穿插了作曲家彼德·施格勒［Peter Schickele，他更广为人知的名字是音乐讽刺作家"P.D.Q. 巴赫"（P.D.Q. Bach）］创作的一段著名的宏伟的管弦配乐，以及民谣传奇歌手琼·贝兹（Joan Baez）的两段抒情演唱。电影原声音乐最初是以可收藏的黑胶唱片形式发行的，它在发行几十年来一直都是狂热影迷的收藏品之一，在铁杆粉丝心中有着至高无上的地位。但在这个 DVD 和蓝光光碟的时代，如果观众们想的话，他们有机会把原电影的配乐去掉，将视频和音频分开。65daysofstatic 乐队就决定把电影的配乐换掉，换成他们创作的一段更低俗、更吵闹的伴奏，给电影这个甜中带苦、苦中带甜的故事带来新的感觉。

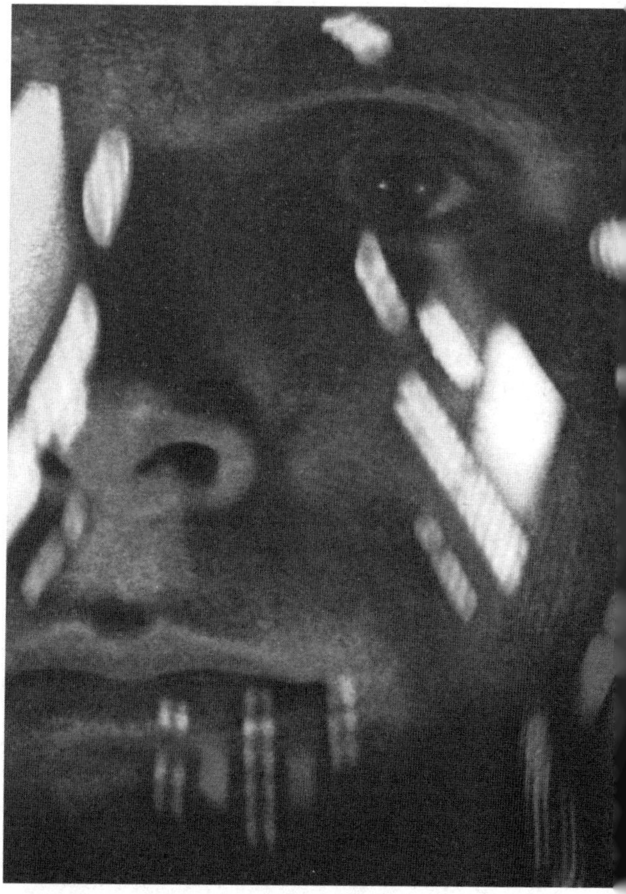

这首歌原本是为现场表演创作的，但在特朗布尔的帮助下，65daysofstatic 乐队成功录制了这些配乐。特朗布尔承认，虽然这些不是他想要的"东西"，但他很高兴看到其他人尝试用自己 40 多年前的电影做一些新的、有创意的事情。尽管《宇宙静悄悄》从来没有正式发布过 65daysofstatic 乐队配乐的新版本，但在写这篇文章的时候，YouTube 上就有一个新配乐的版本给任何感兴趣的人观看。

你可能会感到惊讶，不过事实上在电影里，配乐被去掉或者替换这种事再正常不过了。因为配乐往往是最后加在电影上的元素，而如果电影变得越来越不像人们原来想的那样，音乐也是制片人最可能先开刀的部分。很多电影配乐在已经被委托、创作甚至录制完成后都有可能被制片人拒绝或者抛弃 / 扩充，这方面有很多经典的例子，包括：

• 奥斯卡 • 施特劳斯（Oscar Straus）为《巴格达大盗》（*The Thief of Bagdad*，1940 年）创作的配乐；

• 约翰 • 巴里（John Barry）为《给她一切承诺》（*Promise Her Anything*，1960 年）创作的配乐；

• 伯纳德 • 赫曼（Bernard Herrmann）为《冲破铁幕》（*Torn Curtain*，1966 年）创作的配乐；

• 亚历克斯 • 诺斯（Alex North）为《2001：太空漫游》（*2001: A Space Odyssey*，1968 年）创作的配乐；

• 吉米 • 韦伯（Jimmy Webb）为《爱情故事》（*Love Story*，1970 年）创作的配乐；

• 吉米 • 佩奇（Jimmy Page）为《路西华升天》（*Lucifer Rising*，1972 年）创作的配乐；

• 菲利普 • 兰布罗（Philip Lambro）为《唐人街》（*Chinatown*，1974 年）创作的配乐；

• 大卫 • 鲍伊（David Bowie）为《天外来客》（*The Man Who Fell to Earth*，1976年）创作的配乐；

• 弗朗克 • 曼尼诺（Franco Mannino）为《罗马帝国艳情史》（*Caligula*，1979 年）创作的配乐；

• 卡尔 • 戴维斯（Carl Davis）为《五日一夏天》（*Five Days One Summer*，1982 年）创作的配乐；

• 多米尼克 • 穆尔唐尼（Dominic Muldowney）为《一九八四》（*1984*，1984 年）创作的配乐；

• 杰里 • 戈德史密斯（Jerry Goldsmith）为《黑魔王》（*Legend*，1985 年）创作的配乐；

• 莫里斯 • 雅尔（Maurice Jarre）为《狂野之河》（*The River Wild*，1994 年）创作的配乐；

• 马克 • 伊什姆（Mark Isham）为《未来水世界》（*Waterworld*，1995 年）创作的配乐；

• 埃尼奥 • 莫里康内（Ennio Morricone）为《美梦成真》（*What Dreams May Come*，

1998 年）创作的配乐；

- 盖布瑞・雅德（Gabriel Yared）为《特洛伊》（*Troy*，2004 年）创作的配乐；
- 霍华德・肖尔（Howard Shore）为《金刚》（*King Kong*，2005 年）创作的配乐；
- 乔恩・布里翁（Jon Brion）为《斗士》（*The Fighter*，2010 年）创作的配乐。

而这些都只是冰山一角。

也许，上面列举的例子中最著名的是亚历克斯・诺斯和他的配乐被电影《2001：太空漫游》抛弃的事了。据说库布里克找来曾经为《斯巴达克斯》作曲的诺斯，让他为电影《2001：太空漫游》配乐。诺斯负责地创作并录制了适合电影那开天辟地般伟大视觉效果的音乐后，库布里克却有了其他的想法。"不论我们找来的最好的电影作曲家有多好，"他多年后对电影人迈克尔・西门特（Michel Ciment）说，"但他们毕竟不是贝多芬、莫扎特或者布拉姆斯。"库布里克在描述自己怎样用那些已经创作好的音乐作为"临时音轨"来剪电影："我参与了一位杰出的电影作曲家谱写音乐的过程。我们仔细地观看了整部电影，当他听到这些临时加上去的音乐（施特劳斯、利盖蒂、哈恰图良创作的音乐）时，他觉得契合得挺好。尽管如此，他还是写了一段音乐，但这段音乐和我们现在听到的相比实在太奇怪，也太过于严肃了。在我看来，这样的配乐用在电影里完全不够力度。"

当库布里克觉得诺斯根本不可能完成配乐工作之后，以完美主义著称的他决定启用标志性的临时音轨（显然，他十分喜欢这个临时音轨），但他很明显没有通知诺斯。库布里克对西门特说："随着首映临近，我根本没有时间再写另一段音乐。如果我不能用那些已经选好的临时音轨上的音乐的话，我不知道自己还能做些什么。"

就这样，亚历克斯・诺斯参加了《2001：太空漫游》的纽约首映礼，他满怀期待地准备欣赏自己的配乐，但却只听到《查拉图斯特拉如是说》（*Also sprach Zarathustra*）和《永恒之光》（*Lux Aeterna*）这两部电影标志性的音乐。

《2001：太空漫游》原声列表

1.《查拉图斯特拉如是说》（*Also sprach Zarathustra*）——理查德・施特劳斯（Richard Strauss）；

2.《女中音、女高音、两个混合唱诗班和管弦乐队安魂曲》（*Requiem for Soprano*，

Mezzo-Soprano，*2 Mixed Choirs and Orchestra*）——捷尔吉·利盖蒂（György Ligeti）；

3.《永恒之光》（*Lux Aeterna*）——捷尔吉·利盖蒂（György Ligeti）；

4.《蓝色多瑙河》（*The Blue Danube*）——小约翰·施特劳斯（Johann Strauss II）；

5.《盖亚涅舞曲》[*Gayane Ballet Suite*（*Adagio*）]——阿拉姆·哈恰图良（Aram Khachaturian）；

6.《大气》（*Atmosphères*）——捷尔吉·利盖蒂（György Ligeti）。

显然，诺斯整个人都很沮丧，这出乎他的意料。"我能说什么呢，"他若有所思地说，"这是一次毕生难忘的令人沮丧的体验。尽管很多人对这些配乐褒贬不一，但我认为这些带有中欧时期色彩、维多利亚时期风格的配乐，和克拉克和库布里克的绝妙概念是不一样的。"

尽管此后英格兰 Anvil 工作室把诺斯创作的配乐母带保存了几十年，但后来这些数据也丢失了，只有诺斯家里仅存一些原来配乐用的工作小样，这是他曾经为此工作的唯一证明。1993 年，杰里·戈德史密斯（你在前面的内容中听过这个名字吧，他为《黑魔王》创作的管弦配乐也被美国很受年轻人欢迎的橘梦乐团的一些科技舞曲取代了）对诺斯当年录制的配乐进行了重新录制，由瓦雷兹萨拉邦公司以 CD 形式发行，受到了一致好评。2007 年 Intrada 唱片发行了 1968 年由诺斯录制的原创配乐，其中包含九首歌曲［由亨利·布兰特（Henry Brant）创作］和"精确的时间点"，让影迷们能够将配乐同步到原电影的 DVD 碟或蓝光碟中，亲自了解库布里克当年到底拒绝了什么配乐效果。

"毫无疑问，如果库布里克用了诺斯的配乐，电影会更好，"凯文·穆尔霍尔（Kevin Mulhall）在为杰里·戈德史密斯（Jerry Goldsmith）重新录制的配乐记录的音乐笔记中写道，"即使有人喜欢库布里克为某些特定场景选择的音乐，或者喜欢导演雇用的各种古典作曲家的音乐风格，但是这样做最终会导致音乐和电影风格的混杂。"

在诺斯与库布里克的事情过去五年之后，作曲家拉罗·西夫林（Lalo Schifrin）发现自己和《驱魔人》的导演威廉·弗莱德金一样面临着同样的困难境地。和《2001：太空漫游》一样，《驱魔人》的最终配乐也是由之前很多已经做好的乐曲摘录组合而成的，其中包括克里斯托弗·潘德列茨基（Krzysztof Penderecki）、汉斯·维尔纳·亨策（Hans Werner Henze）、乔治·克拉姆（George Crumb）和（也许是最有名的）麦克·欧菲尔德（Mike Oldfield）创作的音乐。其实导演弗莱德金一开始打算用原创配乐，他在困惑之下准备找一两个有经验的作曲家听听他们的想法。

他第一个想到的就是伯纳德·赫尔曼（Bernard Herrmann），这位作曲家曾为奥逊·威尔斯（Orson Welles）的《公民凯恩》（*Citizen Kane*，1941 年）和阿尔弗雷德·希区柯克的《惊魂记》（1960 年）等经典作品配乐，他是电影圈内最负盛名的电影作曲家。弗莱德金和赫尔曼探讨了《驱魔人》的配乐，两个人都承认了这件事，但接下来的事情却变成各执一词。按照弗莱德金的说法，赫尔曼非常喜欢电影的画面，而且觉得他可以为画面配一些适合的、很好的音乐，比如伦敦圣贾尔斯教堂播放的一个很多人喜欢的管风琴曲。显然，去伦敦录音完全是在搅局。对赫尔曼来说，他确信在跛子门这个教堂里录音的音响效果和这部电影搭配在一起是非常完美的。但对弗莱德金来说，赫尔曼这种为数千英里之外的一个巨大乐器奔波的想法非常天马行空，让他感到非常不安，于是，他礼貌地告诉这位作曲家这是不可能的。

这是弗莱德金对这件事的说法，但赫尔曼却讲了一个完全不同的故事。根据这位作曲家的说法，他根本不喜欢这部电影，也不想和它有任何联系。更糟糕的

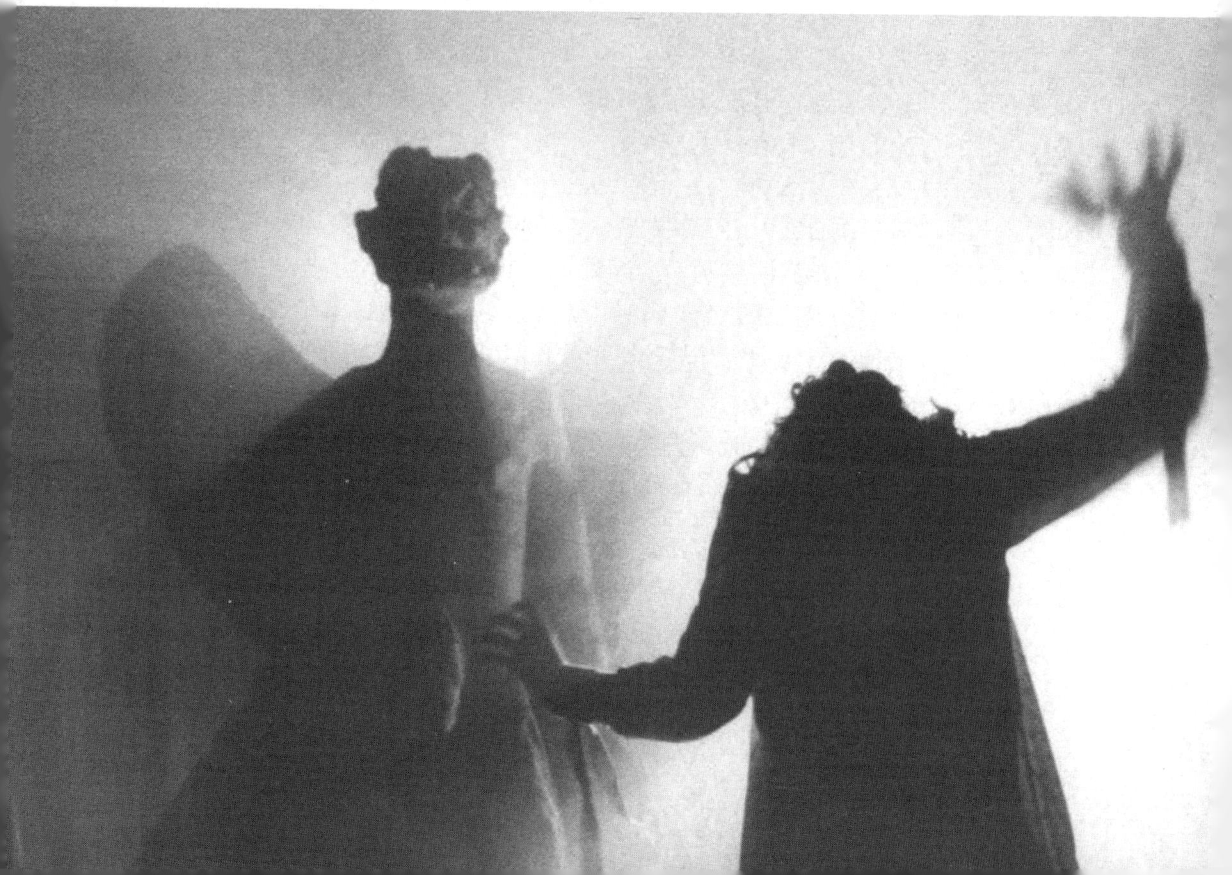

是，弗莱德金（他对《驱魔人》的配乐有很透彻的想法）暗示赫尔曼自己想要一个“联合作曲家或者音乐指导”的署名。最后，当导演告诉赫尔曼，想让后者创作一些“比你为《公民凯恩》写的配乐更好的音乐”时，赫尔曼只能犀利地讽刺道：“好吧，那你应该拍一部比《公民凯恩》更好的电影给我。”

这就是整件事的始末。

在赫尔曼那里碰了一鼻子灰之后，弗莱德金与另一位电影音乐界巨人拉罗·西夫林合作。但又一次，两个人依然对这次破裂的合作各执一词。在导演的版本中，弗莱德金说自己让西夫林写一段听起来像“一只冰冷的手从脖子后面抓住你”的音乐，它可能会产生那种让观众感到不安的效果。按照导演的说法，西夫林向他保证已经明白了配乐的思路，他将创作和录制一些能够令人毛骨悚然的音乐。然而，西夫林用一个大型管弦乐队做出来的却是一段被形容为“一面巨大的、可怕的声波墙”的音乐，你在《驱魔人》早期的一些预告片中仍然可以听到刺耳的尖叫声。弗莱德金被吓坏了，随即就放弃了西夫林的配乐，但西夫林的一些配乐仍然被保留并收录进《驱魔人》电影25周年重新发行的DVD中随附的CD里。这里还有一个故事，讲的是弗莱德金把西夫林录制的母带抓起来直接扔出窗外，还说了一句令人心寒的话：“让你那东西赶紧从我的电影里消失！”

很明显，西夫林讲述的完全是另外一回事。根据作曲家的说法，弗莱德金让他为预告片写一段音乐，而效果的确也很“拔群”，这些音乐让观众大喊救命并冲到厕所呕吐（电影治疗师在这里想指出，由电影引起的呕吐不会很严重，但它却极具传染性）。“预告片太棒了，”他回忆道，“但是那些可怕的场景和我写的非常沉重和压抑的音乐结合在一起，就把观众都给吓跑了。”据西夫林说，华纳公司对预告片引起的反应非常震惊，“他们告诉弗莱德金，让作曲家写一首不那么紧张的、更柔和一点的配乐。但弗莱德金并没有告诉我公司高层都说了些什么，我敢肯定，他是故意这么做的，这里面有其他的原因。我们以前曾经因为一些事情有过矛盾，而他这次就是在故意报复我。我是这么想的。”因此，西夫林“仍然根据预告片那样的风格”来写电影配乐，得到的结果就是导演把他完成的作品扔到了窗外的停车场。他认为，导演就是要陷害他。

西夫林的故事并没有什么逻辑。按他的说法，一个想在12月26日上映日来临之前赶紧完成这部电影制作的导演，他故意让作曲家在11月整整一个月的时间里去创作那些完全不适合电影的配乐，并且只是因为以前那些早已被人遗忘的矛盾争论而对作曲家进行报复，这种做法纯属胡编乱造。然而，作曲家的这些话的确让我们想到：对作曲家一手创作的配乐完全弃之不用，这对他们的感情也造成了非常严重的伤害，而且这种痛苦并没有什么缓解的方法，作曲家只能是哑巴吃黄连——有苦说不出。

但并不是所有的配乐“移植手术”都那么令人心酸。2014 年，英国广播公司广播台 1 频道的 DJ 赞恩・洛（Zane Lowe）正在着手把 3 频道独家播放的尼古拉斯・温丁・雷弗恩（Nicolas Winding Refn）执导的电影《亡命驾驶》（*Drive*）进行重新配乐上线。雷弗恩这部充满暴力元素的存在主义惊悚片，因其标志性的原创电影配乐赢得了大家的喝彩。其作曲家最初是约翰尼・朱尔（Johnny Jewel），后来替换成克里斯・马丁内兹（Chris Martinez）。奇怪的是，早期《亡命驾驶》的演职员表中，作曲家一栏写的是大卫・林奇（David Lynch）的御用音乐人安吉罗・巴德拉门蒂（Angelo Badalamenti）。片方解释，这只是一段用了布莱恩・伊诺（Brian Eno）创作的作为电影版临时音乐的片段，所以才用了这个“暂时署名”。但 2011 年，在雷弗恩送到戛纳电影节的电影版中（这部电影拿了最佳导演奖），作曲家显然变成了马丁内兹，他的名字在接下来的几周甚至几个月时间里也屡次在这部电影的各种赞誉中被提起。

不出所料，1 频道这种打算用 The 1975、劳拉・姆瓦拉（Laura Mvula）、Bring Me the Horizon、Chvrches、Bastille、Foals、Banks、Baauer、乔恩・霍普金斯（Jon Hopkins）还有 SBTRKT 等音乐制作人或者乐队的一批新歌重新配上这部电影的做法，并没有得到大家的支持。在 1 频道放出消息后，网上便出现了一篇名为《BBC 让赞恩・洛重新为〈亡命驾驶〉配乐，但我们完全不知道用意何在》的经典文章，开头就是“嗯嗯，标题听起来就是个烂俗的主意”。随后几位知名评论人士也纷纷响应，大部分音乐媒体都对赞恩・洛这样重新配乐的行为（虽然他们还没看过电影）表示不屑一顾，都认为这是一种荒谬的做法。尽管有消息称 DJ 早前就已经得到了导演雷弗恩的大力支持，他批准并认可了这个项目，但媒体依然我行我素。

2014 年 10 月 30 日，当英国广播公司 3 频道播出这版《亡命驾驶》时，网络上就收到了大量关于电影音乐选择的 Twitter 实时评论。人们对这个重新配乐说法不一，许多观众认为赞恩・洛的版本不如原来的配乐有深度，但其他人则认为赞恩・洛选择的配乐富有想象力和创造力，并赞扬了 1 频道一直以来都提拔和支持新艺术家的做法。更重要的是，这次重新配乐激起了人们对小至《亡命驾驶》、大至普遍电影中音乐所扮演的角色进行的讨论。其中有许多年轻观众，他们就这次“音乐移植事件”的优缺点发表了大量思想深刻并且慷慨激昂的网络评论。

有趣的是，这场现代风格的实验把我们带回了电影诞生的那个时候。在那个时代，无声电影都配有现场音乐家的演奏，许多（如果不是大多数）音乐家都在演奏的过程中进行即兴创造。是的，这是真的。他们在一些早期电影中使用活页乐谱以配合屏幕上放映的故事，但在录音技术真正到来之前，电影院的配乐从来都是一团糟：有不管画面内容即兴表演创作的钢琴家，也有找来演奏特定曲目的当地乐队。所以，那时电影中的音乐一直都是千变万化的，它们是一场场流动的盛宴。实际上，观众们会专门去找那些他们觉得演奏的音乐符合其口味的电影院，自主选择他们觉得最好的方式来体验这种新出现的艺术形式。

如今，电影爱好者们可以坐在家里对着电脑或者 DVD 机，在舒适的客厅里愉快地为电影重新配乐或者同时做各种喜爱的事物。就像那些听 Pink Floyd 的歌听得迷迷糊糊的狂热粉丝们一样，他们花上好几个小时一边回放《月之暗面》（*Dark Side of the Moon*）的黑胶唱片，一边在录像带机上看《绿野仙踪》（“天哪，不可思议，好像他们真的可以搭配在一起似的”），越来越多的观众们开始自己掌握观看电影和收听音乐的方向，而且常常也能收到各种神奇的效果。

病人（指电影）是否能在这种“家庭移植手术”中存活下来，或者只能在电影治疗师的小教堂里独自哭泣，这还说不准，就让我们拭目以待。

THE MOVIE DOCTORS

第21章

门诊处方药
有助于康复的电影

你感觉还是有点不舒服，所以你就这样在家里宅着。你本来应该在工作 / 休息 / 玩耍，但相反，你正躺在床上，旁边摆着一堆地摊文学杂志、一杯蜂蜜柠檬茶，还有一袋药。杂志里全都是看上去很健康、阳光的男孩女孩，蜂蜜柠檬茶是冷冻过的，正如神韵乐队告诉我们的那样：药物不起作用。这些所谓的“疗养”只会让你感觉越来越糟。

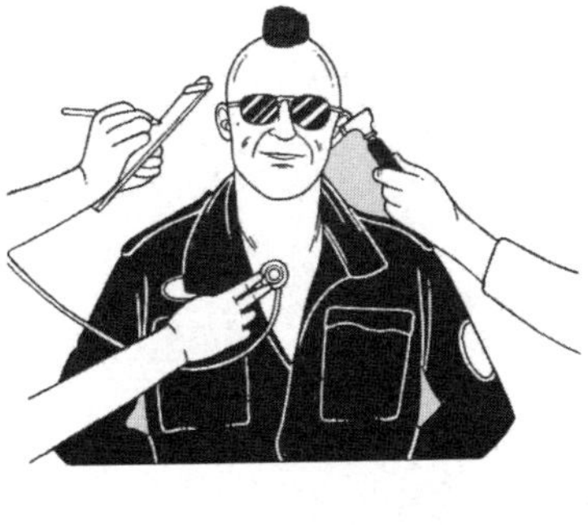

如果你是一名男性，你可能会告诉所有人你病得有多严重，但不知怎么回事，你还是得不到人们对你应有的同情。如果你不能打电话叫电影治疗师上门服务或者拨打我们的紧急求助热线却占线，我们会给你以下建议：带上你的笔记本电脑，或者爬到沙发上打开你的 DVD 播放器，看看下面清单中的其中一部或所有的电影。这些电影都是我们精心挑选的，它们会让你感觉更好些。你要相信你是一个漂亮俊俏的人（如果你觉得你不是这样的，那就算了吧），你值得拥有从这些电影中散发出的正能量射线（经科学证明，的确如此）。

《指环王》三部曲（*The Lord of the Rings Trilogy*）
《指环王 1：魔戒再现》（*The Fellowship of the Ring*，2001 年）
《指环王 2：双塔奇兵》（*The Two Towers*，2002 年）
《指环王 3：王者归来》（*The Return of the King*，2003 年）

还有什么地方比中土世界更棒呢？三部电影加在一起的观影时间（取决于你看的是哪个版本）是 12 小时零 1 分钟。对，就是这么长。你甚至可以在两部电影的放映间隔时间里检查一下自己的身体有没有好一点。看《魔戒再现》时，你感觉自己快死了。看《双塔奇兵》时，你勉强支撑着、吃药、多穿两件衣服。看《王者归来》时，你会发现自己喝着啤酒，还想着去逛街。你可能会觉得自己已经被困在末日火山的火焰中和黑暗魔君索伦做伴整整一周了。当你在电影中看到脸色比你苍白、声音比你沙哑的人时，你肯定会感觉好受得多。咕噜就是这位救死扶伤的天使，他的脸色死白，他瘦得和火烧棍一样，又患有严重的支气管肺炎，看起来比你惨多了。

你可能需要一个魔戒才能像比尔博·巴金斯（Bilbo Baggins）那样活到“111岁”，但彼得·杰克逊（Peter Jackson）的大作应该可以助你活过周末。

警告：霍比特人和巫师们可以抽大量的老托比烟，但这并不意味着你也可以。如果你可以吹出像大帆船那样的烟圈，你也可能被一个兽人杀死。

《公主新娘》（*The Princess Bride*，1987 年）

古人们一直在寻找一种万能药，这种药可以治愈所有的疾病。居住在科罗拉多沙漠的卡惠拉－印第安人认为，橡树的红色汁液可以让任何疾病痊愈。电影治疗师们强烈推荐你们观看罗伯·莱纳（Rob Reiner）导演的这部精彩的电影。如果我们电影名单中推荐的所有电影都没有疗效，那么这部电影就是我们最后的大招。如果你看了其他电影后仍然感觉浑身酸痛，这部电影就是你的麻醉剂。

《公主新娘》是那类看上去感觉很好，实际观看后身体感觉会更好的电影［除了维斯特雷去世的那一段不知道编剧威廉姆·高德曼（William Goldman）是怎么想的］。当身体不舒服的时候，你最需要的是有人给你朗读故事，而这正是这部电影的内容。它不仅是一个经典的童话故事（除了主角去世那一段），实际上还是一个善良的爷爷［由彼得·法尔克（Peter Falk）饰演］给真正生病的孩子［由弗莱德·萨维奇（Fred Savage）饰演］讲的真实的故事。这个小男孩可能是在装病（你确定你没有装病，还是只是有点不舒服？），但他很聪明，懂得用抱怨来叫停这个故事："这个故事中会有很多亲吻的情节吗？"一个准确的答案是："不要太在意那些亲吻的情节，多看看那些块头异常巨大的肉食动物吧。"

我们可以推荐给全年龄段的人"服用"这部电影，基于以下的医学理由：

- 这部电影可能会很有趣，"人生是痛苦的，不这么说的人恐怕是要兜售什么"；
- 这个冒险故事没有那么多折磨人心的场景；
- 你可以时不时说一句"如你所愿"把大家搞疯；
- 《国土安全》（*Homeland*）中的那个人［曼迪·帕廷金（Mandy Patinkin）］扮演剑术大师，他还说了好几句"我的名字是埃尼戈·蒙托亚（Inigo Montoya），你杀了我的父亲，准备等死吧"这样的话；
- 布特卡普是所有电影中给公主起的最好的名字；
- 可怕的罗伯茨海盗也是所有电影中给海上来的坏人起的最好的名字；
- 当你仍然感觉不舒服的时候，你可以用比利·克里斯托（Billy Crystal）的那句台词来形容自己"只是感觉几乎要死了"；
- 电影已经带你去过绝望之渊和疯狂之巅了，所以你不用亲自来一趟了；
- 马克·诺弗勒（Mark Knopfler）创作的那些无与伦比的配乐会提醒你，当你发烧的时候，一个 20 世纪 80 年代的吸汗红色运动头带可以帮你节省很多擦额头汗的时间；
- 这部电影只有 98 分钟长。

《末日危途》(*The Road*，2009 年)

这部电影并不适合所有人看。的确，这部由维果·莫腾森（Viggo Mortensen，饰演那个男人）和柯蒂·斯密特–麦菲（Kodi Smit-McPhee，饰演小男孩）主演的恐怖片，就和它所讲的末日后的故事那样残酷（这种故事就没有让人感到高兴的时候）。整个世界都是灰茫茫的，而且越来越暗，毫无温度，还有饥饿的食人一族在街上游荡。但是，对维果有利的是，他有一把枪。他可能只有两颗子弹，如果被饥饿的人困住，他就把一颗子弹给自己，另一颗给他的儿子，这就足够了。他们还有一个购物推车，有一个计划：向南边走。计划实施过程似乎并不尽如人意，但由于待在北边看起来会更惨，所以还是试试吧。

为什么我们要向处于恐惧和绝望中的你推荐这部电影？原因是这样的。不论你现在感觉多么难受，《末日危途》中的每个人都要比你难受 100 倍，而且电影里的人都没有毯子盖呢。

《森林泰山》(*George of the Jungle*，1997 年)

我们要说的只有两件事：（1）看着一个像真的泰山一样的人全速荡向一根巨大的树干，这很有趣，人们每次看到这个情节都会笑起来；（2）一只认为自己是狗的大象真的很有趣，人们什么时候想到这个情节都能笑出声。你可以每天看两次，直到你感觉舒服些为止。

《油脂》(*Grease*，1978 年）和《辣身舞》(*Dirty Dancing*，1987 年）连着看

在这个愚蠢的世界里，有一种叫作“罪恶快感”的东西。这个描述显然很荒谬，潮流混蛋们总是想着毁掉你的生活，于是他们发明了这个短语。我们的结论是没有“罪恶快感”这种东西，而且你要相信我们，电影里有你喜欢的东西，也有你不喜欢的东西，就是这样。正如格拉汉姆·诺顿（Graham Norton）在他的惊世著作《一个男魔头的生活和爱》(*The Life and Loves of a He Devil*）中所说的：“除非你想要的快乐是各种诱惑或看谋杀电影，否则就把你的罪恶感留给那些值得拥有的东西吧。”

看《油脂》会增强你的免疫力，而《辣身舞》则会让你苍白的脸色焕发光彩。一旦你有了不要整天穿着睡衣的想法，这些电影就会吸引住你，诱惑你穿上粉色的裙子、皮夹克和紧身黑色小礼服并让你迷恋这种感觉。你想让自己看上去没那么病恹恹，你开始享受《油脂》中丹尼越来越柔和以及珊迪越来越硬朗的打扮［就像范·莫里森（Van Morrison）和克里夫·理查德（Cliff Richard）唱的那首《当上帝闪耀它的光芒》(*Whenever God Shines His Light*）一样。范就是珊迪，而克里夫就是丹尼，或者将他们反过来]。而《辣身舞》可能就是罗杰·艾伯特称为“智障者情节”的那种电影，但有时候，你也可以让自己沉浸在电影庸俗的套路中，那些老套的角色和其行动会让你精神起来。如果你看过这两部电影并且感觉效果不错，你可以试试连看三部电影，可以再加上一部《舞国英雄》（*Strictly Ballroom*，1992 年）。这部电影衍生出了深受欢迎的真人秀节目《舞动奇迹》（*Strictly Come Dancing*），这个节目让莱恩·古德曼（Len Goodman）和他的朋友们像 Pen's People 乐队那样舞动起来。你一开始可能会不太适应镶亮片的斗牛士衬衫有多大的魅力，但当你提起精神观看泛太平洋大奖赛业余锦标赛的时候，你就想亲自参与到这种魔术版的魅力当中。其实，你在内心深处一直明白，当你病好后回过头再看这部电影，肯定会觉得这一切仿佛都是一种毒品引起的奇怪的幻觉，而在舞厅里面跳舞的人就像魔术师一样怪异。不过现在，我们还是来放松一下，跟着那个穿紧身裤的男人一起进入电影情节吧。

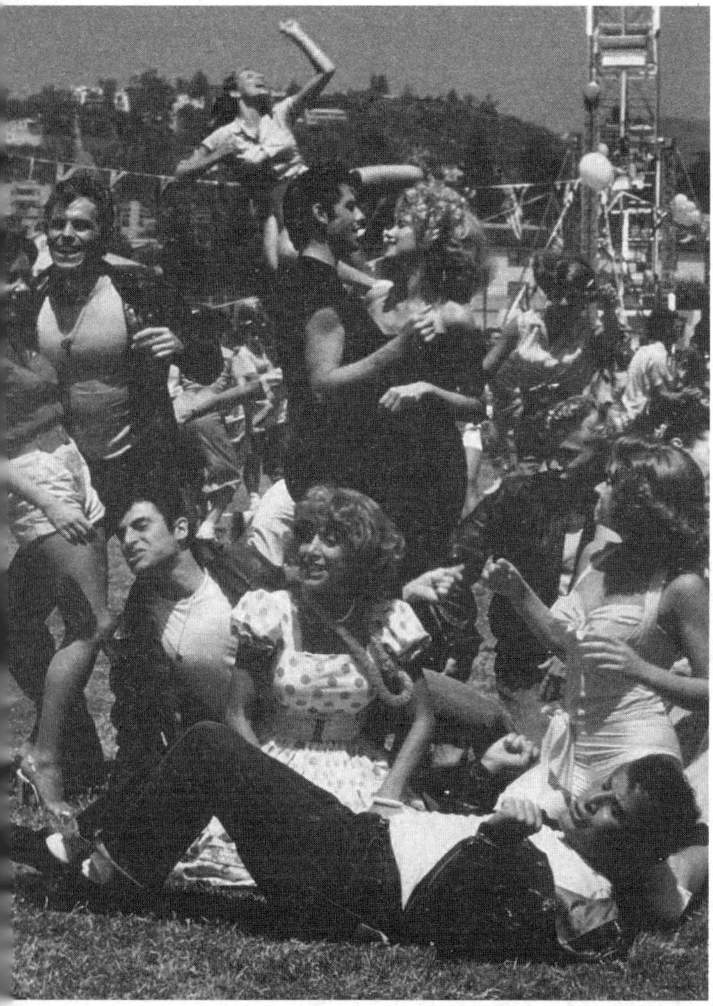

THE MOVIE DOCTORS 第22章

病人转移

能治愈一切的两部经典电影

我们衷心希望你的疑难杂症都得到了解决，而现在，你已经准备好健康地面对外面的世界。我们想让你们带走我们推荐的这些电影，我们觉得它们是我们“扭转乾坤的力量”（我们猜这股神秘力量来自放映机）。你会发现，我们准备了两部电影，两部绝对能治愈一切的电影。我们保证，这两部电影你在开心的时候可以看，难过的时候也可以看。实际上，我们建议你每周都看这两部电影，直到你感觉身边的一切越来越好。不只是感觉，实际上，你也会越来越好的。

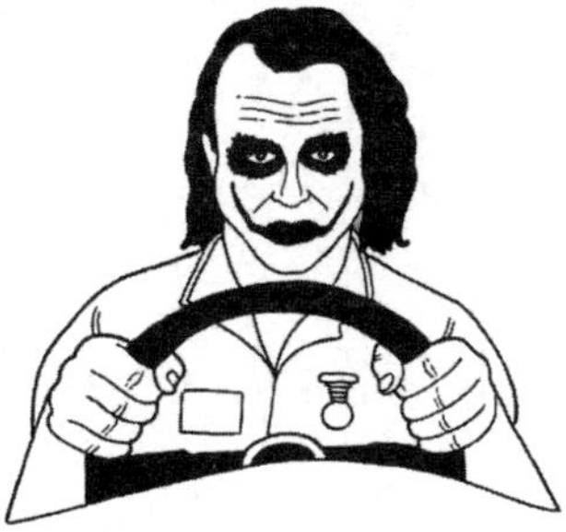

药房盖章：《山上的雾》（*Mist on the Mountains*）

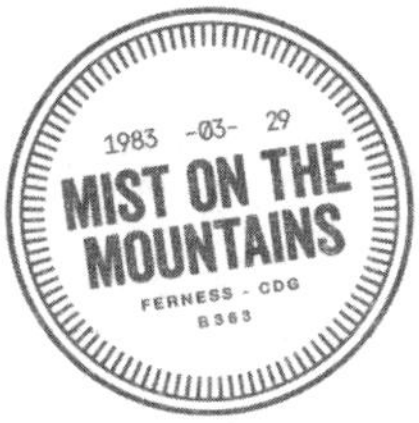

年龄：32 岁　　　　**姓名：**迈克

住址：苏格兰 Ferness 村 The Roclks 街 23 号

用量：最好每年至少看一次这部电影。研究表明，自电影《地方英雄》（*Local Hero*）1983 年首次进入市场以来，每年都看这部电影的人比那些使用其他类似疗法的人更快乐、更健康，也拥有更多奇思妙想。这部电影可以以多种形式呈现：在电影院里观看；在家里的录像带机、DVD 机或蓝光碟机上观看；下载一张电影原声专辑在路上听。如果病症不退，你可以试着去 Camusdarach 地区的白沙滩上呼吸新鲜空气，在班芙市喝 40 年陈酿的麦芽威士忌，或者在彭南的电话亭打个电话……这些都具有神奇的治愈效果。

医师签名：克蒙德医生

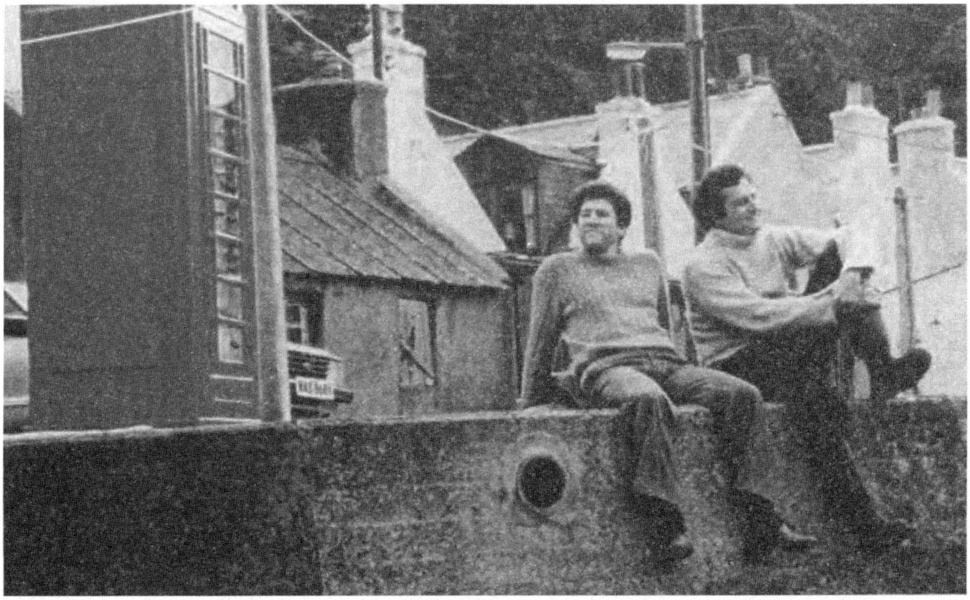

《地方英雄》（*Local Hero*）治愈你所有痛苦的十个原因

1. 故事告诉我们，幸福不会来自拥有的一辆保时捷930涡轮汽车，它提醒我们“玛莎拉蒂的后座装不下四到五只羔羊”。

2. 导演兼编剧比尔·福塞斯（Bill Forsyth）将此片描述为“《蓬岛仙舞》（*Brigadoon*）遇上《现代启示录》（*Apocalypse Now*）”，这可能是有史以来最棒的电影定位了吧。

3. 马克·诺弗勒（Mark Knopfler）的电影配乐非常动人，它们能让你不再赖床，立刻起身工作。

4. 告诫我们要善待兔子（尤其是那些有名字的、特别是有两个名字的兔子），特别是当你拿到一份有“砂锅兔子”的菜单时。

5. 电影里有大量很有借鉴价值的起绰号技巧：“滚开的‘滚’是第三声吗？”

6. 这部电影讲述了美人鱼詹妮·西格芙（Jenny Seagrove）和年轻的语言学家彼得·卡帕尔蒂（Peter Capaldi）之间的爱情故事。对了，彼得成了新一任“神秘博士”。

7. 这是一部非常罕见的结局并没有被好莱坞毁掉的电影。有人出几百万美元让导演拍摄一个迈克留在苏格兰的新结局，为了让制片公司放心，福塞斯拿出了有现在标志性的电话亭的镜头，并说这个镜头表现的也是个开心的结局，而且可以省下一大笔钱。电影剩下的内容就是讲述历史传说了……

8. 这是富尔顿·麦凯（Fulton Mackay）演得最好的一次了。

9. 电影里有个醉酒的俄罗斯船长，他会唱“即使是孤星也会感到寂寞”，你只要听一次就绝对不会忘记。

10. 诚然，如果看了《地方英雄》都没有让你感觉好受点，那你可能已经是个死人了。

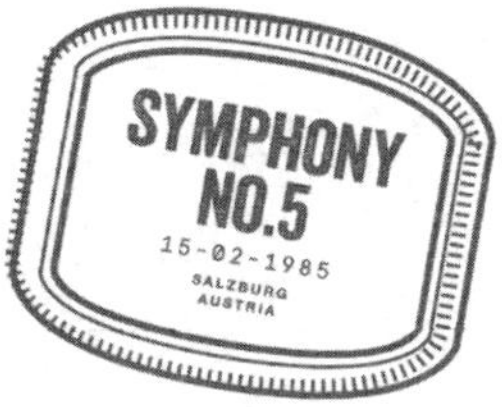

药房盖章：《第五交响曲》（*Symphony No.5*）

年龄：224 岁 **姓名：**沃尔夫冈·阿玛多伊斯·莫扎特（Wolfgang Amadeus Mozart）

住址：奥地利萨尔茨堡 Vogelweiderstraße 街 63 号

用量：每天服用。它可以与《地方英雄》一起服用，可内服外敷，同时还可以喝酒或者驾车。以上几点摘自病历信息册。

医师签名：梅奥医生

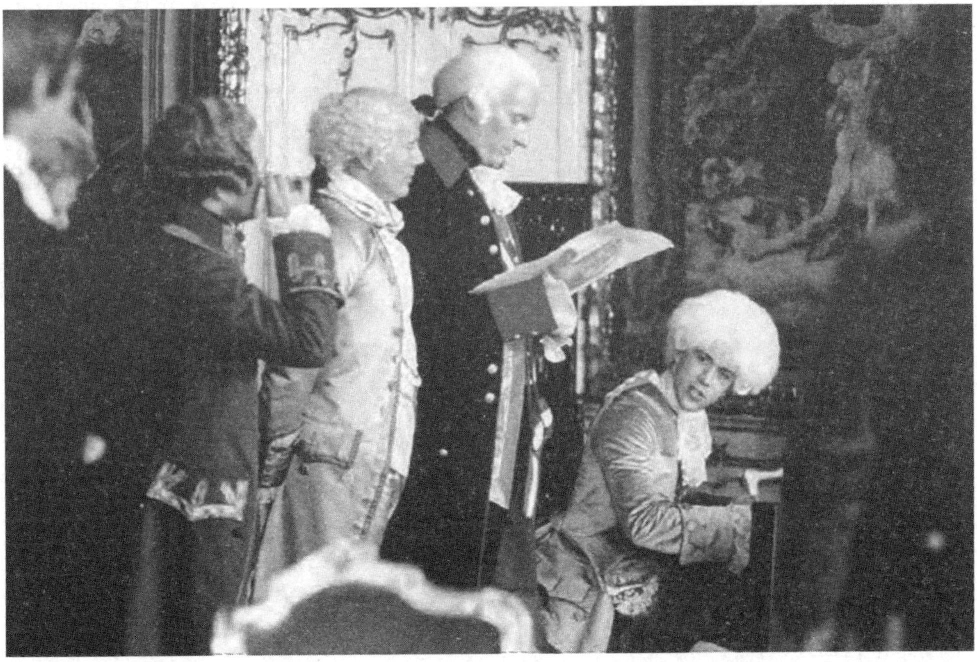

《莫扎特传》（*Amadeus*）：让你变得更开心、更和气和让一切都变得更好的 11 种方式

1. 维纳斯的乳头。也许，它是有史以来电影中最美妙的零食。康斯坦泽·莫扎特（Constanze Mozart）去找萨列里想要的烟熏培根味的薯片或者类似的东西，她那不负责任的丈夫又守不住钱了，所以她在绝望中只好向伟大的宫廷作曲家寻求帮助，想要点咸味小零食之类的。但事实是，这位御用作曲家并没有提供对莫扎特太太胃口的东西。相反，萨列里（我们已经了解他了）给了莫扎特太太一堆高热量、铺满奶油、令人浮想联翩的零食。这不禁令人想到《老爸上战场》（*Dad's Army*）中，大兵戈弗雷的妹妹多莉给他准备了比神职人员为沃明顿滨海镇教堂盛宴准备的还要多的水果扣糕，而比这些水果扣糕还要肥腻的就是这种"维纳斯的乳头"，它的卖相也很好，很有烘焙皇后玛丽·贝里（Mary Berry）的风格，就连教你做各种甜点的保罗·霍利伍德（Paul Hollywood）都对这种暗含讽刺意味的经典小点心啧啧称赞。

2. 对于看这部 DVD 导演剪辑版的观众来说，还有个特别惊喜：莫扎特太太决定脱掉她的内衣作为回报。这大大出乎萨列里（和我们的）的意料，让我们这些以后想买"维纳斯的乳头"的人备感压力。我们不敢保证点心店老板是否已经准备好接受这种不是很传统的支付服务方式（你可能会遭到拒绝："琼斯先生，不能因为你脱掉上衣，我就把这个甜甜圈送给你。"）。

3. 电影史上最棒的音乐。研究表明，莫扎特的音乐可以让你变得更聪明。莫扎特的音乐并不像那种产前教育一样只是让未出生的婴儿吸收声波来增强智力，它对我们都有效果。来一剂《13 号小夜曲》（*Eine Kleine Nachtmusik*），你就能考到 GCSE 的 A 级。持续服用《费加罗的婚礼》（*Marriage of Figaro*），你就能读到博士，而且读的是恐怖小说专业。而向静脉注射《安魂曲》（*Requiem Mass*），你就能上哈佛大学了。甚至蓝猫和淘气在听了《小步舞曲小快板》（*Minuetto Allegretto*）之后，它们也不用 3000 问了。你的收藏里有这么一张电影原声 CD，它会让你在人群中显得很特别（不是指那种特别）。

4. 那种华丽的衣着不太适合我们这些成年人。不过，如果你要去 18 世纪维也纳化装舞会的话，电影治疗师们都想亲自试试这些衣服。《莫扎特传》里的舞会（供应很多"维纳斯的乳头"）太华丽并且魅力太大了，连最严肃、最保守的文职人员都想用自己笨拙的舞技邀请萨尔斯堡公爵夫人跳上一圈。

5. 假发和脸油彩。天知道，你居然可以同时兼有两样东西？不要让高冷妨碍了这种简单的快乐。检查一下，确保你买到了正宗货，不要吝啬！来自匈牙利的超细粉油彩是最经典的。我们可以向你保证，如果有必要，我们也可以像电影中那样涂上油彩、

戴上假发，穿上最近网购的古典服装去参加派对。

6. 或许，你曾经把电影院当作托儿所，带着孩子们去看那些误被分为“12禁”的电影吓唬他们。或者，你没少嘲讽他们最喜欢的《宠物小精灵大电影》(*The Pokemon Movie*)。或者，你在他们看了振奋人心的电影《铁路少年》(*The Railway Children*)之后，马上和他们说起令人绝望的《小姐弟荒原历险》(*Walkabout*)。但是，尽管你坏事做绝，你都比不上列奥波尔得·莫扎特(Leopoldo Mozart)。我们在前面已经列出了一些坏家长的榜样，但这里还有一个。你应该多看看《莫扎特传》，减轻一下对自己没带好孩子的愧疚吧。你是否带着孩子跑遍整个欧洲给皇室表演？没有。你是否嫌弃儿媳妇干不好家务活？可能并没有(你更有可能已经被她迷住了)。你有没有经常折磨自己的天才儿子，以至于他在你死后写了一部歌剧，讲的是一个被谋杀的父亲带着他的罪恶下地狱的故事？肯定没有。

7. 我们肯定不会像以前那样看起来那么青春靓丽了，就连两位电影治疗师也不像以前那样经常穿他们的皮衣皮裤了。我们看上去绝对没有像F. 默里·亚伯拉罕(F.Murray Abraham)那样在电影开场和倒霉的沃格勒神父见面时那么惨。沃格勒神父被叫到一家当地的收容所听一位宫廷作曲家的忏悔，他被这位作曲家那可怕的凝视震惊了，这种眼神是以前任何一个疯狂的、萎靡的、有自杀倾向的或者沾满血腥的恐怖的音乐家都表现不出来的。在这场戏里，你好好地看看萨列里，然后你可以安慰自己：你的皮肤永远不会这样皱巴巴的，你的眼睛看起来永远不会这么疲惫，你的头发也不会这么蓬乱[除非你是约翰·皮尔格(John Pilger)]。你现在还是挺漂亮的，真的。

8.《莫扎特传》会让你对自家的家具充满好感。任何一处你坐的、身体靠着的或者想让它像木头质感的地方都摆放着嘎吱作响的木头，把柔软的长袜和荷叶边的蕾丝这样轻的东西放上去都能压垮它。在电影里的任何地方，你都看不到一块坚固的、做工精良的中密度纤维板。

9. 音乐批评。承蒙皇帝[由杰弗瑞·琼斯(Jeffrey Jones)扮演，但他与格雷厄姆·查普曼(Graham Chapman)有惊人的相似之处]金口大开，我们从此得到了一句经典台词“太多的音符”。这句台词起初安排给了皇帝的妹妹玛丽亚·安东尼特(Marie Antoinette)，以表明她的耳朵很尖、音乐鉴赏能力很强。这句话是莫扎特第一次演奏《后宫诱逃》(*The Abduction from the Seraglio*)之后得到的评论，而且他对此很不满。但这句话要是从老皇帝口中说出来的话就有点不同了，有些音乐的确有“太多的音符”了(与其相反，噪音爵士乐几乎可以说没有音符)。有一段音乐是完全凌乱的，这个时候制作人就应该说：“埃里克，这里需要去掉。”弗朗兹·约瑟夫(Franz Josef)是对的，删掉几个音符就好了，完美。

10.你会妒忌女王吗？不，因为她和我们不一样。你会妒忌美国总统吗？不，因为他有核武器。同样地，我们看《莫扎特传》，我们喜欢音乐，尊重天才，也会在周日穿着天鹅绒的裤子去教堂，但是我们并不想成为他。我们会感激我们的命运和现在的生活。

11.《莫扎特传》是一部由西蒙·卡洛（Simon Callow）出演的电影，这既是一个惊喜，也是一种祝福。所以，我们祝愿你看过《莫扎特传》后能够快乐成长，让一切变得更美好。

The Movie Doctors © Simon Mayo and Mark Kermode 2015
ISBN: 978-1782116646
First published by Canongate Books Ltd.,2015
Copyright licensed by Canongate Books Ltd.
This edition published by Canongate Books Ltd.,arranged with Andrew Nurnberg Associates International Ltd.

北京阅想时代文化发展有限责任公司为中国人民大学出版社有限公司下属的商业新知事业部，致力于经管类优秀出版物的策划及出版，主要涉及经济管理、金融、投资理财、心理学、成功励志、生活等出版领域，下设“阅想·商业”“阅想·财富”“阅想·新知”“阅想·心理”“阅想·生活”以及“阅想·人文”等多条产品线，致力于为国内商业人士提供涵盖先进、前沿的管理理念和思想的专业类图书和趋势类图书，同时也为满足商业人士的内心诉求，打造一系列提倡心理和生活健康的心理学图书和生活管理类图书。

阅想·心理

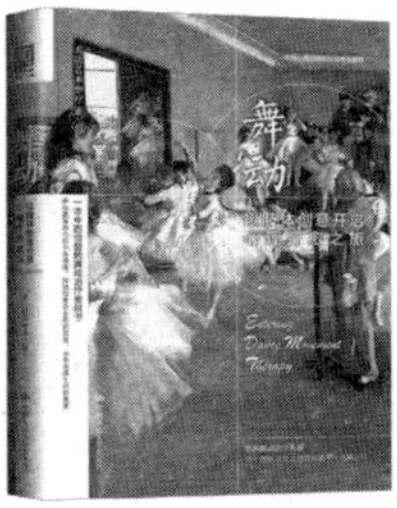

《舞动：以肢体创意开启心理疗愈之旅》

- 用创造性的肢体语言疏导自己的感情和内心冲突的舞动心理治疗。
- 促进个体情绪、情感、心灵、认知等层面的整合。
- 改善心智，从而达到缓解心理压力的目的。

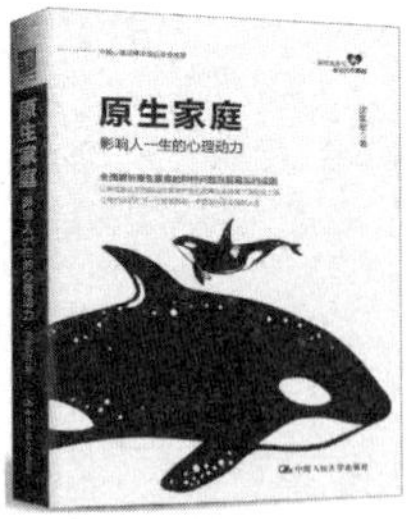

《原生家庭：影响人一生的心理动力》

- 全面解析原生家庭的种种问题及其背后的成因，帮助读者学到更多“与自己和解”的智慧。
- 让我们自己和下一代能够拥有一个更加完美幸福的人生。

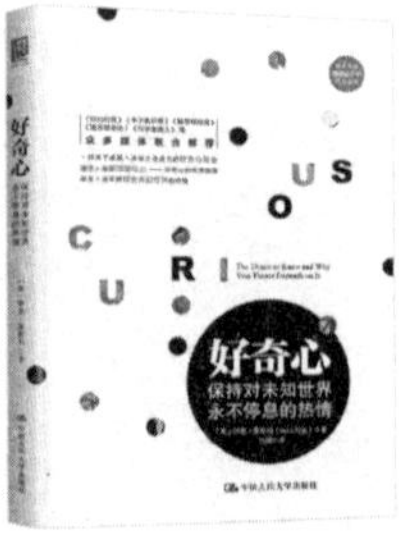

《好奇心：保持对未知世界永不停息的热情》

- 一部关于成就人类强大适应力的好奇心简史。
- 理清人类第四驱动力——好奇心的发展脉络。
- 激发人类不断探索未知世界的热情。